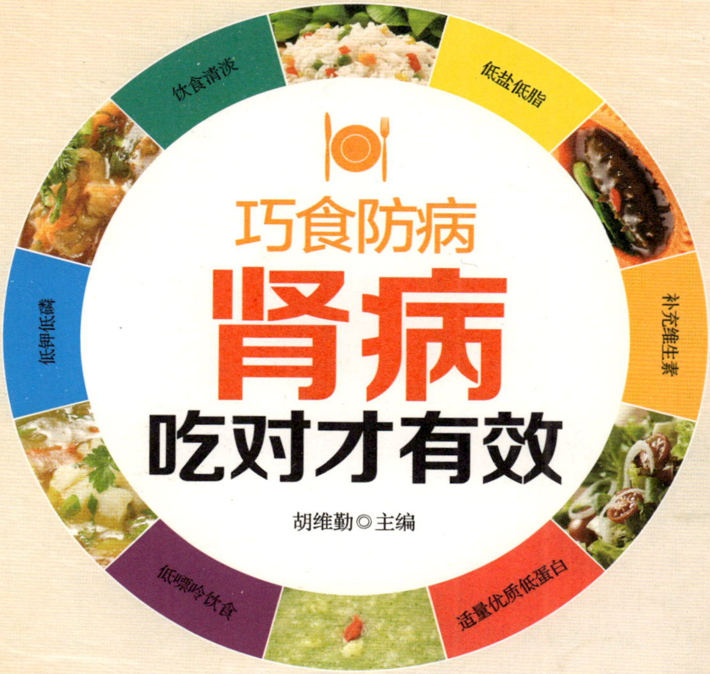

巧食防病

肾病吃对才有效

胡维勤◎主编

黑 龙 江 出 版 集 团
黑龙江科学技术出版社

图书在版编目（CIP）数据

肾病吃对才有效 / 胡维勤主编. -- 哈尔滨 ：黑龙江科学技术出版社，2017.6
（巧食防病）
ISBN 978-7-5388-9126-3

Ⅰ. ①肾… Ⅱ. ①胡… Ⅲ. ①肾疾病－食物疗法 Ⅳ. ①R247.1

中国版本图书馆CIP数据核字(2017)第051501号

肾病吃对才有效

SHENBING CHI DUI CAI YOUXIAO

主　　编　胡维勤
责任编辑　宋秋颖
摄影摄像　深圳市金版文化发展股份有限公司
策划编辑　深圳市金版文化发展股份有限公司
封面设计　深圳市金版文化发展股份有限公司
出　　版　黑龙江科学技术出版社
地址：哈尔滨市南岗区建设街41号　邮编：150001
电话：（0451）53642106　传真：（0451）53642143
网址：www.lkcbs.cn　www.lkpub.cn
发　　行　全国新华书店
印　　刷　深圳市雅佳图印刷有限公司
开　　本　723 mm×1020 mm　1/16
印　　张　12
字　　数　200千字
版　　次　2017年6月第1版
印　　次　2017年6月第1次印刷
书　　号　ISBN 978-7-5388-9126-3
定　　价　29.80元

目 录

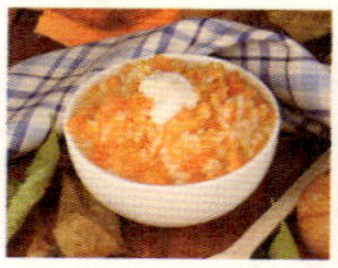
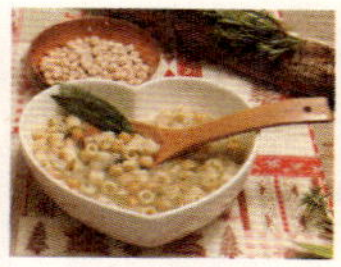
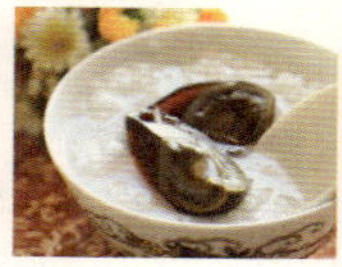
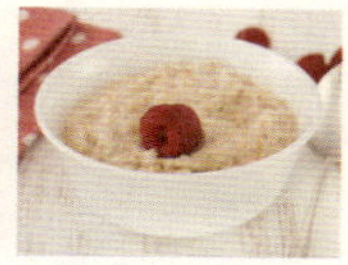

PART 1 我们为什么会患上肾病

肾脏的位置及功能

伤肾因素

肾病的早期症状

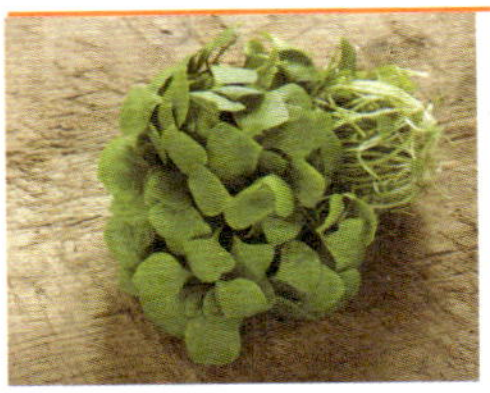
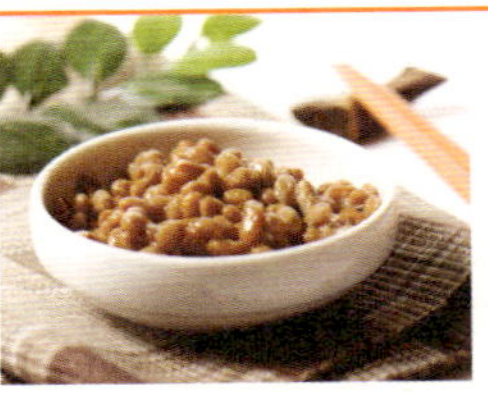
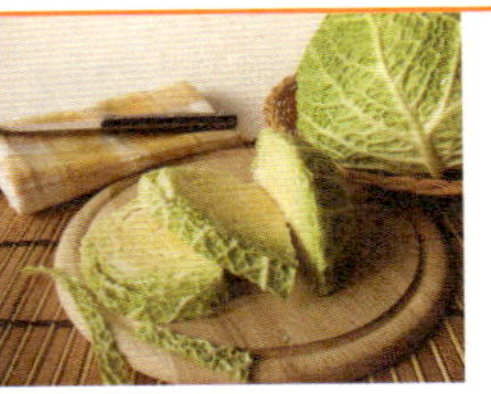
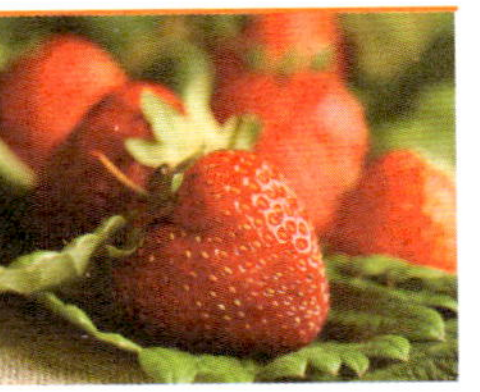

PART 2 庞大而可怕的肾病家族

原发性肾小球疾病

继发性肾小球疾病

尿路感染性疾病

其他常见肾病

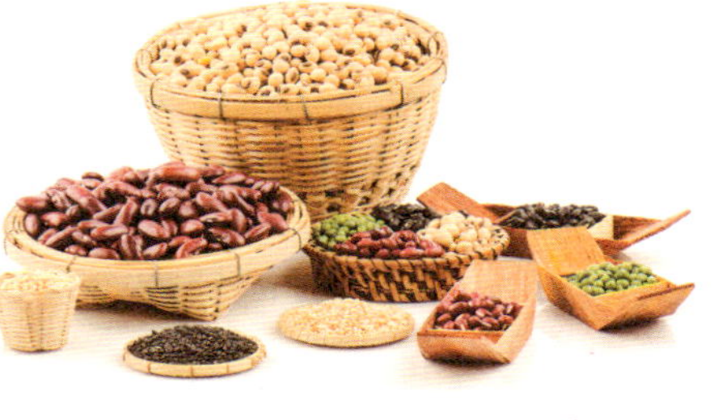

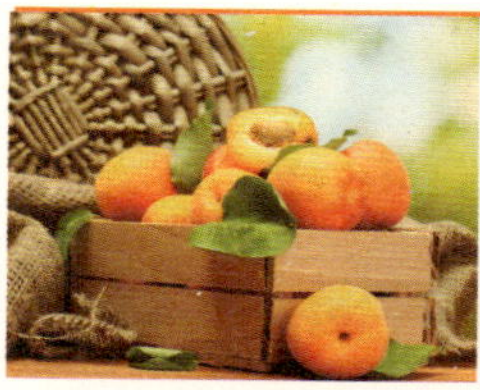
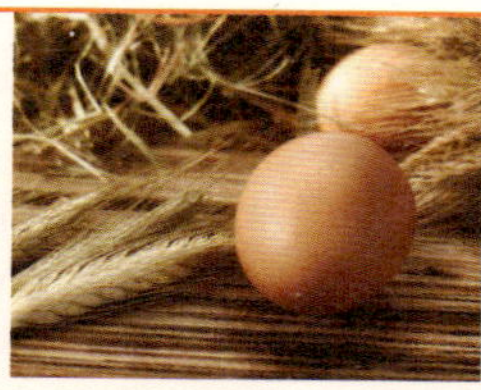
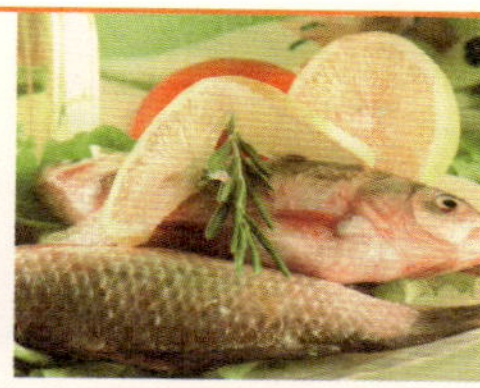
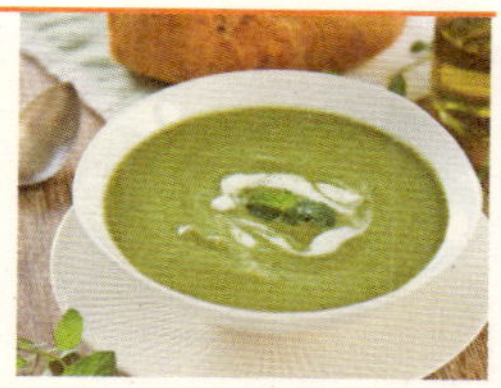

PART 3 常见养肾食材

蔬菜类

菌菇类

肉禽类

水产类

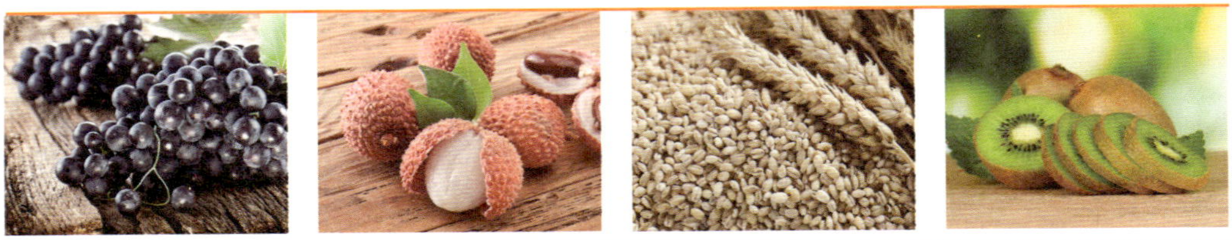

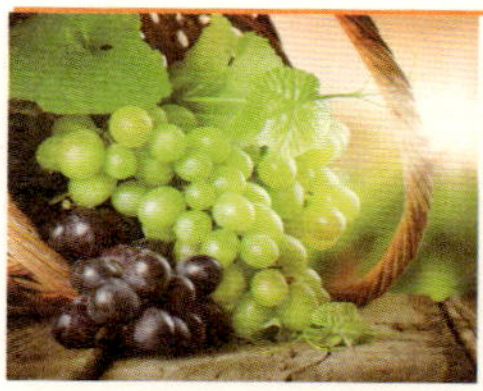
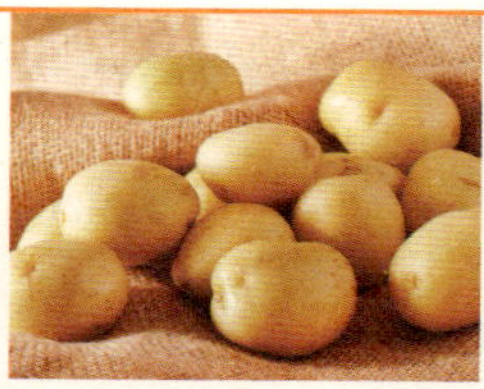
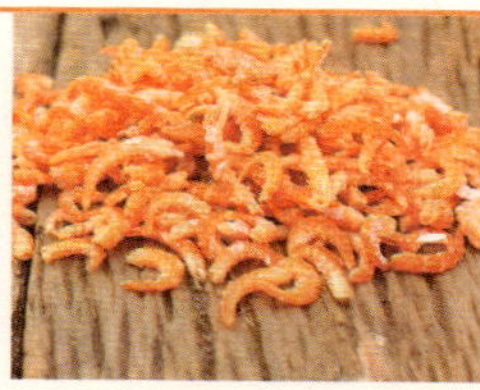
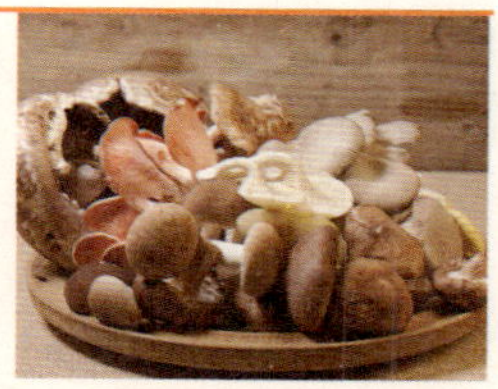

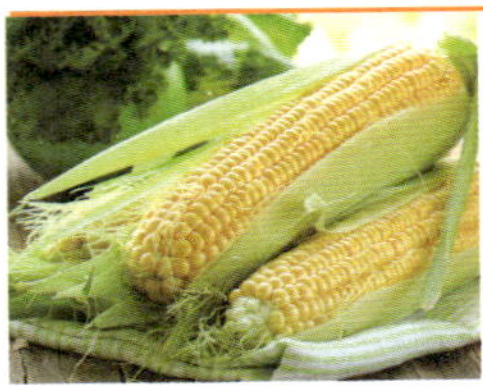
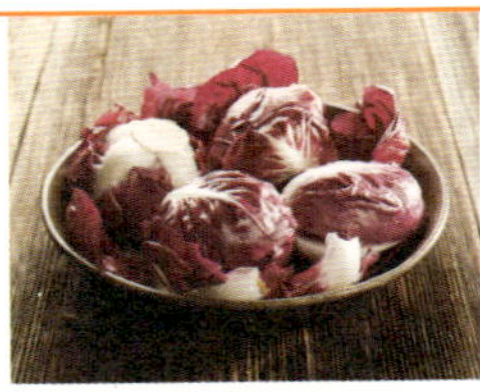
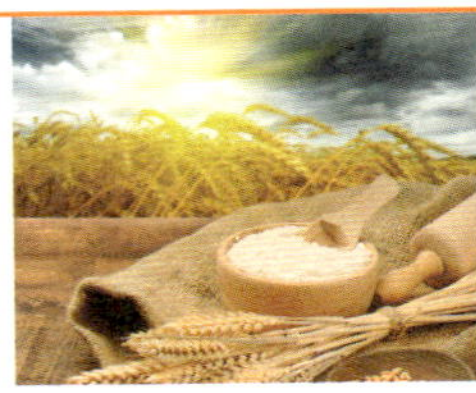
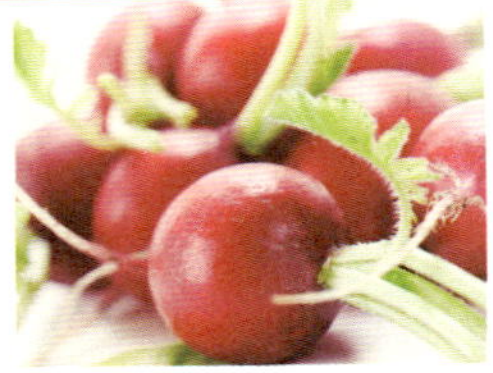

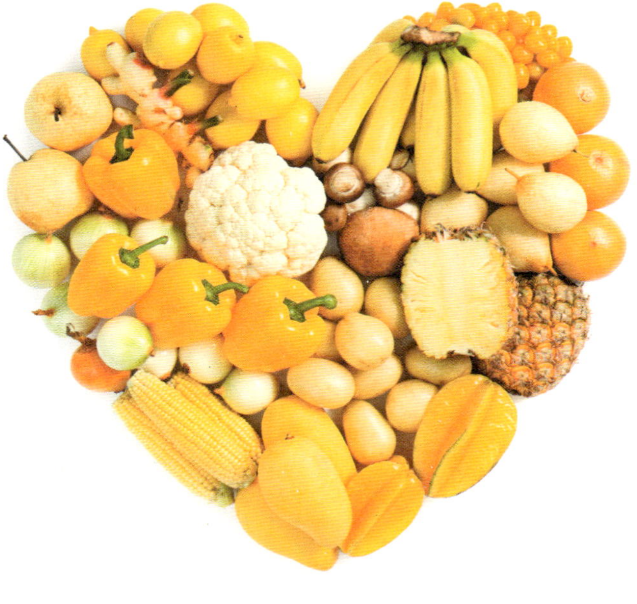

PART

1

我们为何会患上肾病

◎ 肾脏是人体的重要排泄器官，它将新陈代谢所产生的有害物质通过尿液排出体外，以调节机体水、电解质和酸碱的平衡，并保证生命活动的正常进行。

◎ 本章除了对肾脏的位置、功能进行了详尽的论述外，还对伤肾的因素和肾病的早期症状都做了深入浅出的阐述，让读者对肾病能有一个更加深入的了解。

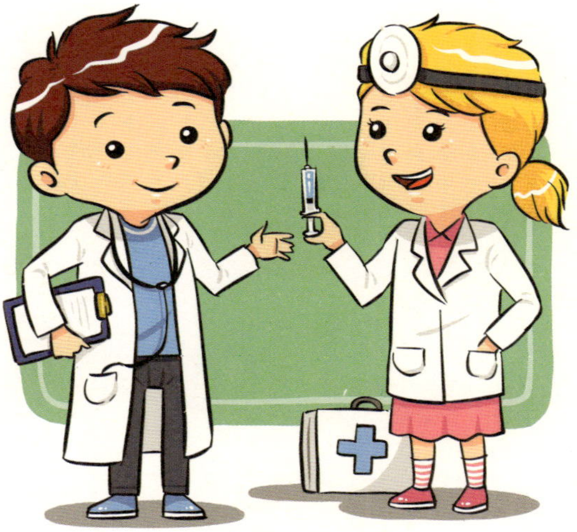

肾脏的位置及功能

●肾脏的位置

肾脏位于脊柱两侧，紧贴腹后壁，居腹膜后方。左肾上端平第11胸椎下缘，下端平第2腰椎下缘。

右肾比左肾低半个椎体。左侧第12肋斜过左肾后面的中部，右侧第12肋斜过右肾后面的上部。

正常肾脏上下移动均在1～2厘米范围以内。

肾脏在横膈之下，体检时，除右肾下极可以在肋骨下缘扪及外，左肾则不易摸到。

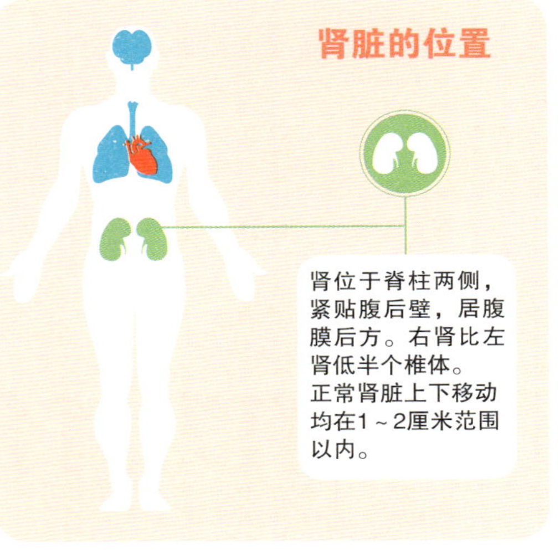

●西医眼中的肾脏功能

①生成尿液：血液流经肾脏，其中除细胞与大分子蛋白外的大部分血浆成分不能通过肾小球毛细血管内皮、基底膜及足细胞裂孔膜构成的滤过膜，不能从肾小球滤出。

体积小的如水分、尿素、糖分等，能通过滤过膜，经肾小球滤出，流进肾小管，形成了我们常说的“原尿”。“原尿”在流经不同节段肾小管的过程中通过尿液的浓缩和稀释，最终形成终尿，汇入肾盂，排出体外。

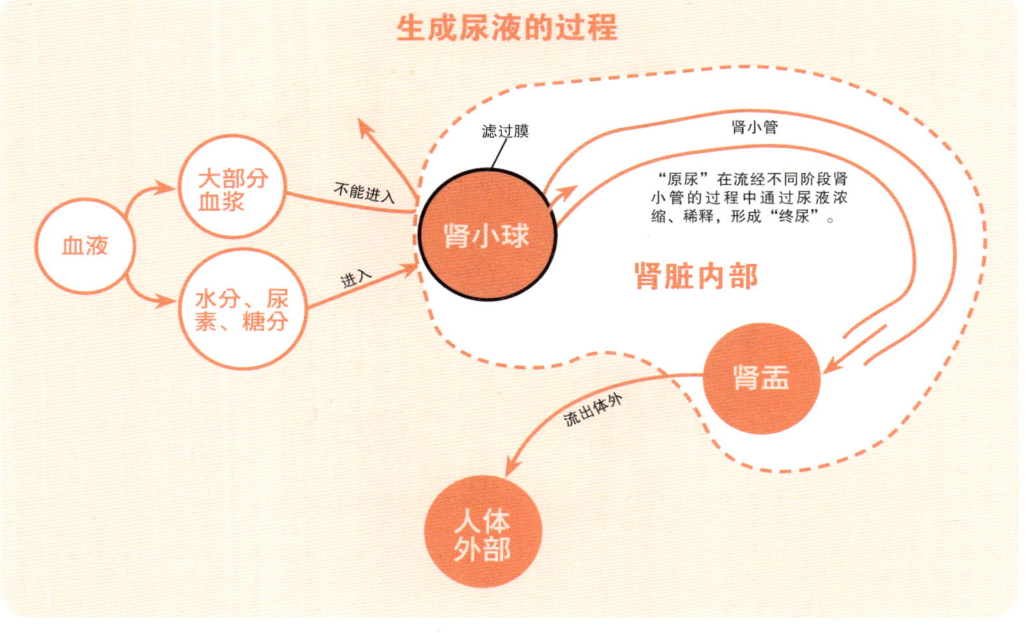

②排泄代谢产物：当人体进行新陈代谢时，机体会产生多种废物，绝大部分代谢废物如以尿素氮、肌酐、尿酸等为代表的多种代谢废物和毒性物质，会通过血液进入肾脏，经肾小球滤过或肾小管分泌，最终随尿液排出体外，维持人的正常生活。

③维持体液、电解质平衡及体液酸碱平衡：血液中的水和电解质通过肾小球滤入原尿，而原尿中的水和电解质在流经不同节段肾小管时，以不同的比例被重吸收，同时部分电解质将被分泌入管腔。

通过肾脏的尿浓缩与稀释过程可维持机体水、电解质以及酸碱的平衡，从而维持内环境的稳定。

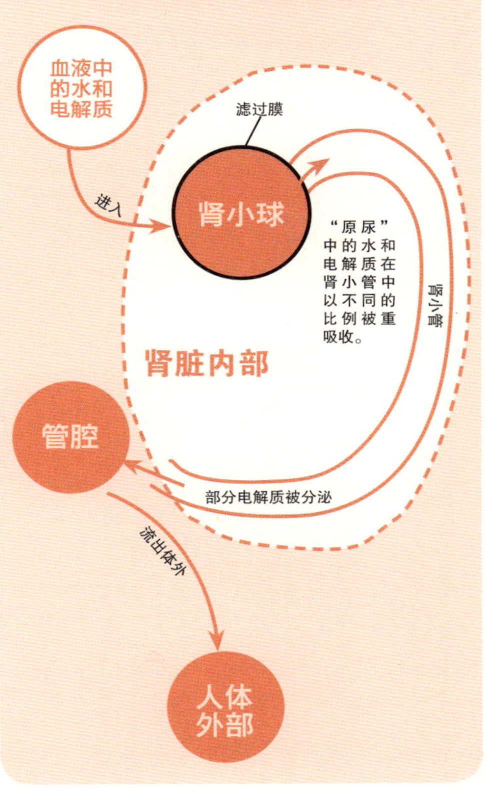

④内分泌功能：肾脏能分泌出多种激素，以此来调节人体各种正常的生理活动。

具体调节分泌的内容有以下几点：

- 通过肾素——血管紧张素系统——醛固酮来调节血压，分泌肾素、前列腺素、激肽。
- 分泌促红细胞生成素，可刺激骨髓干细胞造血。
- 活化维生素D_3，帮助调节钙、磷代谢。
- 许多内分泌激素降解场所，如胰岛素、胃肠激素等，当肾功能不全时这些激素T1/2明显延长，从而引起代谢紊乱。
- 肾外激素的靶器官，如甲状旁腺素、降钙素等，可影响、调节肾脏功能。

●中医眼中的肾脏功能

肾位于腰部脊柱的两侧，左右各一。中医上认为，肾在人体内是一个极其重要而又具备多种功能的脏器，是一个以肾为中心，与膀胱、骨、髓、脑、头发、耳、前后二阴（生殖及大小便的排泄系统）等密切相关的功能系统，是与人体生殖、生长发育、消化、内分泌代谢、智力、体能等都有直接或间接关系的重要脏器。

中医认为肾的功能非常重要，将其称为"先天之本"。

中医还认为肾脏能起到气化作用，它将人体中的精华物质气化后升腾至人体的各个部位。

所以，中医认为肾病就是因气化功能不足而形成的气血、阴阳、虚实不调等症。

肾的具体功能有以下几点：

功能	说明
主藏精	中医认为人的生命是由藏于肾中的精气开始，把精看成形成人体生命的物质基础。肾主管贮藏精气，精足则生命功能活动旺盛，人体生殖、造血、生长发育、防卫疾病的功能就会得以正常发挥，人才能健康。
主水	人体水液的代谢和调节，与肾的关系密切，肾为水脏，在五行属水，能够平衡身体的水液代谢，与膀胱合作排泄尿液，使体内的水液代谢保持正常。
主纳气	中医认为肺主气、司呼吸，人的呼吸节律虽然由肺所主，但是肾却为气之根，负责纳气，协调呼吸运动。如果肾气虚衰，肾不纳气，就会出现呼多吸少，呼吸喘促现象。
主骨生髓、养脑益智	肾所藏的精气能够补充骨髓和脑髓，肾精充足，人就会骨骼强壮，生长发育正常，智力发达。在中医看来，肾精决定着一个人的体质和智能。
开窍于前后二阴	肾主前阴，包括人的生殖功能、性功能、排尿功能。肾主后阴，是指肾具有调节人体排泄大便的功能。只有肾精充足，这些功能才能够正常发挥。
肾藏志	在志为恐，在液为唾。中医认为，五脏与人的精神情志密切相关，五脏各藏五神，即心藏神，肝藏魂，肺藏魄，脾藏意，肾藏志。人生能够有所志向，能够树立远大目标和理想，由肾所主。
开窍于耳	因为肾气通于耳，肾精充足，则人的听力好，对声音的分辨能力强，耳聪目明，反应敏锐。
其华在发	头发的泽润与枯槁、生长与脱落与肾气的盛衰有关。肾精在身体表面上的表现，体现在头发上。肾精能够促进头发的生长，肾精的充足与否，会通过头发的密度、色泽等表现出来。肾精充足的人，通常会表现出头发浓密，有光泽，发质好，不易干枯脱落。中国人的健康发质以乌黑、浓密、亮泽、柔韧为标准。

伤肾因素

●伤肾因素一：服用中药且忌过量

服用中药时要认清楚药性，如雷公藤、关木通、牵牛子、苍耳子、罂粟壳、生草乌、使君子、青木香、广防已等，都属于伤肾的中草药。又如，关木通就含有马兜铃酸等肾毒性成分，服用会给肾脏带来巨大伤害。

服药不宜过量，能起到疗效即止，以免伤身。

●伤肾因素二：情绪焦虑，压力过于大

患有肾病的人，尤其是尿毒症患者，因为病程较长，或由于久治不愈等诸多原因，导致压力累积，就很容易使患者产生焦虑的情绪，使大脑处于高度紧张的状态，长此以往，对肾病的康复极其不利，也极容易拖垮患者的身体。

因此，懂得调节情绪，也有利于对抗疾病。

伤肾因素

●伤肾因素三：生活饮食起居不规律

长期的调养，充足的睡眠，饮食营养的均衡，规律的生活，这些对肾病患者的身体健康都是十分重要的。

相反的，如果经常熬夜、过度劳累、暴饮暴食或节食、营养不良、运动过度或方法不当，这些都会或多或少对肾脏造成一定伤害。

●伤肾因素四：房事过多频繁导致肾虚

中医历来十分重视房事对肾脏的影响。

房事过于频繁，会导致肾精耗损，进而导致肾虚。

肾为先天之本，五脏六腑之根，而肾虚是多种内伤疾病的发病基础，因此，要规范好房事频率，不可过频，这样对肾脏的保健也是非常重要的。

●伤肾因素五：吃太松软的面包

面包和蛋糕等糕点中都含有一种食品添加剂——“溴酸钾”，这种成分可以让烤制食品吃起来口感松软，但同时，如果过量食用的话，也很容易损害到人体的中枢神经、血液以及肾脏等部位。

国际癌症研究机构已将溴酸钾列为致癌物质，因此在日常饮食中切勿过量摄入。

●伤肾因素六：食用蔬菜水果不均衡

蔬菜、水果是富含多种营养的两大类健康食物，大部分人适当多食，对身体健康都是非常有益的。

但是，对患有慢性肾功能障碍的人来说，蔬菜和水果这两类食物是被认为具有天然降压作用的食物，其中含有较多的钾元素，但是长期食用，反而会造成肾功能损坏。

伤肾因素

●伤肾因素七：摄入过量的蛋白质

美国食品协会曾建议，人类每天每千克体重的蛋白质摄取量应为0.8克。

假如一个人标准体重是50千克，那么他每天应该摄入40克蛋白质。

但是，一天最好不要摄入多于300克的肉，这样才能避免因食用过多的肉而对肾脏造成负担和伤害。

●伤肾因素八：摄入过量的食用盐

摄入过多食用盐会加重肾脏的负担，尤其是某些零食盐分含量过高，如吃炸薯片、方便面等会让人不知不觉吸收过量的盐分。而饮食中的盐分95%是由肾脏代谢的，如果摄入过多，肾脏的负担就会加重，再加上钠会导致人体水分不易排出，又会进一步地加重肾脏负担，因此导致肾脏功能减退，从而造成慢性肾病。

●伤肾因素九：暴饮暴食，饮食无节制

现代人生活质量提高了，饮食条件也变好了，往往就会吃下过量的美味佳肴，而摄入的食物最终都会产生尿酸及尿素氮等物质，这些废物大多数都会经过肾脏排出。

如果饮食无度，无疑就会增加肾脏的负担，使肾脏的工作量增加，久而久之，就容易导致肾脏疾病。

●伤肾因素十：不良的习惯常常憋尿导致感染

有些人会因工作忙没有时间上厕所而长时间憋尿。

如果经常憋尿，尿液在膀胱里潴留会越来越多，膀胱肌肉会因扩张而损伤。

而且，尿液的潴留时间太久，会导致细菌繁殖，细菌会经输尿管逆行到肾，导致尿路感染和肾盂肾炎，对肾脏的危害性极大，千万要注意避免。

伤肾因素

●伤肾因素十一：经常长时间不喝水

肾脏负责调解人体内水分和电解质的平衡，代谢生理活动所产生的废物，并将其排于尿中，因此肾脏正常工作需要足够的水分进行辅助。

充分喝水可稀释尿液，保护肾脏，有利于充分排出废物和毒素。如果长时间不喝水，尿量就会减少，尿液中携带的废物和毒素的浓度就会增加。

●伤肾因素十二：喝大量的碳酸饮料、咖啡、奶茶

碳酸饮料、咖啡奶茶等饮品味道多样，广受欢迎，但过度摄取这些饮品会间接损伤肾，因为人体内的酸碱度为7.2，而这些饮料普遍为高度酸性，长期过度摄取会给肾脏带来负担，增加肾脏损伤概率。

另外，这些饮料中所含的咖啡因会导致血压上升，而高血压是伤肾的一个重要原因。

肾病的早期症状

●症状一：水肿

在晨起的时候会看见眼帘或者是脸部浮肿，劳累后加重，休息后减轻。严重时双脚踝内侧、双下肢、腰骶部也会出现水肿。

●症状二：尿蛋白和尿潜血

尿里有蛋白或尿潜血是肾脏有病的重要指征，尿常规可以查出，但有时非肾病专业的医生会忽视这一点，建议找肾病专业医师咨询。

●症状三：尿带泡沫，呈肉色

小便泡沫多，长久不消失，这表明尿液中排泄的蛋白质较多；尿色浑浊或者是呈洗肉水样以及淘米水样，就要及时就医检查。

●症状四：排尿量不正常

健康的人每天排尿次数为4～8次，尿量800～2000克，如果没有发热、大量出汗等，排尿次数和尿量过多或过少，就要注意了。

●症状五：腰痛

肾区会感到酸痛不适，隐隐作痛，且带有持续性钝痛，肾结石者甚至可呈现绞痛症状。

●症状六：尿路感染

刚开始时患者可能会有经常性尿路感染症状，时间长了，就有可能演化为肾功能不全。

●症状七：血压明显升高

由于体内的废弃物长时间不能排出体外，肾脏就会产生一些使血压升高的物质。

●症状八：出现贫血症状

肾脏除了有排泄废物的功能以外，还具有分泌造血激素的功能，会出现贫血，也是肾功能损害的一个症状。

●症状九：痛风、高尿酸血症

痛风、高尿酸血症都是血液中尿酸过多造成的，血液尿酸高的人，尿酸会沉积在肾脏里，使肾功能受损。

●症状十：容易疲惫、乏力

肾功能开始变弱的时候，很多体内的废物难以从尿中排泄出去，所以会出现疲倦、乏力、没劲儿的感觉。

PART

2

庞大而可怕的肾病家族

◎ 肾脏承担着清除血液代谢废物，促使废物排进尿液流出体外的工作，一旦肾脏出现问题，就会对身体带来或大或小的危害。肾病包含的种类很多，都会使肾功能下降，造成人体新陈代谢紊乱，对人体的健康造成威胁，因此不可小觑。本章选取了16种常见的肾病，简要地介绍了疾病的病因、主要症状以及患者的饮食原则和生活保健常识，并提供了多种对症食疗的食物，为肾病患者调理身体提供帮助。

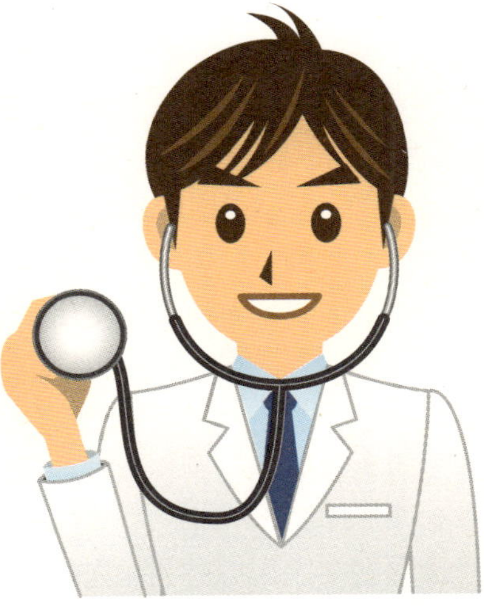

原发性肾小球疾病

◎原发性肾小球疾病是指一组原发病变在肾小球，而并非全身性或系统性疾病中出现肾小球损害的肾脏疾病。原发性肾小球疾病在临床上往往都会有水肿、高血压等共同症状。

急性肾小球肾炎

>>患病原因

急性肾小球肾炎简称为急性肾炎，引起这种疾病的原因有很多，主要是由于咽喉炎、扁桃体炎、流感等溶血性链球菌感染所引起。

>>主要症状

①**血尿：**患病初期多为肉眼血尿，尿色如洗肉水颜色，或是呈混浊的红棕色。

②**尿少及水肿：**患有急性肾炎的时候肾小球过滤率会减少，这样一来会导致尿少。而水钠潴留会导致患者体重增加以及出现水肿。

③**高血压：**当患者的血压升高时，常会有头晕、头痛等症状。

④**轻度贫血：**出现稀释性贫血是由于急性肾炎患者水肿的影响所致，程度一般较轻。

⑤**低烧、咳嗽等：**儿童患者还可能伴有低烧、咳嗽、食欲下降、疲乏无力和精神不振等症状。

>>预防方法

◎积极预防链球菌的感染，做好呼吸道的隔离工作，防止猩红热和扁桃体炎的传播等，可降低急性肾小球肾炎的发病率。

◎注意保持个人卫生。要保持皮肤的清洁，预防脓疱病。

◎在链球菌感染流行时，可在医生的指导下，短期使用抗菌药物预防，以减少发病的可能。

>>起居注意

①急性肾小球肾炎患者一定要注意休息好，因为患者很容易出现水肿症状，保证充足的睡眠能够增加肾脏的血流速度，帮助改善肾功能。

②清晨起床时是水肿症状最为明显的时候，患者可以适当活动一下手脚，然后注意休息，病情较重者需卧床休息4～6周。

用药忌口

◆急性肾小球肾炎患者在服用排钾利尿药物期间不宜食用味精，否则可能会导致低血钾，对病情无利。

◆急性肾小球肾炎患者在服用排钾利尿药物期间不宜饮酒或是含醇饮品，否则可能会导致低血钾症状。

◆急性肾小球肾炎患者在服用糖皮质激素时不宜食用含糖高的食物。

饮食原则

◎适量多吃富含维生素的食物。因为摄入维生素可以在一定程度上让人增进食欲，尤其是对患有急性肾小球肾炎而食欲不振的人而言，更应该多进食一些绿色的蔬菜和水果，这样有利于肾功能的恢复。

◎尽量少进食含钾高的食物。尤其是急性肾炎患者出现少尿或者无尿的时候，应该严格控制钾的摄入，因为过多食用含钾高的食物会给肾脏造成负担。

◎适量地补充碳水化合物。人的热量大部分来自碳水化合物的供给，因此补充足够的碳水化合物可以防止机体热能不足，也有助于肾脏组织的修复和生长发育。

宜吃食物

山药、红枣、桂圆、莲子、土豆、木耳菜、银耳、南瓜、莴笋、芋头、薏米、小麦、西红柿、蛋糕、甜点、胡萝卜

忌吃食物

茴香、芥末、胡椒、辣椒、咸菜、酸菜、腌制品、烤肉、熏肉、动物肝脏、酒

>>易患人群

任何年龄段的人群均可发病，但学龄儿童和青少年较易发病。

对症食疗 胡萝卜肉末粥

●材料 大米50克，五花肉50克，胡萝卜20克

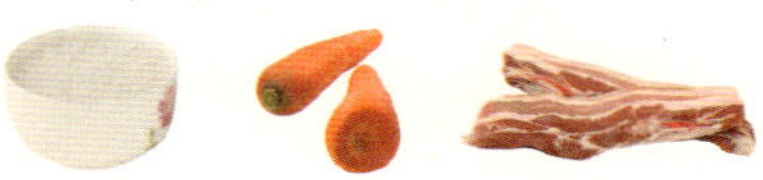

●调料 盐3克，葱花少许

●做法

①将大米用清水泡发；胡萝卜洗净切丁，葱洗净，切成葱花。

②五花肉洗净，剁成肉泥。

③加适量盐入肉泥中拌匀调味。

④最后将胡萝卜、肉泥、葱花下入装有大米的锅中，加水煮至黏稠且冒泡时即可。

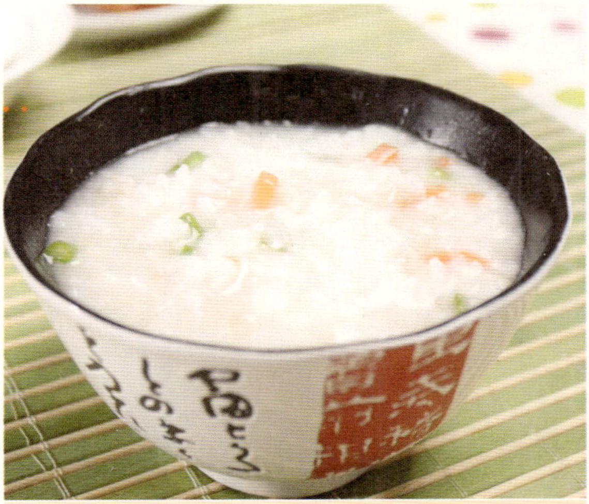

●食疗原理

胡萝卜具有壮阳补肾的功效，对于肠胃不适、性功能低下等症状有食疗作用；猪肉是提高抵抗力的良好食材。急性肾炎患者多食用本品能够增强免疫功能，补肾养肾。

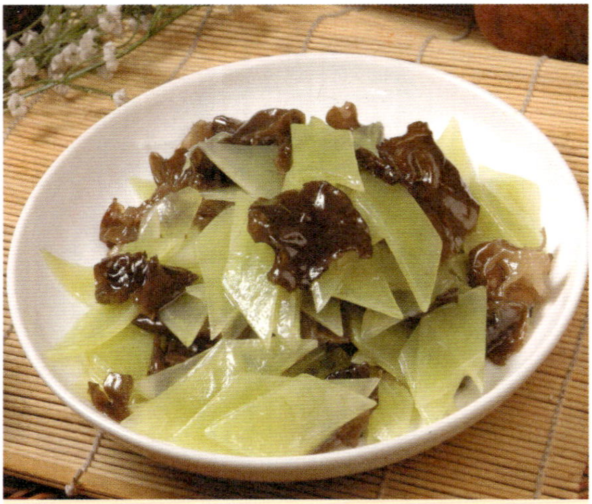

●食疗功效

莴笋有增进食欲、刺激消化液分泌、促进胃肠蠕动的功能，还能促进利尿、降低血压，适合有食欲不振和高血压症状的急性肾炎患者食用；木耳适合贫血患者经常食用。此品能够帮助改善急性肾炎的多种症状，可以经常食用。

对症食疗 莴笋炒木耳

●材料 莴笋200克，水发木耳80克

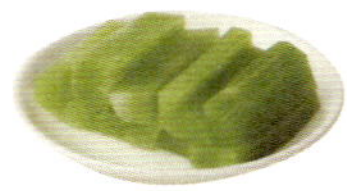 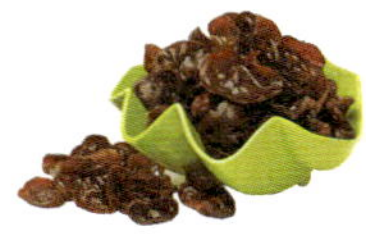

●调料 盐2克，鸡精1克，生抽8克

●做法

① 莴笋去皮，洗净切片；木耳洗净，与莴笋同焯水后，晾干。

② 油锅烧热，放入莴笋、木耳翻炒，加入盐、生抽炒入味后，加入鸡精调味，起锅放于盘中即可。

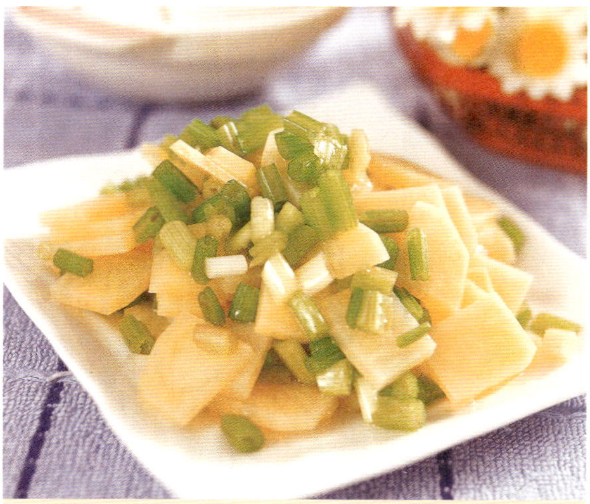

●食疗功效

土豆具有和胃调中、健脾益气、补血强肾的功效，急性肾炎患者食用可以减轻水肿和食欲不振的症状；芹菜有降血压作用，急性肾炎患者有高血压症状的可以适量多吃。此品适合急性肾炎患者食用。

对症食疗 葱花土豆

●材料 土豆750克，葱150克，芹菜75克

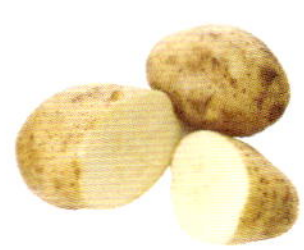 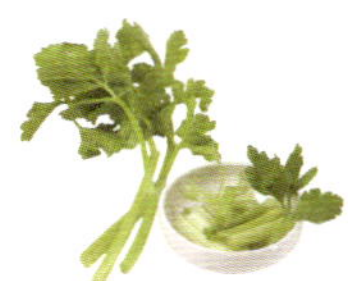

●调料 黄油100克，盐4克

●做法

① 土豆洗净削皮，切成小薄片；葱、芹菜分别洗净，切成碎末。

② 在煎锅中放黄油，上火烧热，下土豆片翻炒，一面炒上色后，翻转再炒。

③ 待土豆上匀色时，撒入葱末和芹菜末一起炒匀，加盐调好口味即可装盘。

对症食疗 白菜梗青豆炒肉片

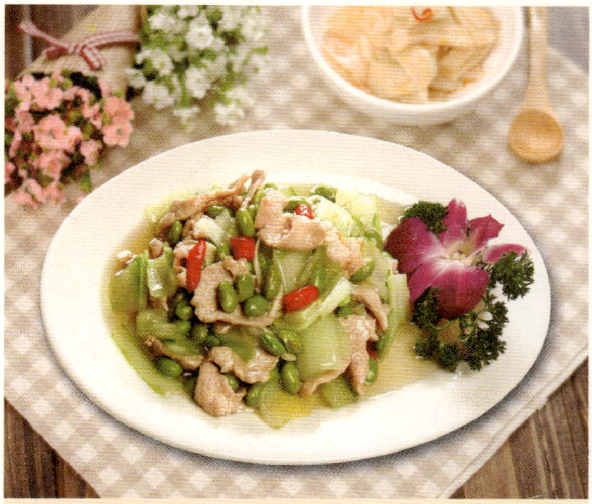

●**材料** 猪肉300克，白菜梗、青豆各200克

●**调料** 盐4克，鸡精2克，淀粉10克，酱油、香油、红辣椒各适量

●**做法**

①猪肉洗净，切片，用酱油、淀粉拌匀腌渍；青豆用沸水焯烫；红辣椒、白菜梗分别洗净，切段。

②油锅烧热，将腌好的肉片放入锅里爆炒，放青豆和白菜梗入内翻炒。

③加盐、鸡精和红辣椒同炒至熟，滴入香油，起锅装盘即可。

●**食疗功效**

猪肉有滋养脏腑、滑润肌肤、补中益气、滋阴养胃之功效。它营养丰富，对肾病引起的体虚和乏力等症状有缓解功效；白菜利尿养胃，还有帮助急性肾炎降低血压的功效。本品适合患有急性肾炎的患者经常食用。

对症食疗 川式芋头糕

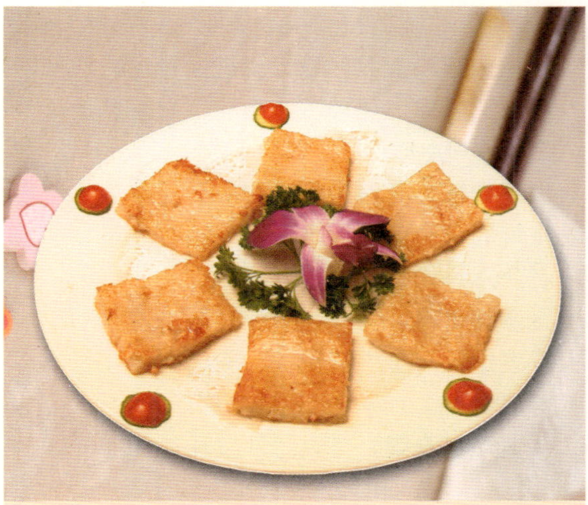

●**材料** 芋头200克，糯米粉250克

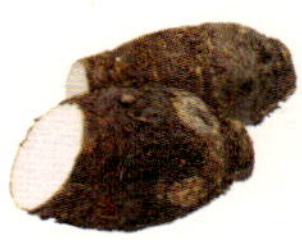

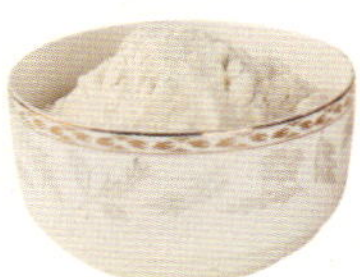

●**调料** 白糖适量

●**做法**

①芋头洗净，放入锅中蒸熟，去皮后捣成蓉，加入糯米粉、白糖、水，和成面团。

②将面团擀成大片，再切成大小一致的方块形。

③油锅烧热，放入芋头糕，煎至表皮呈金黄色后铲出，沥干油分。

●**食疗功效**

芋头具有益胃、解毒、补中益肾、消肿止痛、添精益髓等功效，对于急性肾炎的水肿、心悸、气促等症状具有很好的食疗作用。本品适合患有急性肾炎的人经常食用，可起到辅助改善疾病症状的功效。

急进性肾小球肾炎

>>患病原因

急进性肾小球肾炎，简称为急进性肾炎，最大的特点是病情发展急骤。有多种疾病可导致急进性肾小球肾炎的发生。其中包括原发性肾小球疾病，比如说原发性弥漫性新月体肾炎；继发于其他原发性肾小球肾炎，比如说膜性肾小球肾病伴抗基底膜型肾炎；感染性疾病，比如急性肾炎、感染性心内膜炎、乙型肝炎病毒相关性肾炎；还有系统疾病，比如说系统性红斑狼疮、过敏性紫癜、恶性肿瘤等。此外，药物也是急进性肾小球肾炎的常见病因，比如说利福平、青霉胺等，都可导致急进性肾小球肾炎的发生。

>>主要症状

①**蛋白尿和血尿：**患有急进性肾炎的人可见尿中出现较多的泡沫，有时甚至会出现血尿症状。

②**高血压：**高血压是肾病患者经常会出现的一个症状，当血压升高时，患者会感到头晕、头痛等不适。

③**浮肿：**浮肿可以是全身性的，这是并发比较严重的情况。一般情况下浮肿可见眼睑、脸部和四肢局部浮肿。

④**肾功能衰竭：**肾炎急性发作往往伴随着肾功能的衰竭，肾功能逐渐衰竭会引起肾脏排泄等功能的丧失。

⑤**精神欠佳：**精神萎靡、体重下降、疲乏无力，可伴有发热与腹痛症状。

>>预防方法

◎注意预防感冒。因为经常受到病菌的感染，长期的咽部、肺部和泌尿道的感染，对于人的肾脏功能有一定程度的损害，是诱发肾炎的一个常见因素。

◎避免使用伤害肾脏功能的药物，长期服用可能会损害肾脏功能的药物有可能会引发急进性肾小球肾炎。

◎积极控制原发疾病。如本身就患有糖尿病、高血压一类的患者应该积极控制好原发疾病，避免疾病并发危害身体健康。

◎尽量避免受凉、劳累。不能经常熬夜，作息要有规律。不能受寒冷刺激。

>>起居注意

①急进性肾小球肾炎急性期应该卧床休息4～6周，当尿蛋白少于1克／日，尿中红细胞数目减少至100万／小时以下时，可以开始下床在室内活动。

②等到1～2周后病情好转，患者可以试做一些较轻的工作，或试行半天的学习和工作。

用药忌口

◆急进性肾小球肾炎患者在服用糖皮质激素类药物时不要过度食用含钠过高的食物，因为糖皮质激素具有保钠排钾作用，食用含盐分过多的食品易导致水肿或者加重原有的水肿症状。

◆急进性肾小球肾炎患者在应用糖皮质激素时不要过度食用含糖过高的食物，因为可能会导致血糖升高，对病情不利。

饮食原则

◎坚持科学的饮食原则。因为肾脏疾病具有自身的特殊性，患者应在医生的指导下制定科学的食谱。饮食中的蛋白质摄入量要适中，不宜摄入过多蛋白质，以免增加肾脏负担，加重功能的损害。

◎控制盐的摄入量。对于肾脏功能不全的病人，每日食盐的摄入量以不超过6克为宜，如果浮肿和高血压比较严重的病人，还应该酌量减少盐的摄入。

◎宜少食多餐。切忌暴饮暴食，切忌高热量饮食。

◎戒烟、忌酒。长期的酗酒和抽烟可能会加重病情的发展，对肾病的康复无利。

宜吃食物

玉米、冬瓜、绿豆、鲫鱼、鲤鱼、陈皮、牛奶、苹果、馒头瘦肉、莲藕、葫芦、南瓜、莴笋、甘蔗、金橘和柠檬

忌吃食物

烟、酒、辣椒、胡椒、芥末、海虾、蟹、茴香、油腻食物和刺激性食物

>>易患人群

男性比女性更易患病，此病可发生于任何年龄，但以青、中年为常见。

对症食疗 西红柿肉片

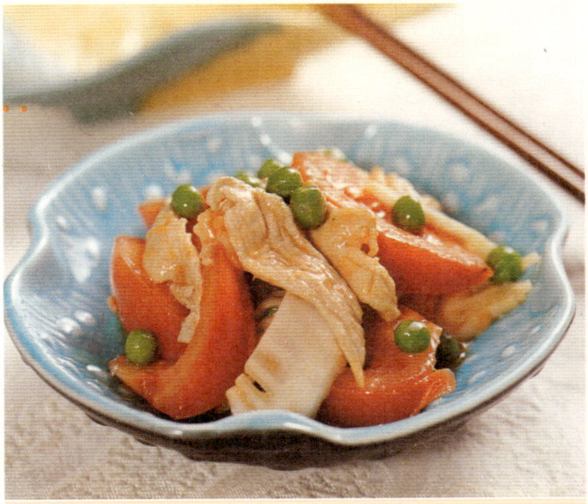

●材料 猪瘦肉300克，豌豆、冬笋、西红柿各适量

●调料 盐4克，味精3克，淀粉10克

●做法

①冬笋、西红柿分别洗净切块；豌豆洗净；猪肉洗净切片，加盐、味精、淀粉拌匀。

②锅中油烧热，下肉片滑散后捞出。

③锅内留油，下入西红柿、冬笋、豌豆、肉片炒匀炒熟，加盐调味，待沸后勾芡即成。

●食疗原理

西红柿具有止血、降压、利尿的功效，对肾炎病人有很好的食疗作用；肉片能为肾病患者补充营养，满足日常活动需要。此品是急进性肾炎患者的一道健康食疗品。

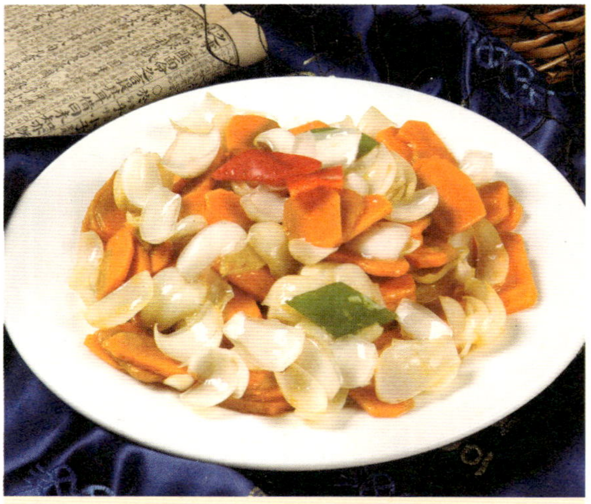

对症食疗 南瓜炒百合

●材料 南瓜、百合各300克

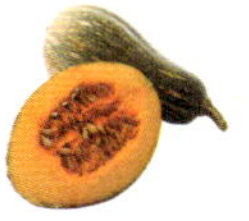 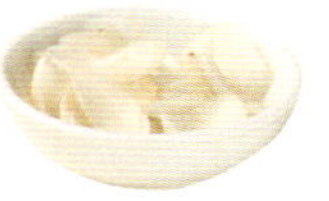

●调料 青椒、红椒各10克，盐3克

●做法

①南瓜去皮，洗净，切成小片；百合洗净；青椒、红椒去蒂去籽，洗净，切成块。

②锅倒水烧沸，倒入百合焯熟后捞出待用。

③锅倒油烧热，放入南瓜翻炒至快熟后，再加入百合、青椒、红椒同炒，加入盐，稍炒即可出锅。

●食疗功效

百合具有滋阴功效，还能清心安神，对于精神萎靡、疲乏无力的急进性肾炎患者有一定的食疗作用；南瓜具有消炎止痛以及降低血糖的作用，还能帮助促进消化吸收，对急进性肾炎患者有益。本品对于急进性肾炎的治疗具备一定的食疗作用。

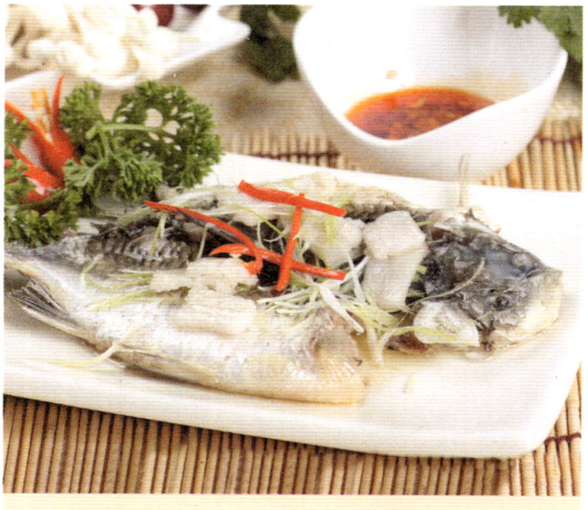

对症食疗 蒜蒸鲫鱼

●材料 鲫鱼1条，肉片250克，蒜泥50克

●调料 盐3克，味精、酱油、葱丝、葱片、姜片、姜丝、花生油、香油各适量

●做法

①将鲫鱼收拾干净，抹上盐和味精腌渍入味，备用。

②在腌好的鲫鱼上放好准备好的肉片和葱姜片，然后将其上笼蒸熟后取出，去掉肉片、葱姜片，加葱丝、姜丝，用热的花生油浇一下。

③蒜泥加盐、酱油和香油调匀，跟鲫鱼一同上桌，蘸食即可。

●食疗功效

鲫鱼富含极高的蛋白质，其糖分、谷氨酸、天冬氨酸含量都很高，易于被人体吸收，具有补阴血、补体虚、益脾肾、利水消肿的功效。本品味道鲜美，经常食用还可以强身健体，有效降血压，适合患有急进性肾炎的患者食用。

对症食疗 冬瓜鸭腿汤

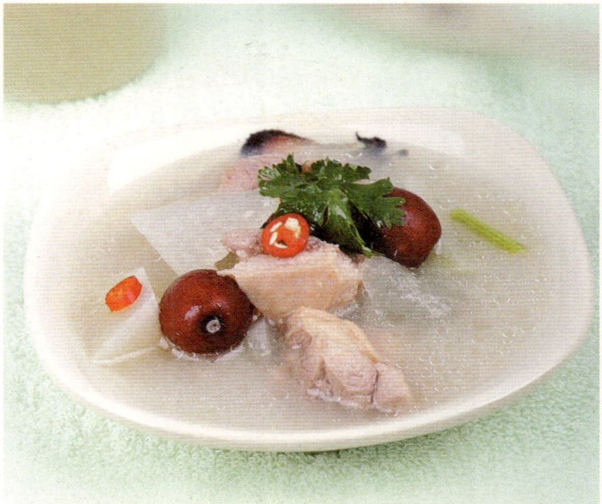

●材料 鸭腿肉250克，冬瓜125克，红枣4颗

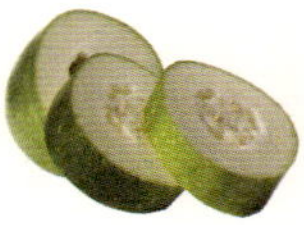 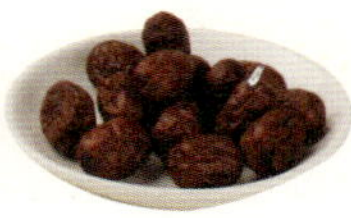

●调料 盐4克，葱丝、姜丝各3克

●做法

①将鸭腿肉洗净斩块汆水；冬瓜去皮、籽洗净切成滚刀块；红枣洗净备用。

②净锅上火倒入水，调入盐、葱、姜，下入鸭腿肉、冬瓜、红枣煲至熟即可。

●食疗功效

冬瓜有利水消肿功效，适量多吃有利尿作用，还能减轻浮肿症状，又因其含钠极少，所以尤其适合急进性肾炎患者食用；鸭肉具有滋五脏之阴、清虚劳之热、补血行水、利水消肿等功效。本品是肾炎水肿患者佳品，可有效辅助治疗急进性肾炎。

对症食疗 桂圆莲子羹

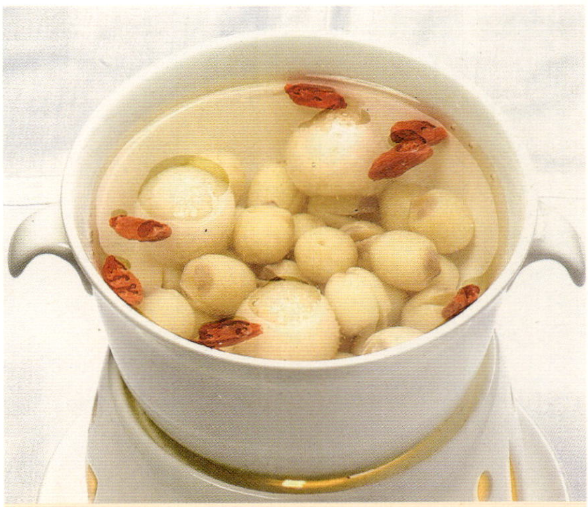

●材料 莲子50克，桂圆肉20克，枸杞子10克

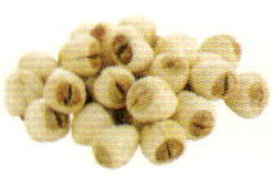 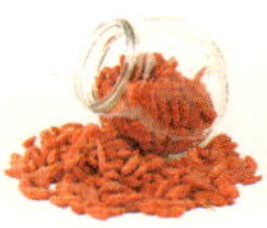 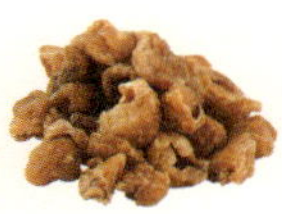

●调料 白糖10克

●做法

①将莲子洗净，泡发；枸杞子、桂圆肉均洗净备用。

②锅置火上，注入清水后，放入莲子煮沸后，下入枸杞子、桂圆肉。

③煮熟后放入白糖调味，即可食用。

●食疗功效

桂圆的营养价值很高，富含碳水化合物、多种氨基酸和维生素，具有健脾养心、补肾安神的作用，适用于心脾两虚、阳痿、早泄、心悸怔忡、下肢浮肿等症；莲子具有补益心气、补肾固精的作用。常食本品对急进性肾小球肾炎患者有一定的食疗功效。

慢性肾小球肾炎

>>患病原因

慢性肾小球肾炎，简称为慢性肾炎。病因尚不能十分确定，可知的是，乙型肝炎病毒感染可致慢性肾炎，也有各种细菌、病毒等感染通过免疫机制或非免疫机制而导致慢性肾炎的情况。

>>主要症状

①**尿常规检查异常：**患有慢性肾炎的人尿常规检查结果异常是一个比较常见的症状，尿常规检查异常表现为蛋白尿或血尿。蛋白尿是指蛋白定性检查呈阳性的症状。血尿是指尿色呈洗肉水样或者尿中带有血丝，还有一种是肉眼无法看见但是显微镜下呈现血尿的情况。

②**肾功能损害：**血清肌酐是判断肾功能是否受损害的一项常用指标。

③**水肿：**慢性肾炎患者的眼睑、脸部和双下肢一般都会出现水肿的现象，比较常见的是轻度和中度的水肿。

④**腰痛：**患有慢性肾炎的人经常会出现腰部或者背部酸痛的症状。

>>预防方法

◎适当进行运动和锻炼。尽管对于患有肾病的人而言休息很重要，但还是要动静结合，做一些适当的运动对身体是有好处的。

◎平时要注意个人心态的调适。过度的喜怒和悲伤，都会使情绪波动较大，都能够引起身体器官功能微妙的变化，所以应当保持平静乐观的心态。

◎注意防寒，避免感冒和受凉。冬天是较寒冷的季节，寒冷刺激容易使血管收缩，血压升高；如果腰部受寒，血流量会减少，肾脏功能也会降低，很容易感冒等，致使肾病病情加重，诱发慢性肾炎。

>>起居注意

①日常生活中肾病患者要注意保持个人卫生，经常清除口腔、耳鼻喉以及皮肤等处的感染病灶对控制慢性肾炎的活动有好处。

②要保持皮肤的清洁，预防脓疱病。坚持勤洗手和勤换洗脏衣物。

③饮食也要注重健康卫生，不能经常食用快餐类食品，不宜食用过多的油脂类食物。

④慢性肾炎活动阶段，不论症状轻重，应予休息。有明显水肿、血尿或高血压者，应卧床休息，尽量避免体力劳动。

用药忌口

◆慢性肾小球肾炎患者在服用糖皮质激素类药物期间不能够过度食用含钙的食物，如牛奶、巧克力、坚果、海产品以及其他奶制品等。如果过量食用将会降低药物疗效。

◆慢性肾小球肾炎患者在服用氢氯噻嗪的时候不要过量食用含盐分高的食物，比如咸菜、腐乳等，过量食用将不利于药物发挥作用。

饮食原则

◎对于有高血压和水肿的患者及病情严重者，应该以低盐、无盐饮食为宜。

◎严格控制钠的摄入。尤其是出现明显水肿症状的慢性肾炎患者，更要注意不能食用钠成分过高的食品。

◎镜下血尿者以及容易上火者宜多饮水，多食用一些养阴降火的食品。

◎平时饮食最好以清淡和易消化的食物为主，还要适量吃些水果和新鲜蔬菜，适当饮水。

◎不宜摄入过多蛋白质含量高的食物。因为饮食中的蛋白质负荷对肾病有很大的影响，所以日常生活中只需要摄入适量的优质蛋白即可。

宜吃食物

米饭、馒头、蛋黄、花生米、黑芝麻、藕粉、萝卜、黄瓜、西瓜、牛奶、鸡蛋、猪肉末、鸡肉、鸭肉、鱼肉、新鲜果蔬

忌吃食物

沙丁鱼、豆制品、胡椒、芥末、辣椒、味精

>>易患人群 家族中有肾脏病或高血压病、糖尿病者，患有肾脏和输卵管结石、肾积水和尿路梗阻者，长期服用某些抗生素和化疗药者为易患人群。

对症食疗 黄瓜炒木耳

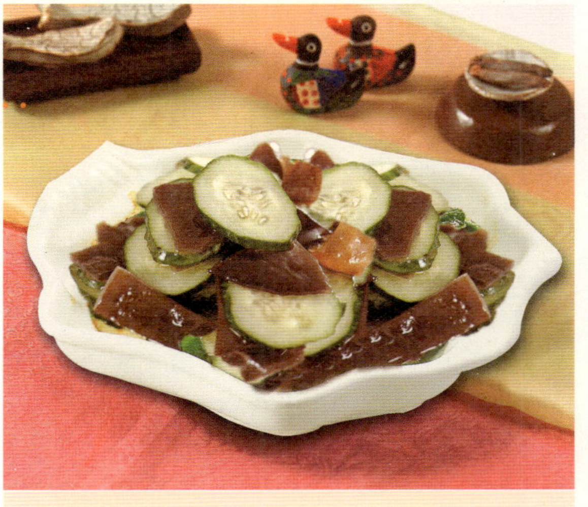

●**材料** 水发木耳50克，黄瓜200克

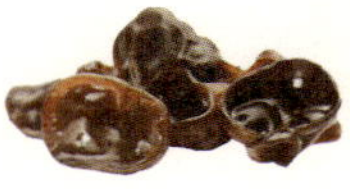

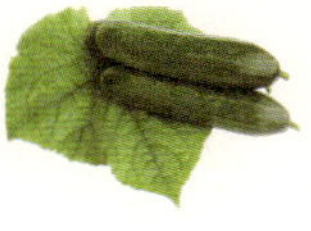

●**调料** 盐、淡色酱油、香油、白糖各适量

●**做法**

①将黄瓜洗净，切片，加盐腌10分钟左右，装入盘中。

②将所有调味料调成味汁。

③将木耳洗净，撕成小片，入油锅中与黄瓜一起炒匀，再加入调味汁炒入味即可。

●**食疗原理**

黄瓜中含有纤维素，能够促进肠道内食物的排泄，对控制肾病所致的高血压有利；木耳可以缓解肾病患者体虚腰痛等症。本品是适合慢性肾炎患者食用的一道健康食品。

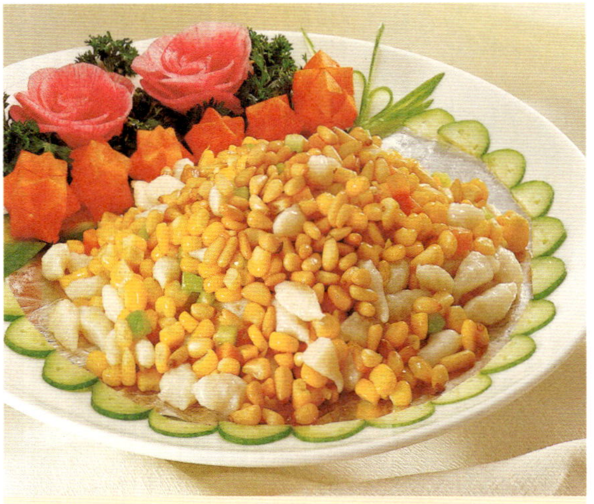

对症食疗 松仁鸡肉炒玉米

● **材料** 玉米粒200克，松仁、黄瓜、胡萝卜各50克，鸡肉150克

● **调料** 盐3克，鸡精2克，水淀粉适量

● **做法**

① 玉米粒、松仁均清洗干净备用；鸡肉清洗干净，切丁；黄瓜清洗干净，一半切丁，一半切片；胡萝卜清洗干净，切丁。

② 锅下油烧热，放入鸡肉、松仁略炒，再放入玉米粒、黄瓜丁、胡萝卜翻炒片刻，加盐、鸡精调味，待熟用水淀粉勾芡，装盘，将切好的黄瓜片摆在四周即可。

● **食疗功效**

松子仁含有较多不饱和脂肪酸等，有强阳补骨、补肾养血的功效，适用于食欲不振、盗汗的慢性肾炎患者；玉米有利水祛湿的作用，适用于慢性肾炎水肿患者。慢性肾炎患者常食本品对疾病恢复有很好的食疗功效。

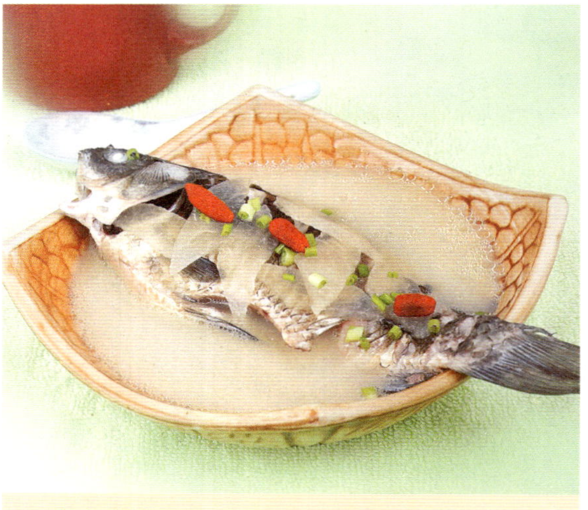

对症食疗 冬瓜鲫鱼汤

● **材料** 鲫鱼1条，冬瓜100克

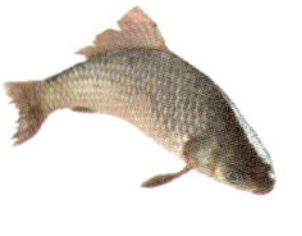

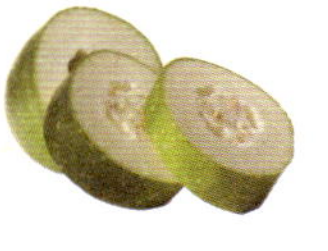

● **调料** 盐、葱段、姜片各2克

● **做法**

① 将鲫鱼收拾干净；冬瓜去皮、籽，洗净，切片备用。

② 净锅上火，倒入花生油，将葱、姜炝香，下入冬瓜炒至断生，倒入水，下入鲫鱼，大火煮至汤发白，再调入盐即可。

● **食疗功效**

冬瓜具有利尿消肿功效，因其利尿，且含钠极少，所以是肾脏病、慢性肾炎水肿患者食疗佳品；鲫鱼富含多种营养，具有补阴血、补体虚、益脾肾、利水消肿的功效。慢性肾炎患者经常食用此汤对肾病水肿有很好的食疗功效。

对症食疗 清蒸石斑

●**材料** 石斑鱼350克，辣椒面少许，红椒、葱丝、姜丝、香菜段、清汤各适量

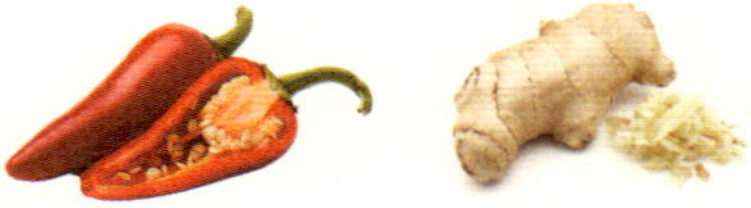

●**调料** 盐3克，料酒、酱油各10克

●**做法**

①石斑鱼收拾干净，加盐、料酒腌渍；红椒洗净，切丝。

②将石斑鱼放入盘内，放上红椒、葱丝、姜丝，入蒸笼蒸熟后取出。

③油锅烧热，调入辣椒面、酱油，加清汤烧沸，浇在鱼上，撒上香菜即可。

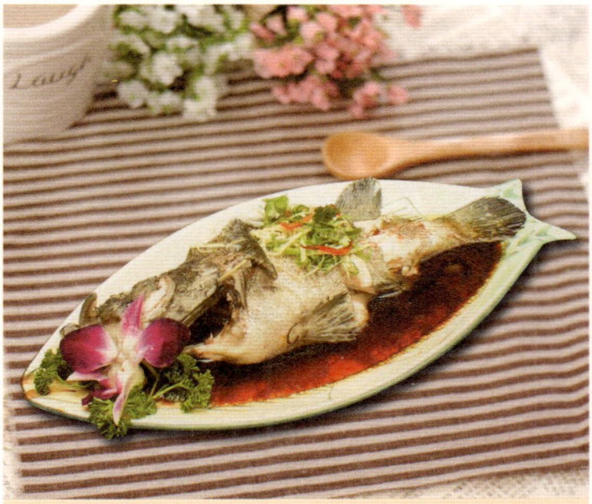

●**食疗功效**

石斑鱼具有健脾益气、消食除胀、解毒的作用，对于慢性肾炎食欲不振以及水肿等症有一定的调理和缓解功效。本品口味清淡，符合慢性肾炎患者的饮食要求，适合慢性肾炎患者经常食用。

对症食疗 猕猴桃苹果汁

●**材料** 猕猴桃2个，苹果1/2个，柠檬1/3个，温开水50克

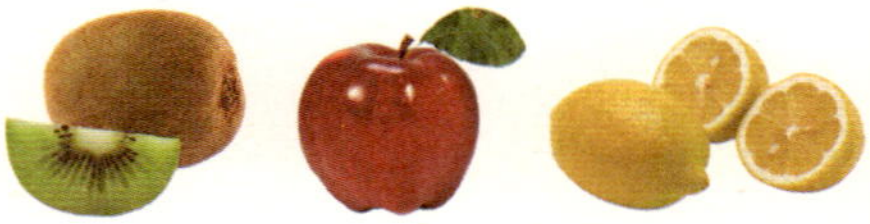

●**调料** 白糖少许

●**做法**

①猕猴桃、苹果洗净，去皮，切块；柠檬洗净，切块。

②把猕猴桃、苹果、柠檬一起放入榨汁机搅打成汁，和水、白糖一起搅匀，冷藏即可。

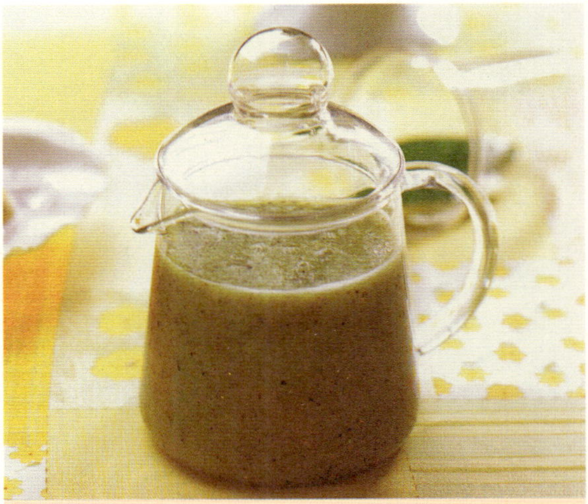

●**食疗功效**

猕猴桃的营养丰富，含有不少精氨酸，能促使血液循环顺畅，而且还有调中下气、利尿、滋补强身之效，对肾病水肿有良好作用；苹果有稳定情绪和镇静心情的功效。本品可辅助缓解慢性肾炎患者的不适症状。

IgA肾病（隐匿性肾小球疾病）

>>患病原因

IgA肾病，又称之为隐匿性肾小球疾病。可分为原发性的IgA肾病和继发性的IgA肾病。前者多由于肾脏本身的疾病所引起，比较常见。后者是由肾脏以外的疾病所引起，例如肿瘤、肝脏疾病、麻风病、紫癜性肾炎等都可以引起IgA肾病。

>>主要症状

①**水肿：** IgA肾病患者一般在手、足、踝等部位都会有轻度的水肿症状出现，眼睑周围可能也会有水肿。

②**高血压：** 由于IgA肾病会导致肾功能衰竭，肾脏功能衰竭会出现高血压，从而患者会有头痛、头晕等不适症状。

③**血尿：** IgA肾病患者在上呼吸道感染和肠道感染期间容易出现肉眼血尿，即看到尿色呈现洗肉水样或者尿中带有血丝，在持续2～3天后会转化为镜下血尿。

④**腰痛：** IgA肾病患者会有经常性无明确原因的腰背酸痛症状，可为单侧性或双侧性。

⑤**轻度贫血：** IgA肾病会导致肾功能衰竭，当肾功能衰竭到一定程度时，患者会由于肾功能的损害而无法产生制造红细胞所需要的足够的促红素，进而导致贫血，患者会时常感觉头晕、畏冷和疲惫。

>>预防方法

◎增强自身的体质，减少感染机会。平时要通过各种方式增强自身抵抗疾病的能力，尽量减少受感染的概率。

◎适量、适度地锻炼身体。适量的运动是必需的，它可以帮助我们提高自身的免疫能力。

◎肾病患者一旦出现感染的症状，可选择应用强有力的抗生素尽早控制感染。

>>起居注意

①适宜IgA肾病患者的运动方式一般以耐力运动和适量的肌力锻炼为主。如走路、打太极拳、练气功等。增强肌力的运动有持轻物（1～2.5千克）；做健身操，每次做1～2套，每天做2～3次。每天的运动宜在饭后2小时进行，运动后不应有疲劳感，以食欲正常、睡眠良好为佳，每周运动4～5次。每次运动以二三十分钟为宜。

②适当地休息，避免过度疲劳。肾病患者在日常生活中要养成良好的生活习惯，避免过度劳累。

用药忌口

◆IgA肾病一般首选抗感染治疗。上呼吸道感染和肠道感染常常会引起IgA肾病发作，此时常选用有效的抗生素控制病情。在应用抗生素时不宜饮酒和食用一些辛辣刺激的食物，避免引起过敏或其他不良反应。

◆IgA肾病在加用免疫抑制药治疗时不宜食用刺激、辛辣性的食物。

饮食原则

◎以优质低蛋白为饮食主要原则。事实上对IgA肾病患者来说，蛋白质的供给量多少是由肾功能损害的程度来决定的。如果病程较长且肾损害不严重的话，可摄入适量优质蛋白。

◎不宜摄入过量的钠盐，以防加重病情。IgA肾病患者通常都有高血压和浮肿的症状出现，如果是症状比较严重的话，应该严格控制钠盐的摄入量——每天约在2克以下为宜。有必要时甚至要给予无盐饮食。

◎保证摄入足够的水量。平时可以多饮水和健康饮料，这是IgA肾病饮食中重要的一项。但是不能盲目多喝水，出现尿毒症时应慎喝水。

宜吃食物

西红柿、新鲜红枣、西瓜、萝卜、黄瓜、柑橘、猕猴桃、油菜、菠菜、草莓、土豆、山药、芋头、粉丝、丝瓜和藕粉

忌吃食物

酒类、芥末、胡椒、五香大料、咖啡、煎炸食品、松花蛋、葵花子、方便面、泡菜、臭豆腐和酸菜

>>易患人群 儿童、青少年，男性多见，尤其是扁桃体炎、泌尿系统感染、骨髓炎以及病毒感染后者，剧烈运动后者，疫苗注射后者。

对症食疗 芋头芝麻粥

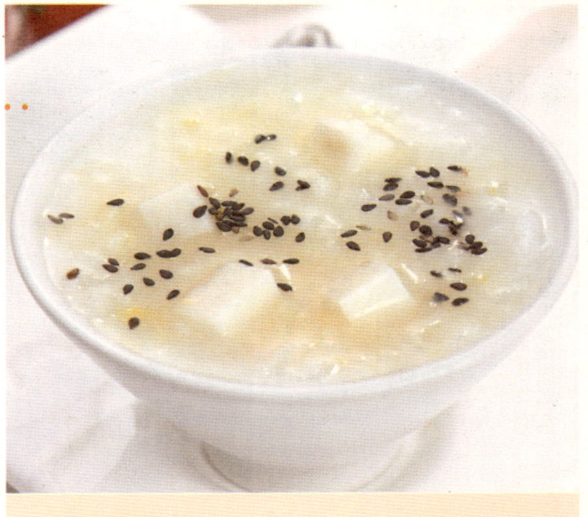

●**材料** 大米60克，鲜芋头20克，黑芝麻、玉米糁各适量

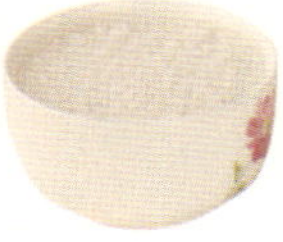

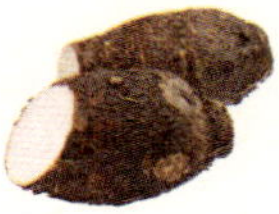

●**调料** 白糖适量

●**做法**

①大米洗净，泡发半小时后，捞起沥干水分；芋头去皮洗净，切成小块。

②锅置火上，注入清水，放入大米、玉米糁、芋头用大火煮至熟后。

③再放入黑芝麻，改用小火煮至粥成，调入白糖即可食用。

●**食疗原理**

肾病患者适量多食用芝麻能够起到补充肝肾精血的作用；芋头是适合肾炎患者的食物，有消肿止痛的食疗功效。本品对IgA肾病患者有补中益肾之效，可经常食用。

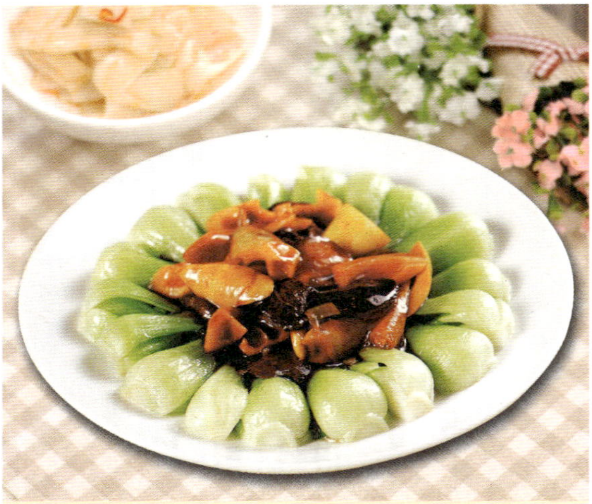

对症食疗 双冬扒油菜

●材料 油菜500克，冬菇50克，冬笋肉50克

●调料 盐4克，味精2克，蚝油10克，老抽5克，糖20克，淀粉少许，香油少许

●做法

①油菜洗净，入沸水中焯烫；锅中加少许油烧热，放入油菜翻炒，调入盐、味精，炒熟盛出，摆盘成圆形。

②冬菇、冬笋洗净，放入油锅中煸炒，加蚝油、水，调入老抽、盐、味精、糖，焖约5分钟。

③用淀粉勾芡，调入香油，盛出放在摆有油菜的碟中间即可。

●食疗功效

冬菇具有益胃、散血热、理气功效，还能够帮助轻度贫血患者降低血压；油菜具有消肿解毒、促进血液循环、强身健体的功效。本品非常适合有高血压、贫血以及水肿症状的IgA肾病患者所食用。

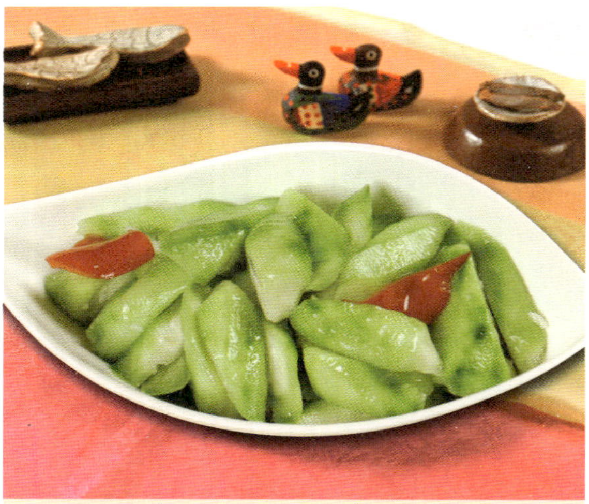

对症食疗 炒丝瓜

●材料 丝瓜300克，红甜椒少许

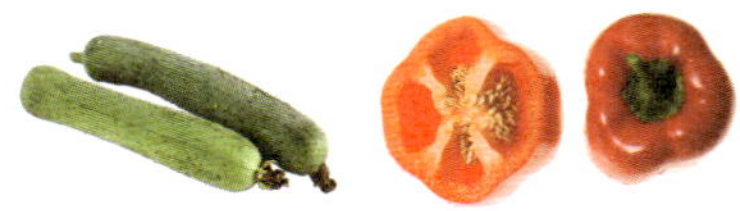

●调料 盐3克，鸡精2克

●做法

①丝瓜去皮，洗净，切块；红甜椒去蒂，洗净，切片。

②锅下油烧热，放入丝瓜块、红甜椒片炒至八成熟。

③加盐、鸡精调味，炒熟装盘即可。

●食疗功效

丝瓜清爽可口，不仅能够帮助有恶心、呕吐、食欲不振的肾病患者提高食欲，而且丝瓜中还含有蛋白质、脂肪、糖类等多种营养物质，具有补肾通乳、化瘀解毒、疏肝气、行血脉、补肾益肾的功效。此品适合IgA肾病患者经常食用。

对症食疗 草莓豆浆蜂蜜汁

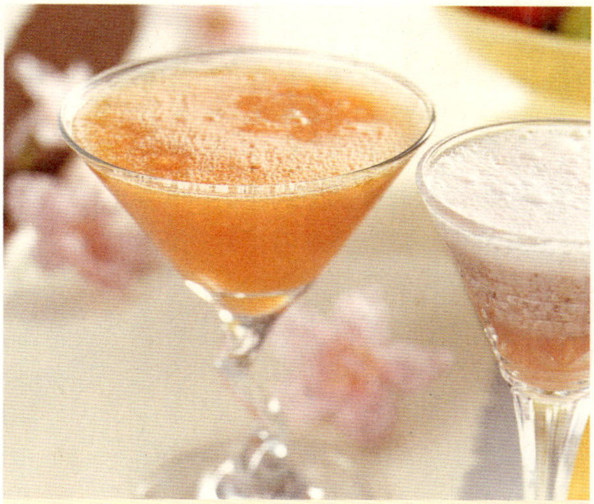

材料 草莓180克，豆浆180克

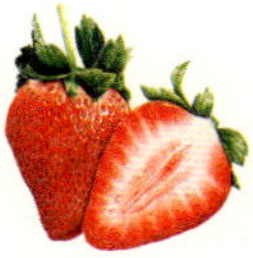 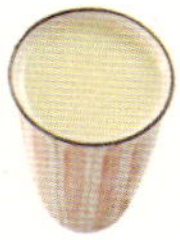

调料 蜂蜜适量

做法

①草莓洗净，去蒂。

②在果汁机内放入豆浆、蜂蜜，搅拌20秒。

③将草莓放入，搅拌30秒即可。

食疗功效

草莓酸甜可口，是一种色香味俱佳的水果，适合睡眠不安、恶心呕吐的肾病患者经常食用；豆浆能够补血、润燥。IgA肾病患者经常饮用本品对提高身体免疫力，防止高血压有较好的食疗功效。

对症食疗 包菜猕猴桃柠檬汁

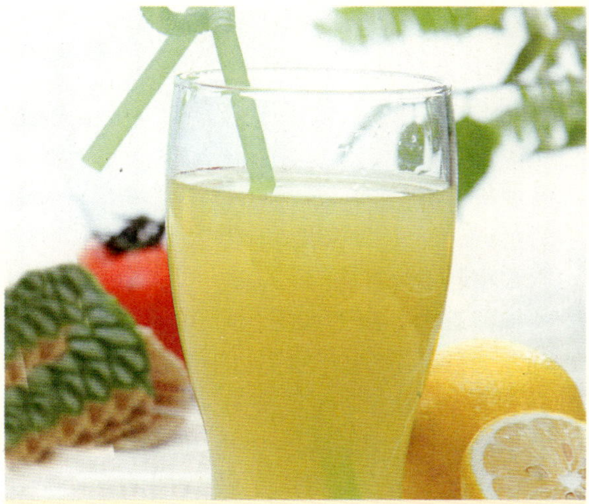

材料 包菜150克，猕猴桃2个，柠檬半个

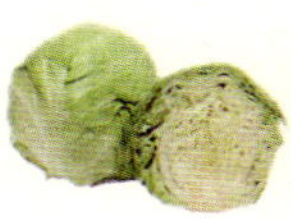 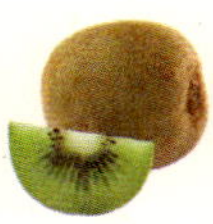 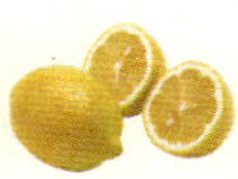

调料 白糖少许

做法

①将包菜放进清水中彻底洗干净，卷成卷。

②猕猴桃洗净， 去皮， 切成块； 柠檬洗净，切片。

③将所有材料放入榨汁机中榨汁，加白糖搅拌即可。

食疗功效

新鲜的猕猴桃中含有丰富的蛋白质、维生素C等，而且酸甜适口，可以很好地提高肾病患者的食欲；包菜中含有酸性的降压成分，有明显的降压作用。本品十分适合食欲欠佳以及有高血压症状的IgA肾病患者食用。

肾病综合征

>>患病原因

造成肾病综合征的原因有三大类，包括原发性、继发性和遗传性。其中原发性的肾病综合征属于原发性肾小球疾病，有多种病理类型所构成，其中常见的有五种，包括：微小病变性肾病、系膜增生性肾炎、膜性肾病、系膜毛细血管性肾炎、局灶节段性肾小球硬化。

>>主要症状

①**尿量过少或者过多：**正常人每日的平均尿量是在1500克左右，但是肾病综合征患者在没有发热、大量出汗或是大量饮水的情况下，小便量会突然出现骤减或是突然增多。

②**蛋白尿：**患有肾病综合征的人在小便中会出现较多的细小的泡沫，这种症状事实上是说明，患者出现了蛋白尿。

③**浮肿：**身体出现浮肿症状是肾病综合征的一个主要表现，一般早晨起床眼睑水肿是最常见的。

④**神疲乏力，身形消瘦：**肾病综合征通常会伴随着高血压症状的出现，这会使得患者经常性地头晕和乏力疲惫，而大量的蛋白从尿中排出，这就使得机体蛋白尿的合成减少，肌肉组织分解消耗增加，从而导致疲劳、消瘦。

>>预防方法

◎平时注意对皮肤的护理。要经常保持皮肤的清洁和干燥，避免擦伤和受压等。

◎在发现有肾病的主要症状时应该及时就医，确诊以后应采取有效的应对措施。

◎适当运动。适当的体育运动对疾病的恢复和预防都是有益的，但在运动过程中要注意适量和适度，不做过于剧烈的运动。

◎平时注意健康饮食。不能经常暴饮暴食，进餐要定时定量，坚持良好的饮食习惯有利于预防疾病。

>>起居注意

①肾病综合征患者肾功能减退，尿量较多者，沐浴后应该适当饮水，但是不宜在饭后或者饥饿的时候沐浴。当尿蛋白减至（+）以下或24小时小于1克时可酌情参加户外活动，但要防冻和防湿。

②注意居住环境的卫生。肾病患者一定要保持居室的通风、透气和明亮，卧具也要清洁，避免细菌等引发感染。

用药忌口

◆肾病综合征患者在服用药物时如果需要同时控制钾和钠的摄入量，那么在日常生活中应该少摄入盐，忌吃咸菜、腌制品等此类含钾和钠较高的食物。

◆肾病综合征患者忌吃动物油和刺激性的食物，比如胡椒和芥末等。

饮食原则

◎多进食清淡、易消化的食物。肾病综合征患者常伴有胃肠道黏膜水肿以及腹水，这会影响到患者的消化和吸收，所以饮食应以易消化的清淡食物为主，最好是半流质饮食。

◎饮水量要适中。尤其是肾病水肿的患者每日的饮水量要根据尿量来决定，一般情况下最好是每日不超过1000克。实在感觉口渴的话，可以选择玉米须、冬瓜子、西瓜皮熬制的水来替代饮用，因为有消肿的功效。

◎日常饮食中注意控制盐的摄入量。最好是控制在每日2克左右，病情严重的话需要无盐饮食。同时也要忌吃咸味食品及腌制食品。

宜吃食物

绿豆、薏米、燕麦、红小豆、玉米面、鲫鱼、黑鱼、鸡肉、鸭肉、冬瓜、芥菜、山药、莴笋、茄子、生菜、桑葚

忌吃食物

甜面酱、腐乳、腊肉、酱菜、大蒜、味精、酱油、酒类、芥末、辣椒

>>易患人群

家庭成员中有肾病或高血压、糖尿病者，反复扁桃体感染发炎、中耳炎、丹毒患者，有过支原体感染、疟疾病史的人为易患人群。

对症食疗 燕麦猪血粥

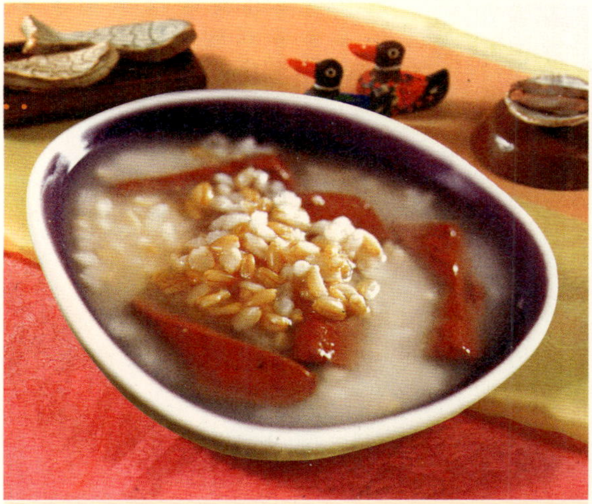

●材料 燕麦150克，猪血块100克

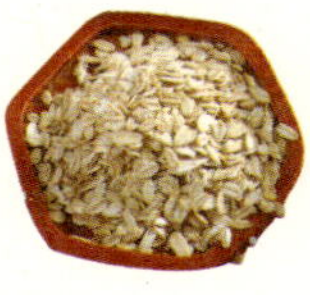

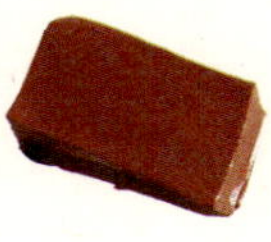

●调料 米酒少许

●做法

①将猪血块洗净切成小块；燕麦洗净。

②再将燕麦、猪血块放入锅中煮1小时。

③待粥成后，加入米酒调味即可。

●食疗原理

燕麦具有补益脾肾、润肠止汗的作用；猪血是一种食疗价值很高的食品，酌量食用可起到防病、治病的功效。肾病综合征患者食用本品可起增强免疫力的作用。

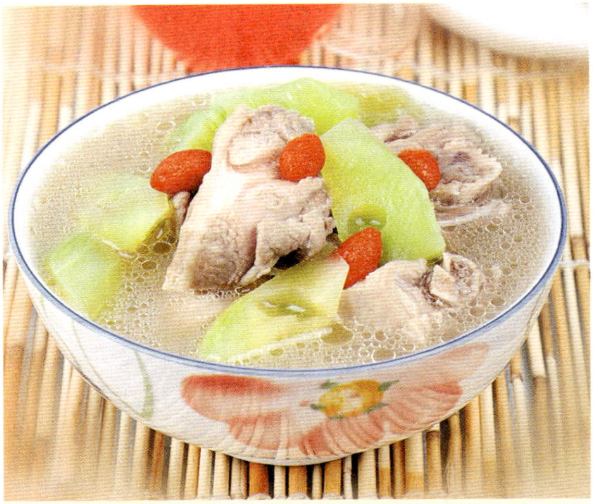

对症食疗 老鸭莴笋枸杞煲

●材料 莴笋250克，老鸭150克，枸杞子10克

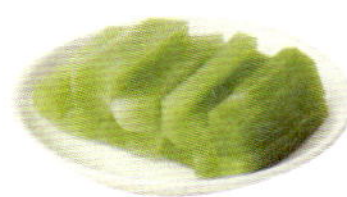
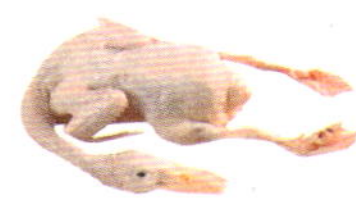

●调料 盐少许，葱丝、姜丝各2克

●做法

①将莴笋去皮，清洗干净，切块；老鸭洗干净，斩块，汆水；枸杞子清洗干净，备用。

②煲锅上火倒入水，调入盐、葱、姜，下入莴笋、老鸭、枸杞子煲至熟即可。

●食疗功效

鸭肉具有滋五脏之阴、清虚劳之热、补血行水、养胃生津、利水消肿等功效，对肾病体虚和有水肿症状的人有很好的疗效；枸杞子则具有滋补肝肾作用。有浮肿和疲劳症状的肾病综合征患者可以多吃本品。

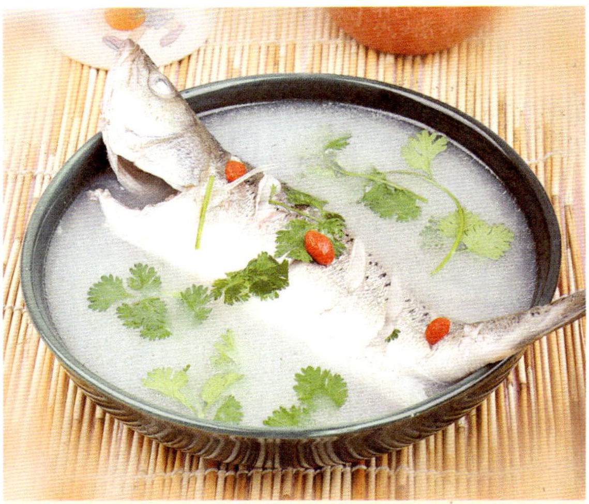

对症食疗 五爪龙鲈鱼汤

●材料 鲈鱼400克，五爪龙100克

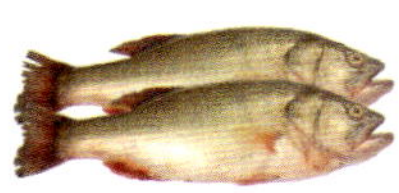
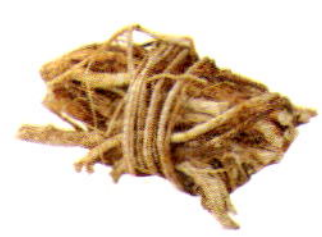

●调料 盐适量，葱丝、姜丝、香菜段各2克

●做法

①将鲈鱼处理干净备用；五爪龙清洗干净，切碎。

②炒锅上火倒油烧热，煸香葱丝、姜丝，下入鲈鱼、五爪龙煸炒2分钟，倒入水，煲至汤呈白色，调入盐，撒入香菜即可。

●食疗功效

鲈鱼肉质细嫩，味美清香，营养和药用价值都很高，且富含脂肪，还含有灰分、维生素、烟酸和钙、磷、铁等多种营养成分，具有补肝肾、益脾胃、化痰止咳的作用。此汤对于头晕目眩、体形消瘦和水肿的肾病综合征患者有很好的食疗作用。

对症食疗 山药绿豆汤

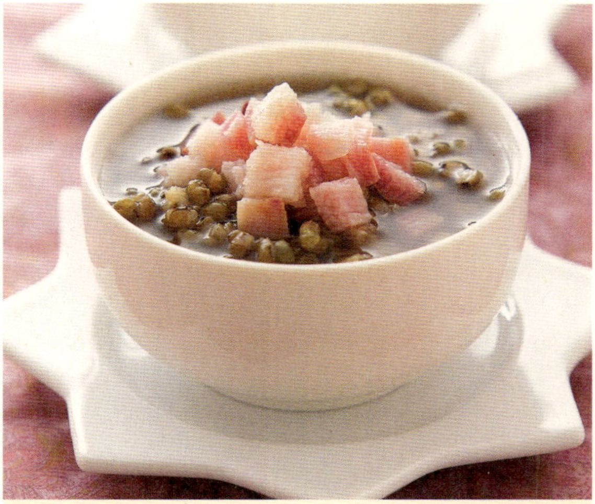

●**材料** 新鲜紫山药140克，绿豆100克

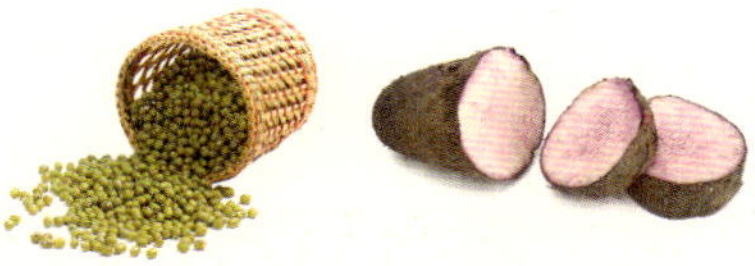

●**调料** 砂糖10克

●**做法**

①绿豆泡水至膨胀，沥干水分后放入锅中，加入清水，以大火煮沸，再转小火续煮40分钟至绿豆完全软烂，加入砂糖搅拌至溶化后熄火。

②山药去皮洗净切小丁。

③另外准备一锅滚水，放入山药丁煮熟后捞起，与绿豆汤混合即可食用。

●**食疗功效**

山药中含有大量淀粉及蛋白质等，具有固肾、益精等多种功效，并且对肾虚遗精、消渴多饮及小便频繁等症，都有一定的疗补作用；绿豆有养肾益脾、利尿下气的功效。本品对肾病综合征病情有一定作用，患者可以适量多吃。

对症食疗 茄子炒豆角

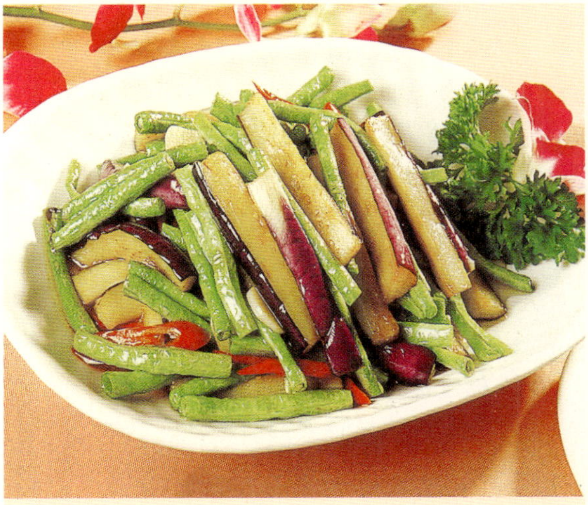

●**材料** 茄子、豆角各200克

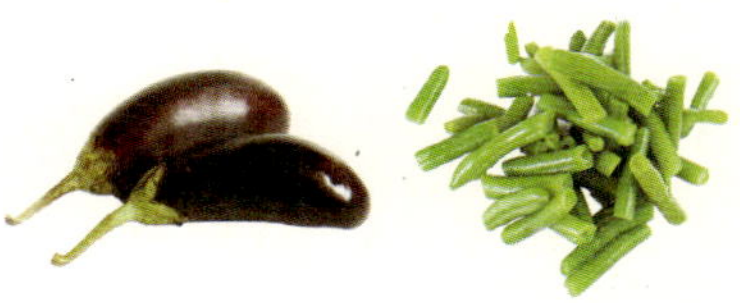

●**调料** 盐、鸡精各2克，酱油、香油各15克，辣椒5克

●**做法**

①茄子、辣椒洗净，切段；豆角洗净，撕去荚丝，切段。

②油锅烧热，放辣椒段爆香，下入茄子段、豆角段，大火煸炒至熟。

③下入盐、鸡精、酱油、香油调味，翻炒均匀即可。

●**食疗功效**

豆角有健脾补肾的功效，对尿频、遗精等疾病有辅助功效，尤其适合脾胃虚弱所致的食积、腹胀以及肾虚遗精者食用；茄子的营养价值很高，而且紫茄子含有较丰富的维生素pp，可以辅助治疗肾炎。本品非常适合肾病综合征患者经常食用。

继发性肾小球疾病

◎继发性肾小球疾病即继发于一些全身性疾患的肾小球疾病。包括系统性红斑狼疮性肾炎、过敏性紫癜性肾炎和糖尿病肾病等。

系统性红斑狼疮性肾炎

>>患病原因

系统性红斑狼疮性肾炎的病因尚不十分明确，但是多数人认为它与遗传因素和环境及感染因素有关，它是在多种触发因素（遗传、性激素、环境、感染、药物、食物、遗传背景）作用下而发生的免疫紊乱所致的自身免疫性损伤。

>>主要症状

①**红斑：**出现红斑是系统性红斑狼疮性肾炎的一个明显症状。主要表现为颧面部对称出现片状红斑，边界清楚，稍隆起，中央平坦，上有角质屑黏附。

②**皮疹：**系统性红斑狼疮性肾炎患者的皮疹在其身体的各个部位都可发生，以面部、颈部和四肢为常见部位。

③**脱发：**患有系统性红斑狼疮性肾炎的人毛发很容易脱落，而且是经常性的。不只是头发脱落，甚至连睫毛、眉毛和体毛都会逐渐脱落。

>>预防方法

◎尽量避免诱发因素。避免日光暴晒以及紫外线的照射。避免寒冷刺激以及服用与发病有明显关系的药物，如青霉素、避孕药等。

◎及时发现疾病，如经常出现原因不明的发热、关节酸痛肿痛以及乏力的症状应及时到医院就医。

◎经常保持适量的运动。运动可以促进血液的循环，增进心肺功能，保持肌肉和骨骼的韧性。

>>起居注意

慢性期或者病情稳定的患者可适当参加社会活动和工作，但是无论有没有光过敏史，都应该尽量避免皮肤直接暴露在阳光下，夏天要带帽子和穿长袖衣服。

用药忌口

◆系统性红斑狼疮性肾炎患者在服用糖皮质激素类药物期间不能够过度食用含钙的食物，如牛奶、巧克力、坚果、海产品以及其他奶制品等。如果过量食用将会降低药物疗效。

◆应用环磷酰胺治疗时可能会出现轻度恶心、呕吐以及食欲下降的症状，因此不适宜食用油腻、刺激、辛辣的食物，以免加重不适症状。

饮食原则

◎饮食宜清淡、易消化，不宜过量食用肥厚、油腻食品。

◎合理、适量食用补益精血的食物。患有红斑狼疮性肾炎者可能会伴有贫血症状，所以应该适量食用补益精血的食品。

◎避免喝酒以及食用刺激性的食物。酒类以及辛辣刺激类食品对病情不利，患者应该尽量避免。

◎病人应在饮食中摄入足够的营养，如蛋白质、维生素和矿物质元素。

◎水分和盐分要做适当的限制。因为红斑狼疮性肾炎患者可能会出现不同程度的水肿以及高血压，所以水分和盐分的摄入要适宜，不能过量。

宜吃食物

胡萝卜、玉米、红薯、莴苣、西红柿、红果、樱桃、枇杷、李子、柑橘、燕麦、鱼、肉类、蛋类

忌吃食物

海虾、海蜇、猪头肉、洋葱、韭菜、香椿头、苜蓿

>>易患人群

家族中有红斑狼疮患者、15～40岁的女性、雌激素过高者、长期吸烟者、长期服用抗高血压药物者易患此病。

对症食疗 胡萝卜炒肉丝

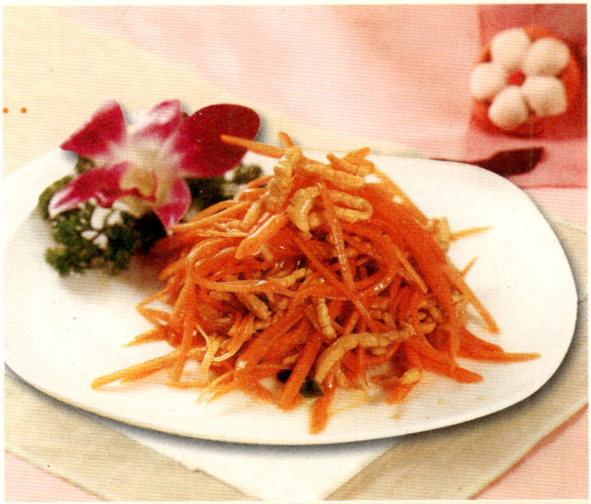

●**材料** 胡萝卜、猪肉各300克

●**调料** 料酒10克，酱油5克，盐、葱花、姜末各5克，味精3克，白糖适量

●**做法**

①胡萝卜洗净，去皮切丝；猪肉洗净，切丝。

②锅烧热，下肉丝炒香，再调入料酒、酱油、味精、盐、白糖，加入葱花和姜末，炒至肉熟。

③再加入胡萝卜丝炒至入味即可。

●**食疗原理**

猪肉富含多种营养成分，可改善贫血的症状；胡萝卜可以改善微血管循环以及降低肾病所致的高血压等。本品是一道适合系统性红斑狼疮性肾炎患者的补养佳品。

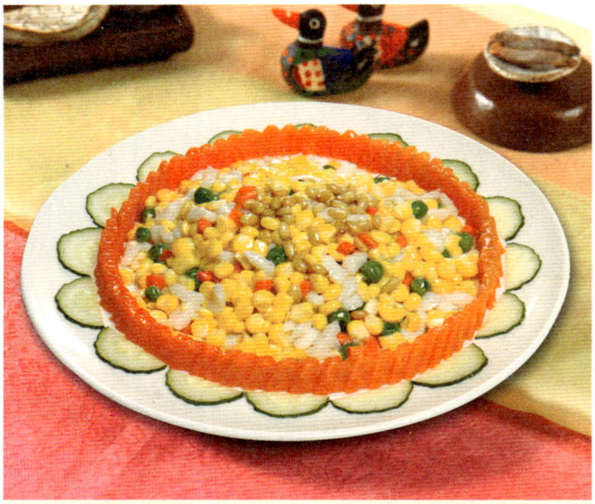

●食疗功效

松子是很好的壮阳食品，含有较多不饱和脂肪酸、优质蛋白质和矿物质元素，有强阳补骨、补肾养血的功效，尤其适合食欲不振的肾炎者食用；玉米有利水祛湿作用，可缓解肾炎患者的水肿症状。此品适合系统性红斑狼疮性肾炎患者经常食用。

对症食疗 松仁玉米炒豌豆

●材料 松子仁、豌豆、罐装玉米粒、鱼肉各200克，胡萝卜100克

●调料 盐3克，料酒、淀粉各适量

●做法

①鱼肉洗净剁碎，入料酒、盐、淀粉拌匀；胡萝卜洗净，切成丁；松子仁、豌豆分别洗净。

②炒锅倒油烧至四成热，下入鱼米划散至成形后，出锅沥油。

③另起油锅烧热，倒入豌豆、胡萝卜粒、玉米粒同炒后，鱼米回锅炒至熟，最后加入松子仁、水、盐，翻炒均匀后，装盘即可。

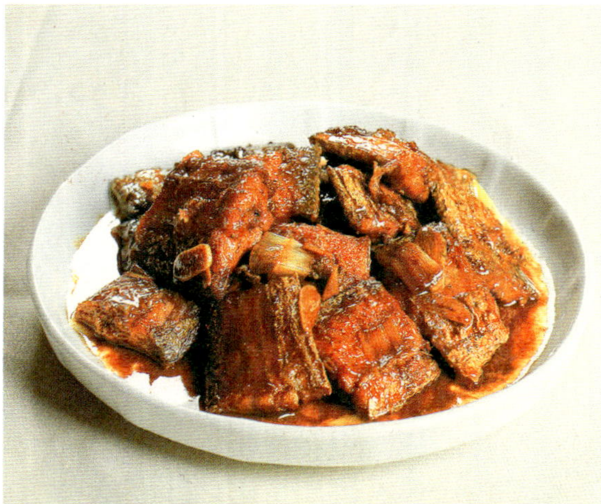

●食疗功效

带鱼中含有丰富的维生素A，对毛发的健康生长有辅助作用。红斑狼疮性肾炎患者常有脱发的症状，适量食用带鱼可以起到一定的食疗作用。本品味道鲜美，适合患有红斑狼疮性肾炎患者经常食用。

对症食疗 家常烧带鱼

●材料 带鱼800克

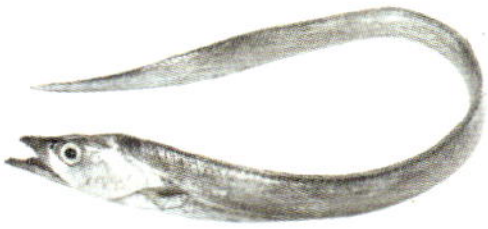

●调料 盐4克，葱白10克，料酒15克，蒜20克，淀粉30克，香油少许

●做法

①带鱼收拾干净，切块；葱白洗净，切段；蒜去皮洗净，切片备用。

②带鱼加盐、料酒腌渍5分钟，再抹一些淀粉，下油锅中炸至金黄色。

③加入水，烧熟后，加入葱白、蒜片炒匀，以水淀粉勾芡，淋上香油即可。

对症食疗 桃子橘子汁

材料 桃子1/2个（100克），橘子1个，温牛奶300克

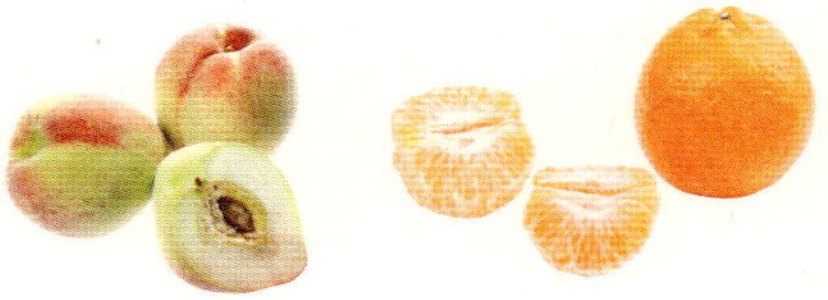

调料 蜂蜜1小勺

做法

①将橘子去皮，撕成瓣；桃子洗净去皮，去核，以适当大小切块。

②将所有材料放入榨汁机一起搅打成汁，滤出果肉。

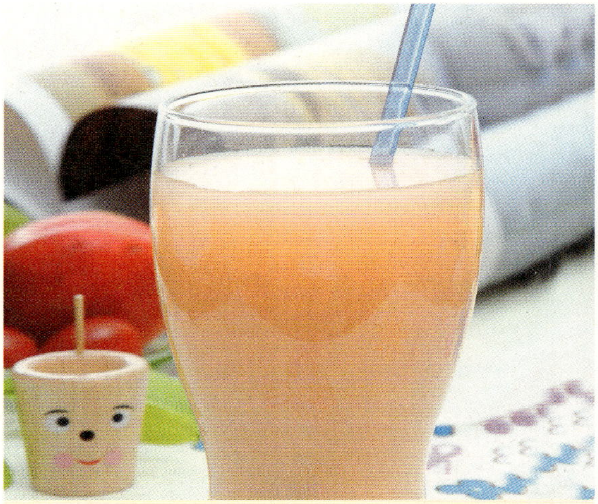

食疗功效

橘子富含维生素A和维生素C，适量多食可以保持皮肤的健康和提高人体的免疫力；桃子富含膳食纤维，而且其含有的钾元素还可以帮助体内排出多余的盐分，有帮助肾炎患者降血压的作用。本品适合系统性红斑狼疮性肾炎患者食用。

对症食疗 樱桃牛奶

材料 樱桃10颗，低脂牛奶200克

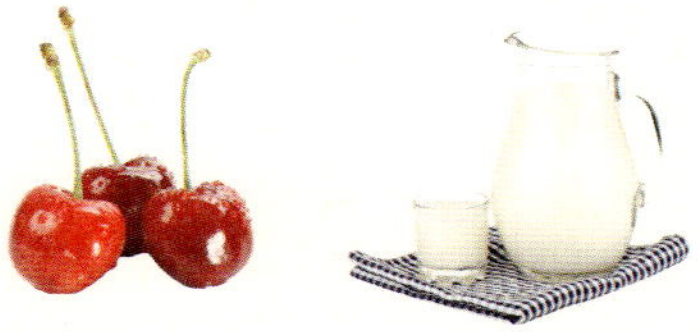

调料 蜂蜜少许

做法

①将樱桃洗净、去核，放入榨汁机中，倒入牛奶与蜂蜜。

②搅匀后即可饮用。

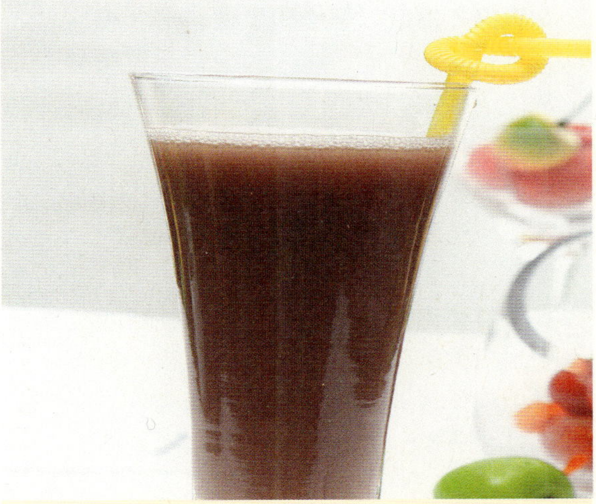

食疗功效

樱桃具有益气、健脾、和胃、祛风湿的功效，常食用可以防止缺铁性贫血，又可以增强体质；牛奶中的镁元素可以促进心脏和神经系统的耐疲劳性，减轻系统性红斑狼疮性肾炎各种症状。本品适合身体虚弱的系统性红斑狼疮性肾炎患者食用。

过敏性紫癜性肾炎

>>患病原因

过敏性紫癜性肾炎的发病与药物、食物、刺激以及感染等因素有关。它可以是白细菌、病毒和寄生虫的感染所引起的反应，也有可能是服用了抗生素等药物或食用了虾蟹过敏、花粉过敏所致。

>>主要症状

①**四肢远端、臀部和下腹部会呈现对称分布的出血性紫癜：**即出血性斑点，稍高于皮肤，会有瘙痒的感觉。

②**关节疼痛：**大概有三分之二的过敏性紫癜性肾炎患者会出现关节肿痛的症状，常见于踝关节，偶尔腕关节和手指关节也有疼痛。

③**腹痛、呕吐、恶心和黑便：**部分患者会有腹部绞痛、腹泻的现象，腹痛常位于脐周、腹下区和全腹部，严重者会有呕血和便血现象。

④**蛋白尿：**部分患者由于肾受累，所以在患病后会出现蛋白尿或是血尿的现象。

⑤**水肿和高血压：**这是由于肾脏功能受到损害所伴随出现的肾病症状，可发生身体浮肿和高血压所致的头痛、头晕。

>>预防方法

◎在日常生活中应该注意防寒和保暖工作，注意预防感冒和受寒。

◎适量地参加运动锻炼，增强体质，提高自身抵御疾病的能力。

◎注意尽量避免食用可能引起过敏的食物，注意出皮疹前是否有食物过敏或其他接触过敏，避免类似情况的发生。

◎生活要有规律，作息按时，避免烦劳过度，引发身体不适和抵抗力下降。

>>起居注意

①过敏性紫癜性肾炎患者要尽可能寻找并且避免过敏源，停止使用引起过敏的药物或食物。

②每天睡眠时间保证在8小时以上，卧室要保持安静，最好用暖色的灯光，室内灯光不宜太亮，更不宜亮着灯睡觉。

③不宜经常染发。尤其是女性患者，切忌使用染发剂、美发剂等刺激性较强的化妆品。

④发病急性期应该卧床休息，尽量避免过多的活动，还要注意保暖，在气温变化时注意增减衣服。

用药忌口

◆糖皮质激素对控制过敏性紫癜性肾炎的皮疹和腹痛及关节炎有一定的疗效，但是应用糖皮质激素治疗时不宜过度食用含钙的食物，如巧克力、坚果、海产品等。如果过量食用将会降低药物疗效。

饮食原则

◎采取低盐饮食。在日常饮食中，不宜食用含盐分过高的食品，一般的盐制品和腌制食品也不宜食用。

◎饮食要富含营养，易于消化。要保证病患者在日常的饮食中能够摄入足够维持活动的能量和足够的营养。最好选用一些容易消化的食物和烹饪方式。

◎多食用新鲜的水果和蔬菜。因为新鲜水果和蔬菜中含有较多的维生素和胡萝卜素等，对疾病的恢复有非常大的好处。

◎应该忌吃辛辣、香燥、刺激的食物和海鲜发物。尤其是患有过敏性紫癜性肾炎已经出现尿血者更应该忌吃这类食物。

宜吃食物

瘦肉、鸡蛋、西瓜、葡萄、橙子、菠菜、海带、紫菜、木耳、西红柿、红枣和豆制品

忌吃食物

虾、蟹、辣椒、胡椒、芥末、马肉

>>易患人群 此病好发于儿童，但也可见于成人。有上呼吸道感染或应用药物、接触异种蛋白等病史者易患。

对症食疗 豆腐海带鱼尾汤

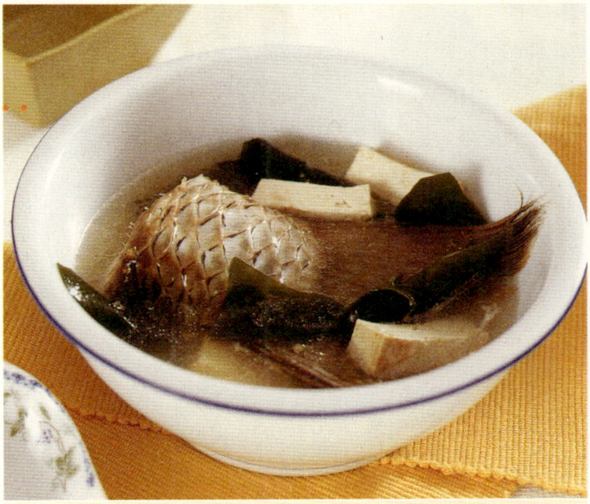

●**材料** 豆腐1块，海带50克，鲩鱼尾500克

●**调料** 姜2片，花生油10克，盐4克

●**做法**

①豆腐洗净切块，放入冰箱急冻30分钟。

②海带浸泡24小时，洗净切块。

③鲩鱼尾去鳞，洗净，烧锅下花生油、姜，将鱼尾两面煎至金黄色，加入沸水1000克，煲20分钟后放入豆腐、海带，再煮15分钟，加盐调味即可食用。

●**食疗原理**

海带含有丰富的矿物质元素以及维生素等营养成分，具有温补肾气、抗寒的作用；鱼肉适量食用可以增强人体的免疫力。此汤十分适合过敏性紫癜性肾炎患者食用。

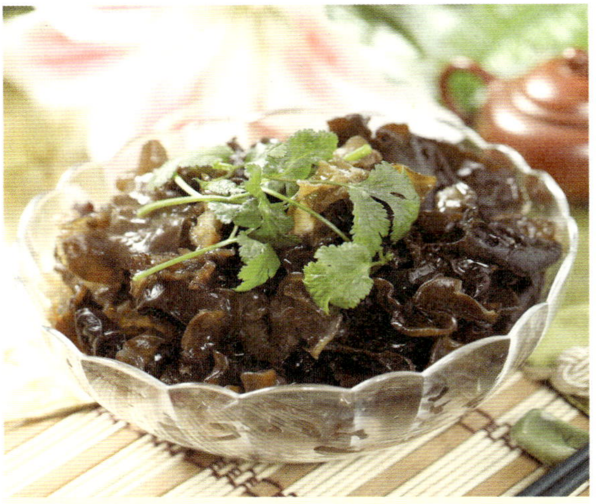

对症食疗 爽口木耳

材料 黑木耳60克

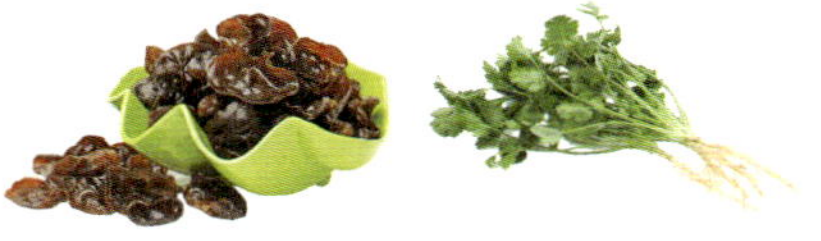

调料 盐、鸡精各3克，香菜少许

做法

1. 黑木耳洗净泡发，撕成小片；香菜洗净，切段。
2. 将锅中的水烧开，下黑木耳焯透，捞出，沥干水分。
3. 加盐、鸡精拌匀，撒上香菜即可。

食疗功效

黑木耳含蛋白质、脂肪、糖类以及胡萝卜素等多种营养物质，其性平味甘，具有补气补肾、凉血止血等功效，临床常用于辅助治疗出血、体虚、便秘等病症。此品味道鲜美，适合患有过敏性紫癜性肾炎的人食用。

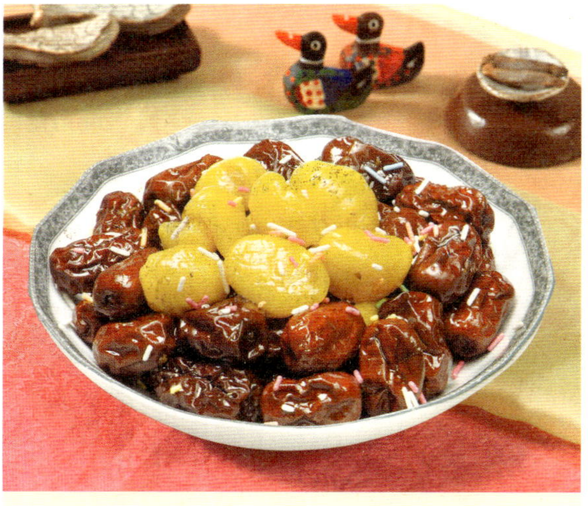

对症食疗 板栗红枣

材料 干枣200克，板栗肉100克

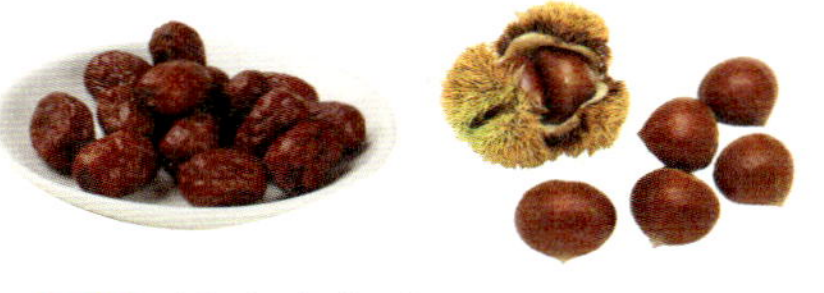

调料 鲜果汁少许

做法

1. 干枣去蒂洗净，泡发后入盘；板栗肉洗净。
2. 热锅上水烧开，下板栗煮透，捞起去皮，入盘。
3. 淋入鲜果汁即可。

食疗功效

板栗是补肾强骨的佳品，其胡萝卜素含量丰富，有很好的预防癌症，防止血栓、病毒、细菌侵袭的作用，还能起到补肾壮骨的作用；红枣有和中益气的功效，适合体虚者长期食用。本品是适合过敏性紫癜性肾炎患者的一道健康食疗品。

对症食疗 荷花荟素

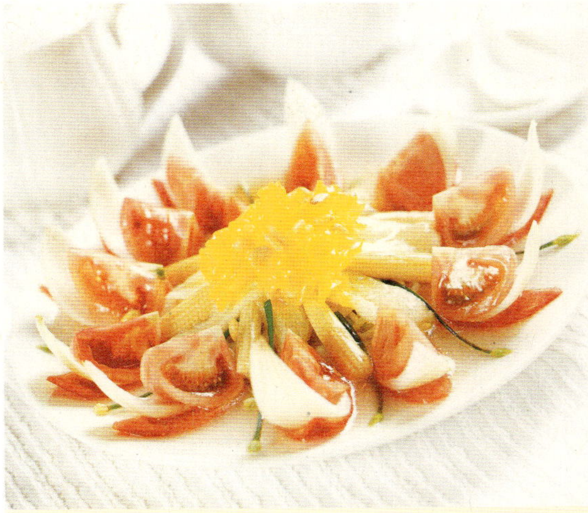

●材料 西红柿3个，洋葱1个，竹荪10条，玉米笋10条，韭菜花10条，松仁10克

●调料 味精3克，盐2克，糖3克，鸡精2克，油25克，生粉5克

●做法

①将西红柿洗净，一开四切好；洋葱洗净，一开四切好；韭菜花、玉米笋分别洗净，各切成10厘米长，竹荪用温水泡开；松仁洗净。

②将西红柿、洋葱焯熟后摆入碟内成荷花状，再将玉米笋、韭菜花、竹荪炒熟后摆放在碟中间，松仁炸香摆在竹荪上。

③锅上火放入清水煮沸，加入所有调味料，勾成芡汁淋入碟中即可。

●食疗功效

西红柿能生津止渴、健胃消食，故对止渴、食欲不振有很好的辅助治疗作用。西红柿肉汁多，对肾炎病人有很好的食疗作用，常吃还具有使皮肤细滑白皙的作用。此品能够缓解过敏性紫癜性肾炎患者部分不适症状，具备很好的食疗作用。

对症食疗 菠菜柴鱼卷

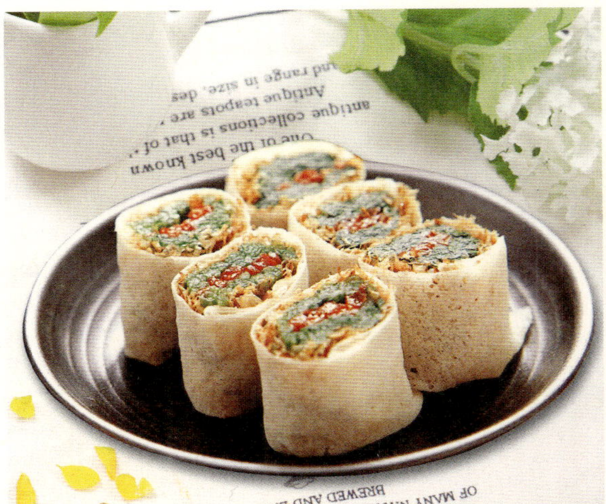

●材料 菠菜6株，柴鱼卷6片，春卷皮6张

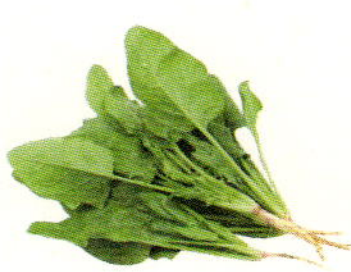

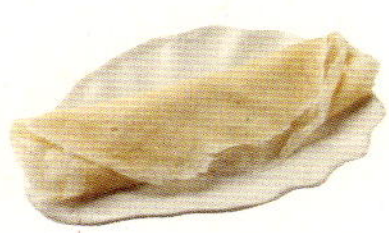

●调料 番茄酱、盐各适量

●做法

①将菠菜洗净，入加盐的沸水中烫熟，捞起，沥干水分，待凉。

②春卷皮排平，铺上柴鱼片，上置菠菜。

③最后淋上少许番茄酱，卷紧即成。

●食疗功效

菠菜对肠胃失调、口渴思饮、便血、高血压等症，均有一定疗效。常吃菠菜，可以帮助人体增强抵抗传染病的能力；适量多食用新鲜鱼肉则可以增强人的免疫力，防止感染。本品十分适合患有过敏性紫癜性肾炎的人经常食用。

糖尿病肾病

>>患病原因

糖尿病肾病的病因尚不能明确确定，但目前认为它是由遗传因素和部分其他危险因素共同作用的结果。

>>主要症状

①**蛋白尿：**蛋白尿是糖尿病肾病患者一个主要的症状，患者的尿液中可能会出现泡沫。蛋白尿这种症状可持续多年。

②**水肿：**糖尿病肾病与一般的肾病相比较，其水肿的程度更加明显，可发生在四肢、脸部、眼睑甚至是全身。

③**高血压：**患病的初期仅在运动后出现血压升高的情况，但是持续出现蛋白尿的症状时，血压也会持续升高。

④**慢性肾衰竭：**随着慢性肾衰竭的发生，可能患者的肾脏排泄和分泌调节的功能都会逐渐丧失。

>>预防方法

◎糖尿病患者应该长期控制血糖。一旦发现早期糖尿病肾病就应该及早采用胰岛素治疗，严格控制血糖含量。

◎糖尿病患者要尽量避免食用对肾有损害的药物。因为糖尿病患者本身肾功能已有一定程度的损害，如果再服用损害肾功能的药物，可能会使病情加剧发展。

◎重视对高血压的治疗。有部分患者可能对高血压不以为然，但是一旦出现高血压，它会加重糖尿病肾病的病情，对健康不利。

◎所有糖尿病患者病程在5年以上的，都应该经常检查肾功能，及早发现疾病才能够及时治疗。

◎在日常生活中要保护好自己的肾脏，这对于糖尿病肾病的康复有着重要的意义。

>>起居注意

①建议糖尿病肾病患者经常测量夜间0点、2点或4点时的血糖以了解整体血糖情况，指导调整用药。这几个点的血糖测定可以在一天内集中完成，也可以在三五天时间内分散完成。但是这些血糖资料对于了解自身情况、安排饮食和运动，甚至调整降糖药都是非常重要的参考，患者一定要认真实践。

②糖尿病肾病患者若是已经进入慢性肾功能不全期的患者，应该进一步限制蛋白质的摄入，以限量保质为原则，每日每千克体重予以0.6克高生物效价的动物蛋白。

用药忌口

◆糖尿病肾病患者在应用噻嗪类利尿药时不宜食用含糖高或是脂肪含量高的食物，因为应用此类药物可能会导致糖尿病肾病患者的糖代谢和脂肪代谢的紊乱。

◆对于糖尿病肾病患者合并有高血压症状的，不管采用任何药物治疗都不宜吸烟和饮酒，不宜摄入过多的钠盐。

饮食原则

◎低热量饮食。糖尿病肾病患者的饮食要求是要控制总热量的摄入，做到合理配餐，保证适量的碳水化合物、适量的蛋白质摄入，低脂肪，多吃蔬菜。

◎少食多餐的饮食习惯。患有糖尿病肾病的人切忌一次性摄入过多的食物或者暴饮暴食，要养成少食多餐的良好习惯。

◎少摄入盐分。对于糖尿病肾病患者要求每日盐的摄入量应少于6克。已经有高血压和肾脏功能不全者应该每日摄入少于2克的盐。

◎不饮酒、不吸烟，坚持高纤维素饮食。

◎高钙低磷饮食和高纤维素饮食。不宜进食过多的动物肝脏，适量多吃粗粮。

宜吃食物

玉米面、荞麦面、牛奶、鸡蛋、芋头、海带、馒头、水晶蒸包、大白菜、花菜、冬瓜、丝瓜、莴笋、鱼肉、牛肉

忌吃食物

水果罐头、汽水、水果糖、甜面包、巧克力、甘蔗、肥肉和果酱

>>易患人群

本身属糖尿病患者，而且还伴有以下症状的人群属于此病的易患人群：血糖控制不佳者、有心脑疾病者、长期吸烟者。

对症食疗 清炒紫生菜

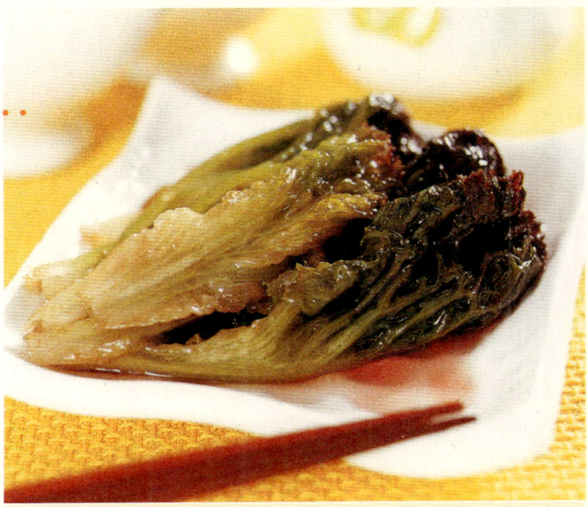

材料 紫生菜500克

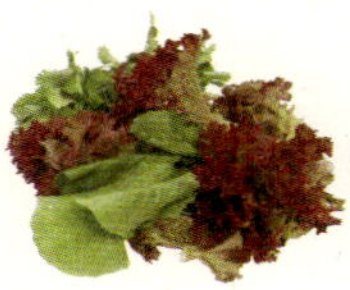

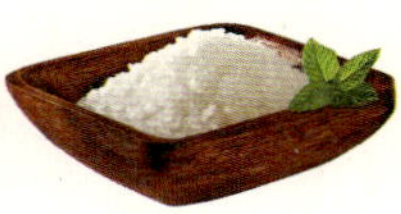

调料 盐3克，味精3克

做法

①紫生菜择去根部，掰成片洗净。

②净锅上火，加水烧开，放入盐、油，下入生菜，稍开后捞出。

③锅中加油烧热，下入生菜、味精炒匀即可。

食疗原理

生菜具有清肝利胆、滋阴补肾、增白皮肤的作用，对目赤肿痛、消渴、脾虚腹胀等也有一定的食疗作用。此品适合糖尿病肾病患者食用，能起到滋补肝肾的功效。

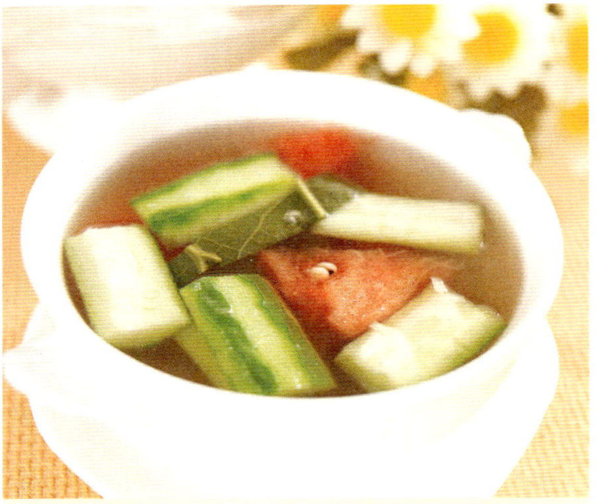

对症食疗 鲜荷双瓜汤

●材料 荷叶半张，西瓜1/4个，丝瓜100克，薏米50克

●调料 生姜1小块，盐少许

●做法

①荷叶洗净，切成小块；将西瓜肉与瓜皮分别切开，西瓜肉切成粒状，西瓜皮用清水洗干净，切成块状。

②丝瓜削去棱边，洗净，切成块状；薏米用水浸透，洗净；生姜洗净，切成片。

③瓦煲内加入适量清水和西瓜皮、薏米、生姜片，先把水煮开，后改中火继续煲1小时，放入丝瓜，煲至薏米软熟、丝瓜熟，去掉西瓜皮，再放入新鲜荷叶和西瓜肉，稍开，以少许盐调味，即可。

●食疗功效

丝瓜中中含有蛋白质、脂肪、糖类等多种营养物质，具有补肾通乳、化瘀解毒、疏肝气、行血脉、补肾益肾的功效；西瓜可清热解暑、健脾补肾，适用于高血压和水肿的肾病患者。此汤适合伴有水肿症状的糖尿病肾炎患者。

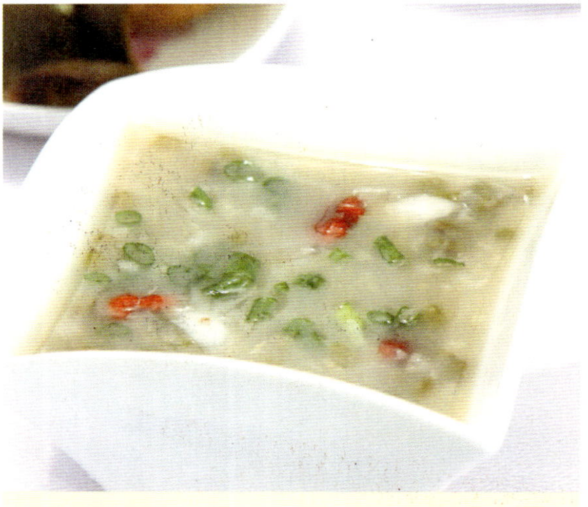

对症食疗 椰汁薏米萝卜粥

●材料 椰汁50克，薏米80克，玉米粒、白萝卜、豌豆各15克，冰糖7克，葱花少许

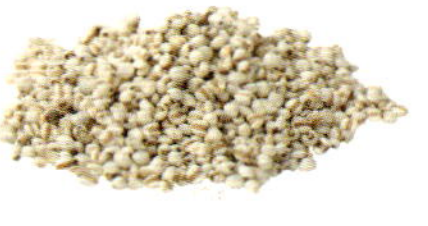

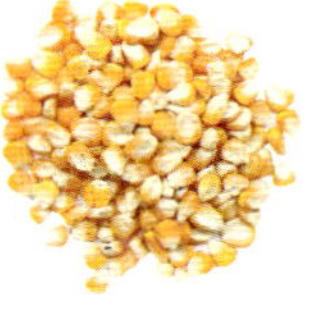

●做法

①薏米洗净后泡发；玉米粒洗净；白萝卜洗净，切丁；豌豆洗净。

②锅置火上，注入水，加入薏米煮至米粒开花后，加入玉米、白萝卜、豌豆同煮。

③煮熟烂后加入冰糖、椰汁，撒上葱花即可。

●食疗功效

薏米含有多种维生素和矿物质元素，对人体吸收有帮助，肾病患者常伴有胃肠道黏膜水肿及腹水，处于蛋白质营养不良状态，消化吸收不强，食用薏米，则有利于肾病患者补充体内所需的营养；玉米可辅助消除水肿。本品适合糖尿病肾病患者食用。

对症食疗 草鱼煨冬瓜

● **材料** 冬瓜500克，草鱼250克

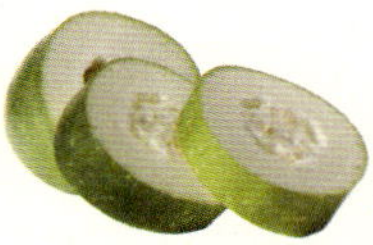 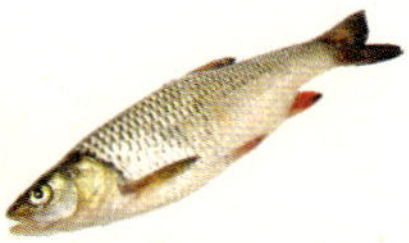

● **调料** 姜丝10克，葱花2克，绍酒10克，盐、醋各5克

● **做法**

①将草鱼去鳞、鳃和内脏，洗净切块；冬瓜洗净，去皮切块。

②炒锅内加油烧沸，将草鱼放入锅内煎至金黄色，加冬瓜、盐、生姜丝、葱、绍酒、醋、水各适量炖煮。

③煮沸后转小火炖至鱼肉熟烂即成。

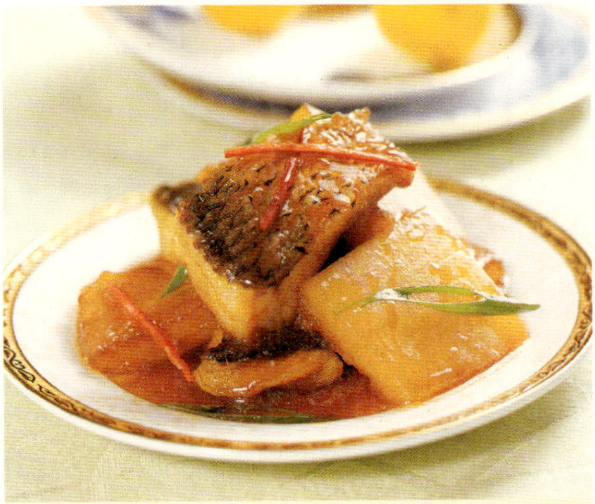

● **食疗功效**

草鱼营养丰富，具有补脾益气、利水消肿之效；冬瓜有利尿、减肥和降脂的作用，而且其所含的热量极低。本品有利尿通淋和降脂降压的功效，十分适合糖尿病肾病患者经常食用。

对症食疗 胡萝卜蔬菜汁

● **材料** 胡萝卜150克，油菜60克，白萝卜60克，柠檬1个，苹果1/2个，温开水适量

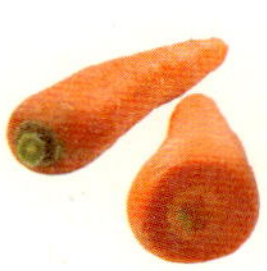 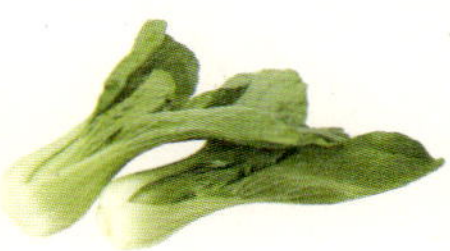

● **做法**

①胡萝卜洗净，切成细长条；油菜洗净，择去黄叶；白萝卜洗净，切成细长条；苹果、柠檬分别洗净，切小块。

②将所有材料放入榨汁机内加水榨成汁即可。

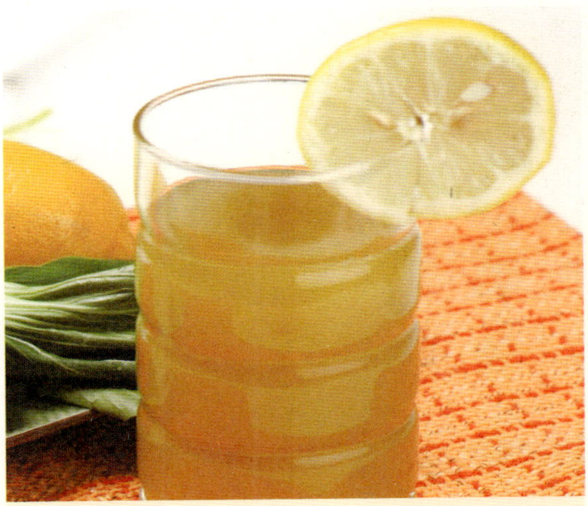

● **食疗功效**

柠檬富含多种维生素且具有很强的抗氧化作用，对身体的新陈代谢有益，具有抗菌消炎、增强免疫力的作用，适用于肾病患者；经常食用油菜可以增强人体抵御疾病的能力。此品适合糖尿病肾病患者经常食用，有一定益处。

尿路感染性疾病

◎尿路感染性疾病主要包括尿路感染和前列腺炎。尿路感染是较常见的肾病，主要可分为复杂性尿路感染和非复杂性尿路感染；前列腺炎主要是发生在男性患者身上的肾病，是成年男性的常见病之一，其临床表现多样化。

尿路感染

>>患病原因

尿路感染主要是由于以大肠埃希杆菌为主的病原体侵犯尿路黏膜或组织而引起的尿路炎症，其中95%以上的患者是由单一细菌而引起该病的，也有因多种细菌而引起感染的，多见于留置导尿管、神经源性膀胱、结石、先天性畸形和阴道、肠道、尿道瘘等。

>>主要症状

①**尿频：** 排尿次数明显增多，每天白天要排尿6次以上，夜间2次以上，但每次尿量不多且明显减少，或仅有尿意并无尿液排出。

②**尿急：** 一有尿意就迫不及待地要排尿，很难控制，甚至憋不住。

③**尿痛：** 在排尿开始或结束时，会感觉耻骨上区、会阴部或尿道内有灼烧感，感到刺痛。

④**发热：** 会出现发热症状，体温多为38～39℃，也可高达40℃，忽冷忽热，伴有头痛、全身酸痛，热退时可有大汗，部分患者出现革兰阳性杆菌败血症。

⑤**腰痛：** 会感觉到腰部一侧或两侧胀痛或钝痛，少数还伴有腹部绞痛，沿着输尿管向膀胱方向放射。

>>预防方法

◎平时多喝水，最好不少于正常饮水量，每天至少2升。

◎女性平时要注意阴部的清洁，在性交前最好劝告丈夫也清洁阴部，保持阴部的卫生，以避免患病。

>>起居注意

患者在性生活后最好立即排尿，并按常用量内服一个剂量抗生素，如复方新诺明、先锋Ⅵ、诺氟沙星等，一次口服2片；还要坚持每2～3小时就排一次尿，通过尿液冲洗来清除细菌，以减少女性尿路感染复发的机会。

用药忌口

◆最好空腹服用四环素，且在服药同时最好不饮奶制品，也不要与抗酸药物以及含铁、镁、钙、铝等多价金属的药物同时服用，以免引起副作用如恶心、呕吐等消化道反应，少数可引起肠炎。同时，因为四环素可引起光敏性皮炎，易使出生的儿童发生四环素牙，影响婴儿骨骼正常发育，故孕妇、哺乳期妇女禁用。

饮食原则

◎饮食宜清淡，多吃蔬菜水果等富含营养的食物，远离辛辣刺激、助长湿热的食物，以免使尿路刺激症状加重，增加排尿困难。

◎多吃碱性食物，忌食酸性食物，因为尿的酸碱度和细菌的生长、药物的抗菌活力有着密切的联系，这样可以使尿液呈碱性，从而增强抗生素的作用。

◎忌吃高糖食物，因为糖类进入人体后，很容易引起体内酸度上升，对尿路感染的病情控制不利。

◎为了健康着想，尿路感染患者不应食易胀气、过敏的食物，对身体健康的恢复不利。

宜吃食物

西瓜、冬瓜、黄瓜、莲藕、梨、豌豆、黄豆、绿豆、橙子、白菜、油菜、菠菜、茄子

忌吃食物

猪肉、牛肉、鸡肉、鸭肉、鸡蛋、鲤鱼、牡蛎、虾、大米、花生、大麦、韭菜、胡椒

>>易患人群

育龄女性和老人患尿路感染的概率较高，同时，糖尿病和有免疫缺陷疾病的患者也较容易患尿路感染。

对症食疗 蒜香茄子

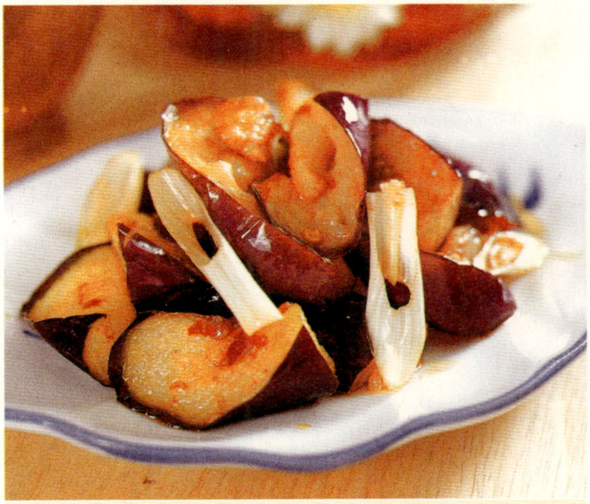

●**材料** 茄子300克，蒜少许

●**调料** 葱1根，姜1小块，白糖、豆瓣酱各20克，酱油、料酒各10克，盐3克

●**做法**

①茄子洗净切块，放水中浸泡10分钟，捞出沥水；葱洗净斜切成丝；姜洗净切片；蒜洗净切片。

②锅烧油，倒入蒜片炒香，再下茄块炸成金黄色，下入豆瓣酱和其他调味料，炒匀即可。

●**食疗原理**

茄子的营养丰富，而且茄子纤维含一定量的皂草苷，紫茄子还含有较丰富的维生素P，有利于缓解肾脏不适。本品是美味又极具养肾功效的菜肴，尿路感染患者适当食用有益。

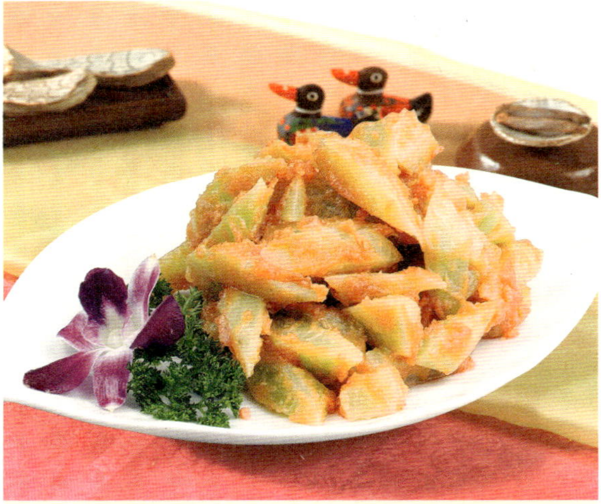

对症食疗 焗黄瓜

●材料 黄瓜300克

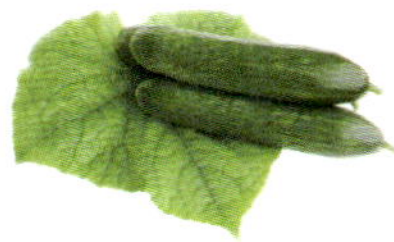
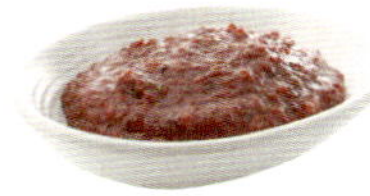

●调料 番茄酱100克

●做法

1. 黄瓜洗净，去皮，切块。
2. 热锅下油，放入黄瓜翻炒至变软。
3. 加入番茄酱，翻炒，至黄瓜裹上番茄酱即可。

●食疗功效

黄瓜的营养丰富，含有维生素B_1、维生素C分解酶、维生素E、葫芦素C等，且含有的水分充足，具有清热祛湿、利水利尿、消炎解毒的作用，还能防治酒精中毒。本品具有利尿、杀菌、消炎的作用，适合尿路感染患者食用。

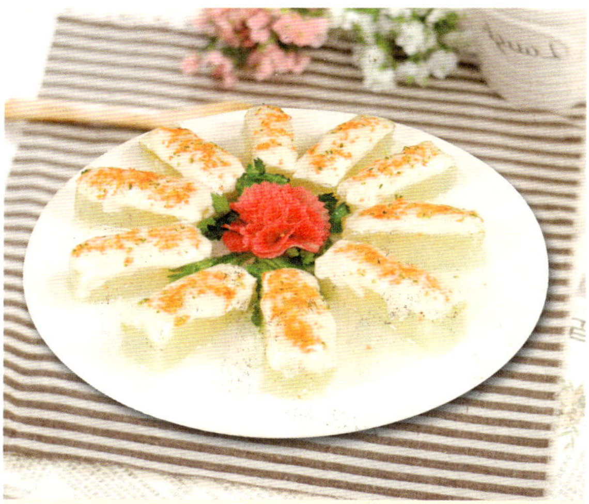

对症食疗 百花玉枕

●材料 冬瓜200克

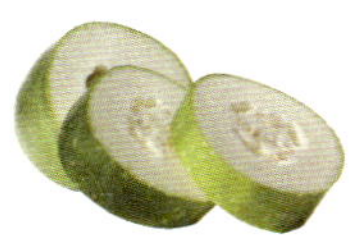
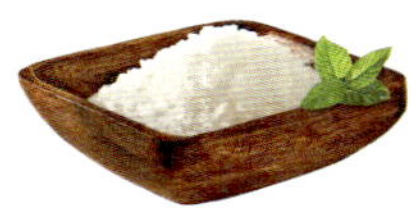

●调料 盐、西红柿汁、水淀粉各适量

●做法

1. 冬瓜去皮瓤，洗净切块，装盘。
2. 将冬瓜入蒸锅蒸熟，取出。
3. 油锅烧热，加盐、西红柿汁和少许水调成味汁，用水淀粉勾芡，起锅倒在蒸好的冬瓜上即可。

●食疗功效

冬瓜的营养价值高，具有解渴消暑、利尿消肿的功效，可使人免生疔疮，又因冬瓜利尿，且含钠极少，是肾脏疾病患者的食疗佳品，对肾脏的健康有益。本品能为尿路感染患者补充水分，起到滋阴清热、利尿补虚的作用，常食有益。

对症食疗 芥蓝拌黄豆

●材料 芥蓝50克，黄豆200克，红辣椒适量

●调料 盐2克，醋、味精各1克，香油5克

●做法

①芥蓝去皮洗净，切成碎段；黄豆洗净；红辣椒洗净，切段。

②锅内注水，旺火烧开，把芥蓝放入水中焯过捞起控干；再将黄豆放入水中煮熟捞出。

③黄豆、芥蓝置于碗中，将盐、醋、味精、香油混合调成汁，浇在上面，撒上红辣椒即可。

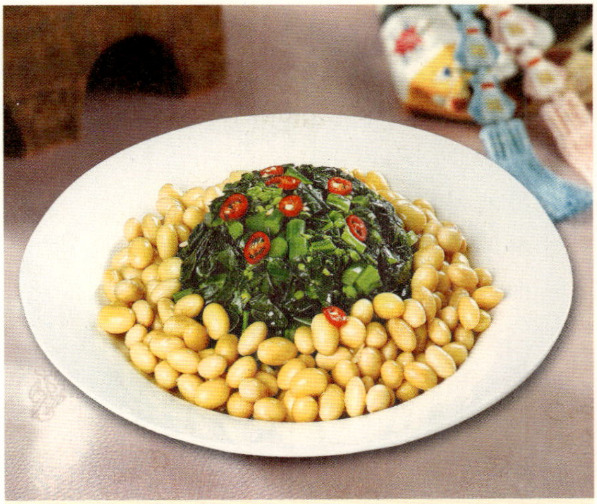

●食疗功效

黄豆的营养丰富，能为肾脏疾病患者补充蛋白质，在不过量食用的情况下，对病情有一定帮助；芥蓝中含有多种维生素和矿物质元素，能为人体提供充足营养，增强免疫力，缓解病情。本品能补充水分、滋补营养，适合尿路感染患者食用。

对症食疗 草菇大白菜

●材料 草菇300克，胡萝卜100克，大白菜400克

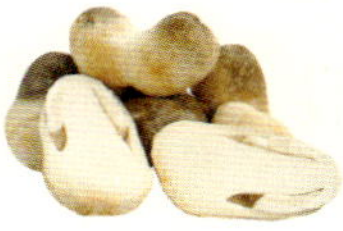

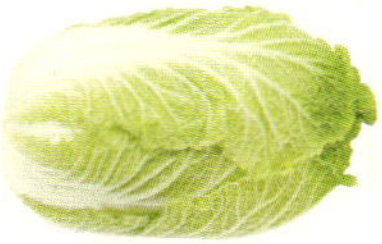

●调料 盐3克，淀粉20克

●做法

①将草菇洗净，对半切开；胡萝卜去皮洗净，切片；将大白菜洗净，切片。

②锅置火上，倒水烧热，放入草菇、大白菜焯烫片刻，捞起沥干水。

③另起锅，倒油加热，放入草菇、胡萝卜、大白菜，调入盐，最后用湿淀粉勾薄芡，煮至汁收干，即成。

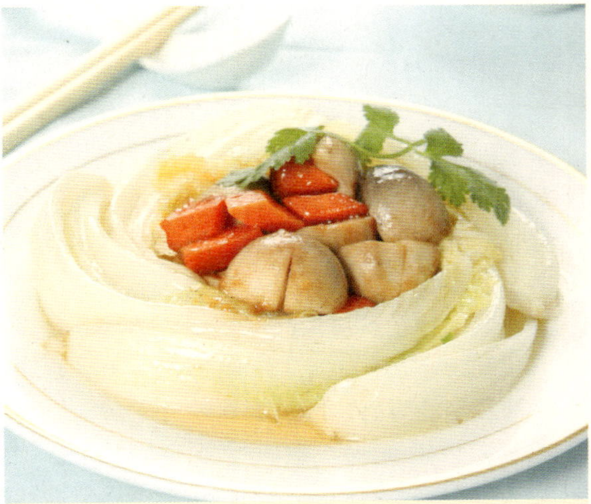

●食疗功效

草菇的维生素C含量高，能促进人体新陈代谢，提高机体免疫力，具有解毒、补血、滋肾固精、助消化、止泻敛汗的作用；大白菜的营养丰富，具有养胃生津、清热解毒、利尿通便的作用。常食本品，有利于尿路感染患者病情的缓解。

前列腺炎

>>患病原因

引发前列腺炎的原因有多种，有的是由淋球菌经尿道和前列腺管进入前列腺而诱发，有的是因受凉而引起前列腺的交感神经活动，导致尿道内压力增加、收缩而妨碍排泄，产生淤积而充血，继而引发直肠、结肠和下尿路等近邻器官发炎，最终通过淋巴管导致前列腺炎。

>>主要症状

①**放射痛：**后尿道会感觉到烧灼感、蚁行感，疼痛可放射至阴茎、睾丸、阴囊、腹股沟、会阴、大腿、臀部、直肠等处，偶可向腹部放射。

②**尿不适：**会出现尿频、尿急、尿痛症状，疼痛可放射到阴茎头部，排尿前或大便时尿道口有黏液或脓性分泌物排出，严重时可出现小便终末血尿、排尿困难、尿潴留等症。

③**性功能障碍：**因病程长，压力大，有时会导致性欲减退，出现阳痿、早泄、血精、射精痛、遗精次数增多等症，或因输精管道炎症而使精子活动力减退，导致不育。

④**神经功能障碍：**因对疾病缺乏正确理解，或因久治不愈，导致心情忧郁、乏力、失眠、眼花、头晕等负面影响。

⑤**继发症：**由于细菌毒素引起的变态反应，可出现结膜炎、虹膜炎、关节炎、神经炎等症。

>>预防方法

◎要养成健康的生活习惯，控制饮酒，不能经常性饮酒过度或酗酒；还要注意调整作息，不熬夜，避免过度劳累；适当缓解压力，多用温水洗澡，有助于缓解肌肉与前列腺的紧张。

◎规范好性生活。要正确对待性问题，节制性欲，避免整日沉湎于性爱的幻想中，更要戒除自慰习惯，防止在自慰过程中强忍不射精而导致前列腺充血。

◎避免久坐、少动，否则容易导致阴部充血，使得排尿困难，但运动时也要注意，像骑自行车、骑马等运动不能长时间进行，也很容易导致前列腺充血。

>>起居注意

①以一周一次性生活为宜，且勿禁欲或纵欲。

②有尿意时自然排出，不要憋尿，以免膀胱过度充盈而使尿肌张力减弱，同时晚上洗澡时可以采用热水坐浴。

用药忌口

◆慎用药物，少用或不用阿托品、颠茄等抗胆碱类药物，还有麻黄素、异丙基肾上腺素拟交感神经药，因为这些药容易加重排尿困难的症状，严重时还会导致急性尿潴留。

◆前列腺炎患者在服用药物时，要忌酒和辛辣、刺激性食物，以免引起前列腺充血，降低药效。

饮食原则

◎可以适当吃一些深海鱼、贝类食物，这些都是富含锌元素的食物，有助于增强性能力，促进精子健全和活跃，还能进一步强化肝脏功能。

◎多补充高维生素C的食物，有助于协助肾上腺皮质素的分泌，起到对抗压力的作用。

◎患者平时应少吃辛辣刺激性的食物，否则容易助热上火，从而导致便秘，排便困难，进而加重前列腺炎的症状。

◎切忌吸烟，因为吸烟对身体的危害很大，不但可以直接毒害前列腺组织，还能干扰支配血管的神经功能，从而影响前列腺的血液循环，加重前列腺的充血现象，不利于病情的恢复。

宜吃食物

黄豆、胡萝卜、西红柿、大蒜、海鱼、花菜、芦笋、橙子、猕猴桃、南瓜子、虾、螃蟹

忌吃食物

葱、蒜、韭菜、生姜、酒、辣椒、花椒、胡椒、桂皮、八角

>>易患人群

35岁以上的男性青壮年较易患前列腺炎。

对症食疗 芥蓝北极贝

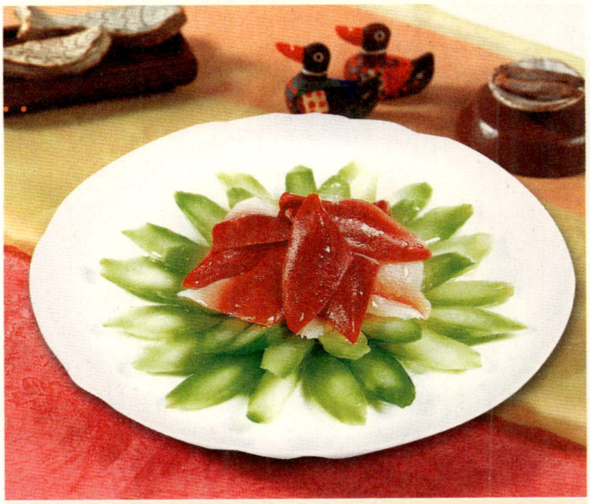

●材料 北极贝150克，芥蓝250克

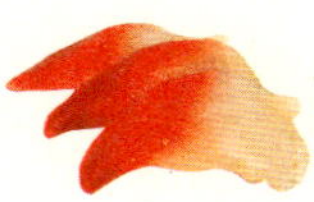
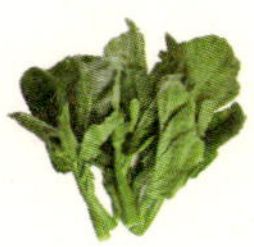

●调料 盐3克，味精2克，醋5克，料酒、生抽各适量

●做法

①北极贝洗净；芥蓝取梗洗净，削去老皮，切成斜片备用。

②锅中加水烧沸，下北极贝、芥蓝烫熟，装盘。

③用盐、味精、醋、料酒、生抽制成味碟蘸食。

●食疗原理

芥蓝能补充人体所需的营养，起到增强免疫力的作用；北极贝具有滋阴补肾、和胃调中、调补气血的作用，常食有益。本品有助于缓解前列腺炎患者的不适症状。

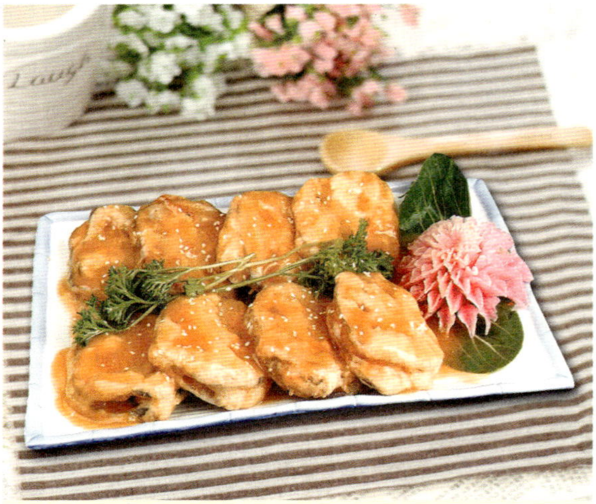

●食疗功效

莲藕的含糖量不算高，其蛋白质、维生素C和食物纤维的含量较多，能起到健脾养胃、补肾壮骨、益气养血、润燥润肠的作用；鳕鱼含有丰富的蛋白质和锌元素，有助于增强性能力。本品对前列腺患者有很好的滋补作用，能帮助缓解病情。

对症食疗 莲藕鳕鱼

●材料 莲藕、鳕鱼各200克

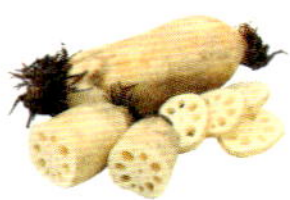

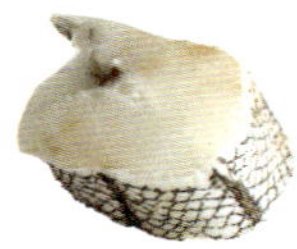

●调料 盐3克，料酒、橙汁、水淀粉、熟芝麻各10克

●做法

1. 莲藕洗净，切成厚片，再切成夹刀片；鳕鱼去鳞、去腮、去内脏，洗净，切碎，加盐、料酒腌渍，酿入莲藕中。
2. 将莲藕裹上水淀粉，入油锅炸至熟装盘。
3. 淋上橙汁，撒上熟芝麻即可。

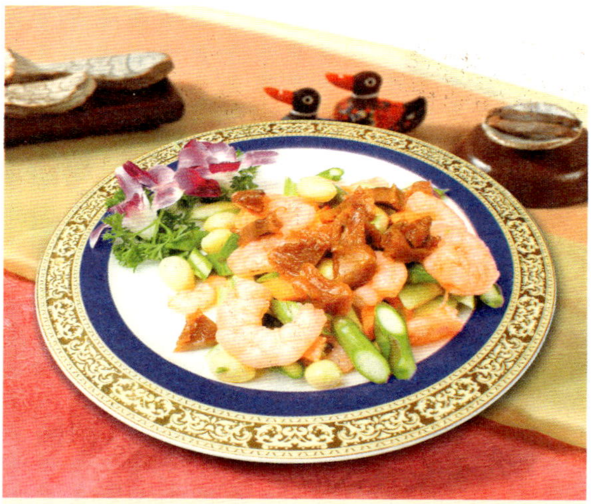

●食疗功效

虾的补益作用很高，有壮阳益肾、补精、强身健体的作用，适合久病体虚、气短乏力者；鲍鱼的营养价值极高，富含丰富的球蛋白，具有养阴、平肝、固肾的作用，可调整肾上腺分泌。本品是一道极具滋补作用的菜肴，适合前列腺炎患者食用。

对症食疗 银杏鲜虾炒鲍鱼

●材料 鲍鱼150克，鲜虾仁100克，银杏50克，芦笋、胡萝卜各适量

●调料 盐、鸡精各2克

●做法

1. 鲍鱼洗净，切小块；鲜虾仁洗净；芦笋洗净，切段；胡萝卜洗净，切丁；银杏洗净。
2. 油锅置火上，放入鲍鱼、虾仁略炒，再放入银杏、芦笋、胡萝卜炒至五成熟时，加盐、鸡精调味。
3. 炒至断生后，起锅装盘即可。

对症食疗 番茄酱炒芦笋

● 材料 芦笋400克

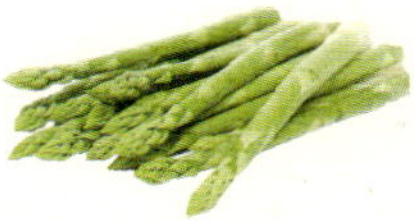

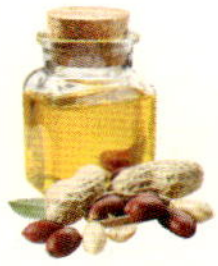

● 调料 盐2克，花生油30克，白糖、味精各2克，淀粉5克，番茄酱、鲜汤、香油各适量

● 做法

①芦笋洗净，沥去水分，每条芦笋切成3段，再切斜刀片。

②炒锅中下熟花生油，烧至六成热放入番茄酱煸炒，加鲜汤、芦笋、白糖、盐、味精炒匀。

③烧滚后用水淀粉勾芡，淋香油，起锅装盘即成。

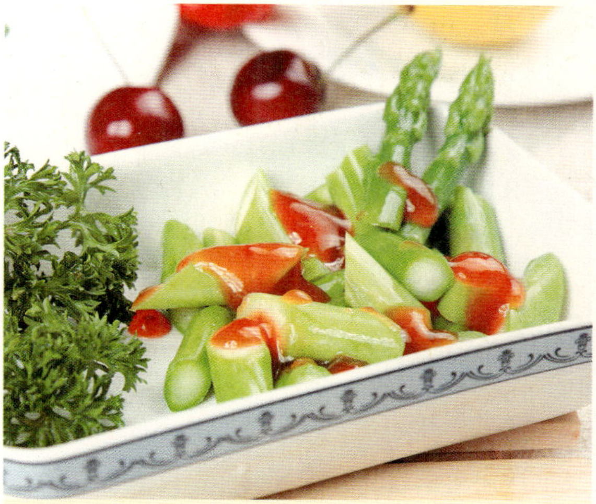

● 食疗功效

番茄酱中的番茄红素有助于促进精子活力，对肾炎病人有很好的作用；芦笋含有蛋白质、碳水化合物和多种维生素，对肾脏病、肾炎、水肿、膀胱炎、前列腺炎等有一定作用。本品有清热解毒、生津利水的作用，适合前列腺炎患者食用。

对症食疗 南瓜煮萝卜糕

● 材料 南瓜300克，萝卜糕300克，鲜虾200克

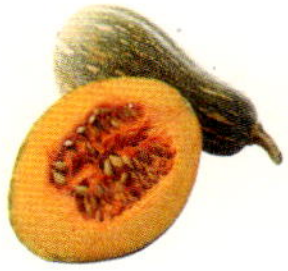

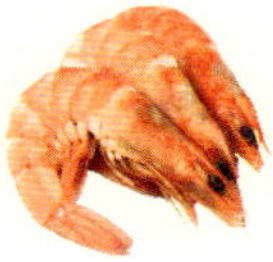

● 调料 盐适量

● 做法

①南瓜削皮，去籽，洗净切块；萝卜糕切块（和南瓜块一般大小）；鲜虾收拾干净。

②将南瓜和萝卜糕盛入煮锅，加水盖过材料，以大火煮开转小火煮至南瓜将熟。

③将虾加入，续煮至虾壳完全转红，加盐调味。

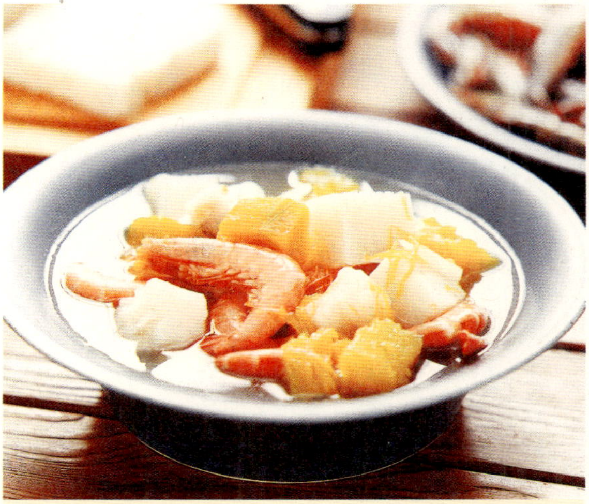

● 食疗功效

南瓜中含有丰富的锌元素和氨基酸、活性蛋白等，有助于促进肾上腺皮质激素的生成，有助于促进性功能；虾的营养成分丰富，能起到滋阴补虚、补肾填精、增强免疫力的作用，常食有益。本品有助于前列腺炎患者缓解病情。

其他常见肾病

◎其他常见肾病主要包括尿路结石、成人多囊性肾病、肾脏肿瘤、慢性肾衰竭和急性肾衰竭几种，因其患病原因不同而呈现不同的病症，都是普遍危害较大的肾病，情况严重时甚至可能危及性命，因此一定要小心预防。

尿路结石

>>患病原因

形成尿路结石的原因有很多，尿液中的钙、草酸、尿酸排出量增加，尿液酸性降低而pH增高，尿量减少而盐类和有机物质的浓度增高，尿中抑制晶体形成物质的含量减少等原因，都有可能导致尿路结石。再如，饮食里若缺少纤维素而动物蛋白、精制糖增多，也容易引发尿路结石。

>>主要症状

①**血尿：**小便中混有血丝甚至血块，轻则无痛感，重则有隐痛，可能是因结石移动时划破尿路上皮所致。

②**腰腹绞痛：**有时为腰、腹同时胀痛，有时为一侧腹部绞痛或腰部胀痛，严重时甚至难以挺直腰板。

③**尿频：**排尿次数明显增多，白天要排尿6次以上，夜间2次以上，有时尿量不多，或仅有尿意而无尿液排出。

④**尿急：**排尿有急切感，不能自主控制，或两次间隔排尿时间过短，且尿不尽。

⑤**尿痛：**排尿时感到尿道、膀胱和会阴部等部位隐隐胀痛，轻者呈烧灼样，重者痛如刀割。

>>预防方法

◎平日里要多保持平和的心态，善于调节情绪，避免因精神紧张而导致压力过大。

◎常饮水，每日饮水2升以上，以增加尿量，有利于体内多种盐类、矿物质的排出，可有效降低结石发病率，但要避免饮用含钙过高的水。

>>起居注意

①早晨适宜到户外适当运动，能够“震荡”结石，促使其排出体外。

②下午茶时喝些绿茶、花茶等可以改善结石症状，调节人体机理平衡，缓解因结石而引起的一系列并发症。

用药忌口

◆尿路结石患者应注意饮用水的水质，最好先用磁化器将水磁化，因为磁化水能使肾结石部分溶解，对病情恢复更有帮助。

◆尿路结石患者应根据结石的成分具体调节饮食，草酸钙结石患者应少吃含草酸的食物；磷酸钙和碳酸钙结石患者应控制含钙、磷多食物的摄入量；尿酸结石患者应少吃含嘌呤丰富的食物。

饮食原则

◎因为尿路结石以草酸钙为最多，所以在日常生活中，患者应少吃含草酸、尿酸和钙较多的食物，有利于预防尿路结石复发。

◎平时应多吃些粗粮和素食，既可以补充营养，还能缓解病情。

◎患者应根据自身热量的需要，来均衡配置营养，要适当摄入动物蛋白，每天75～90克即可，可以补充热量和能量。

◎患者应小心控制精制食糖的摄入，但可以补充一些酸性物质，补充维生素C，使尿液酸化，防止以导管为核心形成结石。

宜吃食物

猪肉、鸡肉、牛肉、米糠、醋、乌梅、白菜、橙子、猕猴桃

忌吃食物

菠菜、西红柿、草莓、香菇、土豆、板栗、咖啡、巧克力、柿子、杨梅、动物内脏、海鱼、牛奶

>>易患人群

易患人群以20～50岁为主，且男性多于女性。男性发病年龄高峰为35岁，女性为30岁～55岁。

对症食疗 玉米炒火腿肠

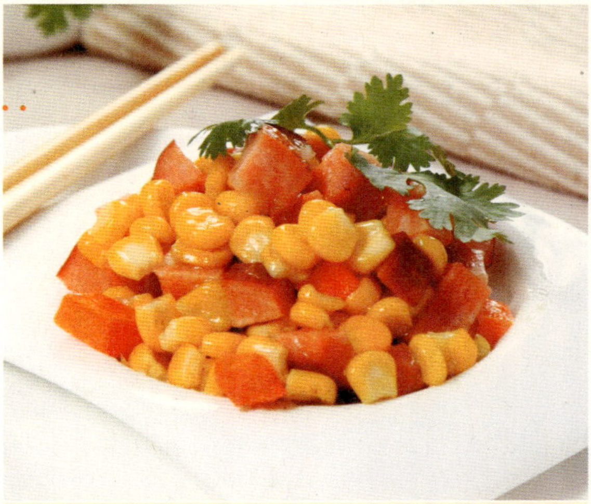

●**材料** 玉米粒、火腿肠、胡萝卜各300克

●**调料** 盐3克，香菜15克

●**做法**

①火腿肠切丁；胡萝卜洗净切丁；香菜洗净切段；玉米洗净。

②玉米粒、火腿肠入沸水焯烫后捞起，沥干水。

③油锅加热，放入玉米、火腿肠、胡萝卜翻炒至熟。

④调入盐，炒匀，撒上香菜即可。

●**食疗原理**

玉米的营养丰富，适当食用，有助于刺激胃肠蠕动和胆固醇的代谢，可防止便秘，起到利水祛湿的作用。本品对保护肾脏有很好的作用，适合尿路结石患者食用。

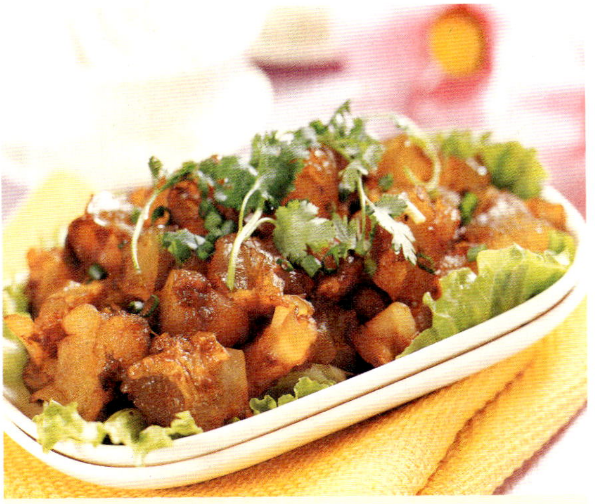

对症食疗 金牌牛筋

●材料 牛筋300克，八角5克，香叶4克

●调料 盐4克，味精4克，柱侯酱6克，草果5克，老抽10克，秘制香料10克

●做法

1 牛筋泡发洗净斩段，草果、香叶、八角分别洗净。

2 将盐、味精、柱侯酱、八角、香叶、草果、老抽、秘制香料调制成卤水。

3 将牛筋放入卤水中煲约1小时，捞出，于锅中煎2分钟即可。

●食疗功效

牛筋含有丰富的胶原蛋白，其脂肪含量较低，且不含胆固醇，能起到补肝强肾、强筋壮骨的作用，能增强细胞生理代谢，对腰膝酸软、身体瘦弱者有很好的作用。本品对肾脏的滋补作用很好，适合尿路结石患者食用。

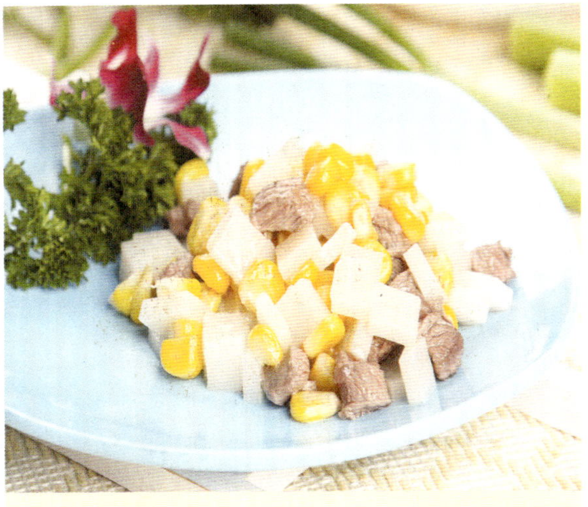

对症食疗 米糕炒牛肉

●材料 米糕、玉米粒、牛肉各适量，红椒丁60克

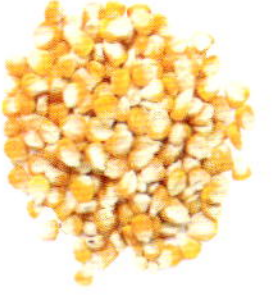

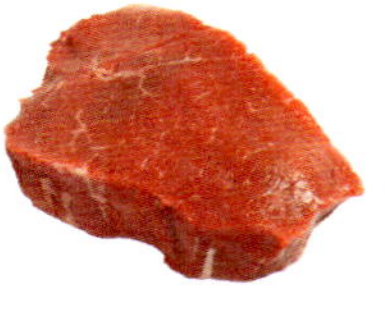

●调料 盐、蚝油、蛋清、料酒、淀粉各适量

●做法

1 米糕切丁，汆水备用；玉米粒洗净。

2 牛肉切丁，泡去血水，洗净，加料酒、盐、蛋清、淀粉腌制5分钟，过油后捞出。

3 另起油锅，下蚝油略炒，将年糕丁、玉米粒、牛肉丁、红椒丁和盐炒至熟，勾芡即可起锅。

●食疗功效

米糕是用大米制作而成的，含有蛋白质和维生素等多种成分，能起到益肾和胃、益气补虚的作用，可为肾病患者补充体内所需的营养；牛肉的营养价值高，有理气补虚、利尿宽肠的作用。本品能为尿路结石患者补充营养。

对症食疗 猕猴桃醋

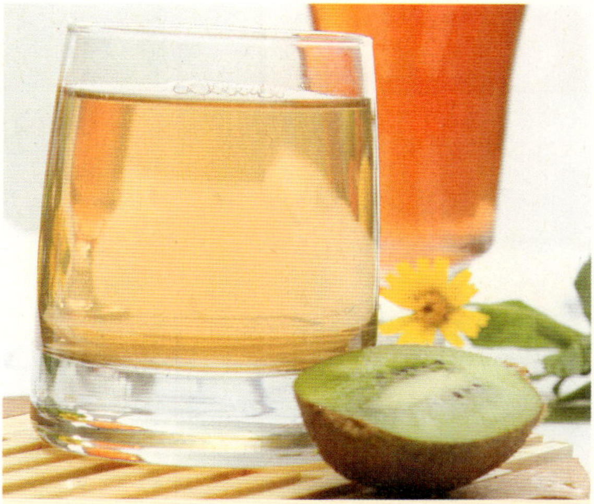

材料 猕猴桃600克，陈年醋1200克

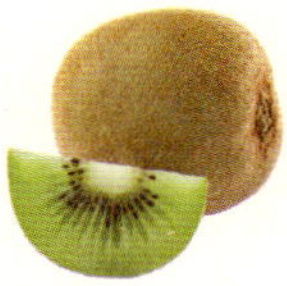
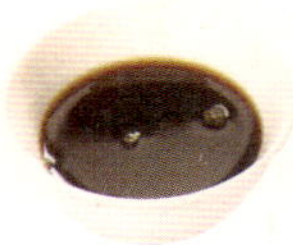

调料 冰糖少许

做法

①将猕猴桃去皮，取果肉。

②将切好的猕猴桃和陈年醋、冰糖一起放进玻璃罐中，密封。

③存放3个月后即可饮用。

食疗功效

猕猴桃的营养丰富，含有不少精氨酸，能促进血液循环，阻止血栓形成，还能增进性能力，为身体补充水分，起到利尿、消炎、除菌、补虚的作用。本品有很好的解毒、滋补作用，适合尿路结石患者饮用。

对症食疗 白菜苹果汁

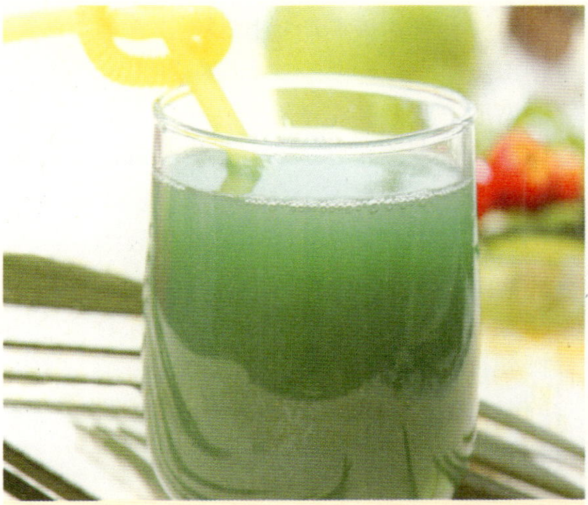

材料 白菜100克，青苹果1/4个，凉开水300克

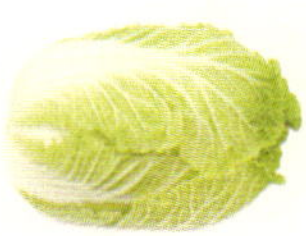
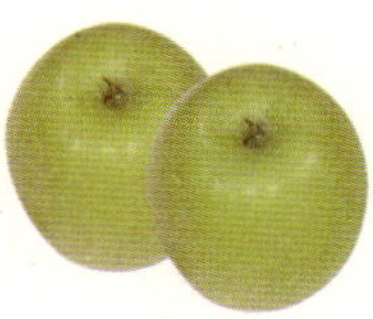

调料 蜂蜜适量

做法

①将白菜洗净；青苹果洗净去皮，去籽，切小块备用。

②将白菜用手撕成小段，和青苹果、凉开水、蜂蜜一起放入榨汁机中榨成汁。

食疗功效

白菜的营养丰富，含有多种维生素，具有养胃生津、清热解毒、利尿通便的作用；苹果中含有磷、铁等元素和维生素C，能起到生津止渴、健脾益胃、润肠、止泻的功效。本品能补充营养，缓解疼痛，适用于尿路结石患者。

肾下垂

>>患病原因

因膈肌活动力或腹腔压力降低，腹肌收缩力减弱，或胃膈韧带、胃肝韧带、胃脾韧带、胃结肠韧带过于松弛等，都容易造成膈肌位置下降，膈肌悬力不足，使支撑内脏器官的韧带松弛，从而导致站立时胃大弯抵达盆腔，胃小弯弧线最低点降到髂嵴连线以下，最终导致胃下垂。

>>主要症状

①**腹胀：**上腹部有不适感，腹部常有胀满感、沉重感、压迫感。

②**腹痛：**在就餐后，腹部很容易出现持续性隐痛现象，进食量愈大，其疼痛时间愈长，且疼痛感会加重，与此同时，如果在饭后活动，往往很容易使疼痛加重。

③**恶心、呕吐：**在就餐后或餐后活动中，时常会有恶心、呕吐感，进食过多时更甚。这是由于一次摄入大量食物，加重胃壁韧带的牵引力而导致疼痛，才会泛恶心、呕吐。

④**便秘：**多为顽固性便秘，表现为排便困难，偶有不适感，这是由于同时有横结肠下垂，使得结肠肝曲与脾曲呈锐角，从而导致排泄物通过缓慢，进而导致便秘。

⑤**精神状态不佳：**由于病程过长，病症较重，从而影响患者心情，使其精神负担过重，产生失眠、头痛、抑郁、心悸、乏力等负面精神状态，有时还伴有低血压、心悸以及站立性昏厥等表现。

>>预防方法

◎多喝水，不要熬夜，更不要采用极端的减肥方式。

◎平日里要注意控制情绪，懂得适当调节心情，常保持乐观、积极的心态，有助于缓解压力，能起到一定的疾病预防作用。

>>起居注意

①患者不要总是卧床，要适当参加体育锻炼，早上打打太极拳，饭后散散步，可因体力和肌力增强而使胃张力、胃蠕动加强，改善胃下垂症状。

②起身活动时，使用加束宽腰带或腰围，这样可以增加腹压，有助于缓解病情。

③单纯肾下垂而无并发症的患者，在休息的空隙可做几组仰卧起坐，每组十下，若身体状况允许，可适当增加数量。

用药忌口

◆病情严重的肾下垂患者需进行手术，且术后应遵照医嘱，做好调养恢复工作，不要剧烈运动，多摄入流食、软食，不吃坚硬的食物。

饮食原则

◎平时所吃的食物应以细软、清淡、易消化为主，食物要煮熟后食用，少吃生冷食材，使胃的负担减少。

◎胃下垂患者的消化功能较弱，过多食物入胃容易引起消化不良，因此每次用餐量宜少，且要少食多餐，以每天4～6餐为宜，要细嚼慢咽，才能有利于消化吸收，增强胃的蠕动，促进胃排空的速度，缓解腹胀不适。

◎患者在饮食上要使营养均衡，使糖、脂肪、蛋白质这三大营养物质的比例适宜，适当降低脂肪比例，可以缓解患者的胃部不适，还能促进精神状态好转，缓解疲劳和压力。

◎患者的日常饮食中应多摄入蔬菜水果。

宜吃食物

土豆、绿豆、小米、黑豆、鸡蛋、猪肉、白菜、油菜、苹果、鸡肉、牛肉、菠萝、芒果

忌吃食物

辣椒、姜、酒、咖啡、可乐、浓茶、腌肉、腌菜

>>易患人群

体质较差、瘦弱者，产妇，肥胖者突然消瘦等，较容易引起胃下垂。

对症食疗 虾仁炒蛋

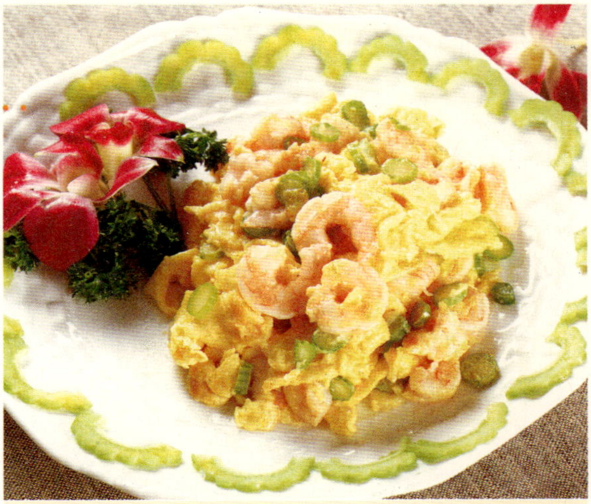

●**材料** 河虾100克，鸡蛋5个，春菜少许

●**调料** 盐2克，鸡精2克，淀粉10克

●**做法**

①河虾收拾干净取虾仁，调入少许淀粉、盐、鸡精入味；春菜去叶留茎洗净切细片。

②鸡蛋打散搅拌均匀。

③油烧热，倒入蛋液，稍煎片刻，放入春菜、虾仁，略炒至熟，出锅即可。

●**食疗原理**

虾的味道鲜美，而且有壮阳益肾、补虚的作用，适用于久病体虚、气短乏力、不思饮食者；鸡蛋含有的营养物质较多，有助于滋补虚损。本品适用于肾下垂患者调养食疗。

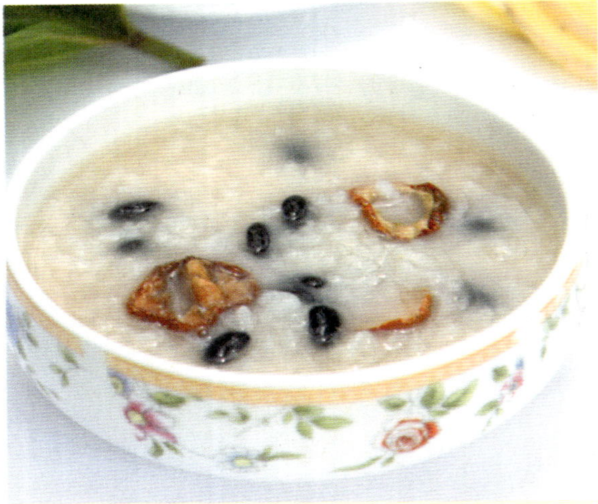

对症食疗 黑豆山楂米粥

材料 大米70克，山楂20克，黑豆30克

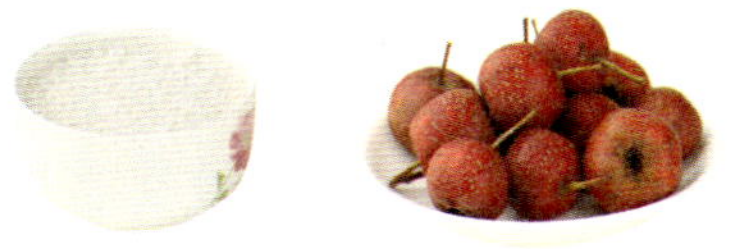

调料 白糖3克

做法

1. 大米、黑豆均洗净，泡发；山楂洗净，切成薄片。
2. 锅置火上，加入适量清水，放入大米、黑豆，大火煮至米、豆均绽开。
3. 加入山楂同煮至浓稠状，调入白糖拌匀即可食用。

食疗功效

黑豆的营养价值较高，有补肾阴、补虚损、消水肿的功效，可以缓解肾虚阴亏、肾气不足等症；山楂中含有多种营养成分，有滋阴补虚、生津止渴、消胀止痛的作用。本品有助于缓解肾下垂患者的不适症状，常食有益。

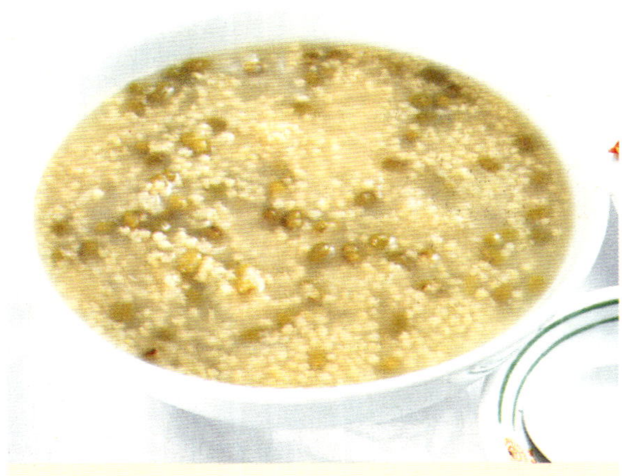

对症食疗 小米绿豆粥

材料 小米150克，绿豆100克

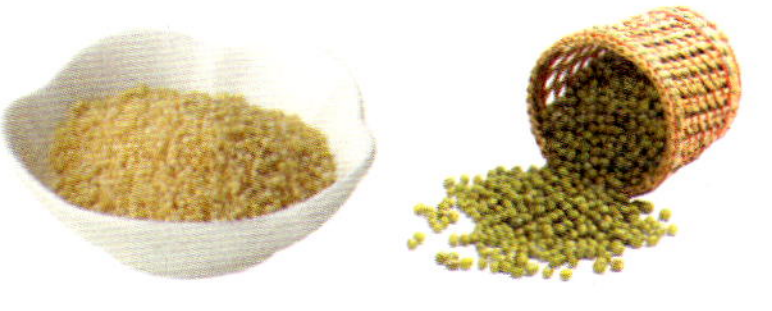

调料 白砂糖20克

做法

1. 小米、绿豆分别洗净，用清水浸泡30分钟后，捞出沥干备用。
2. 锅中放适量水，加入小米、绿豆，大火煮开。
3. 转用小火煮至小米熟烂、绿豆熟透时，调入白砂糖即可食用。

食疗功效

绿豆的营养丰富，具有消暑止渴、养肾益脾、利尿下气的作用，能排清体内毒素；小米中含有钙、磷、铁等矿物质元素和多种维生素，具有益肾和胃、滋补元气的作用。本品有滋补身体、调补气血的作用，适用于肾下垂患者。

对症食疗 西红柿烩土豆

●材料 土豆500克，葱头100克，西红柿100克

●调料 番茄酱75克，面粉10克，油适量，盐4克，胡椒粉少许，糖3克，味精2克

●做法

①土豆去皮洗净，切厚片，用热油炸至半熟，捞出沥油；葱头洗净切末；西红柿洗净切小块。

②锅中倒油烧热，入葱末炒香，后加番茄酱炒至红亮，再撒入面粉炒香，加适量水调成汁。

③放盐、胡椒粉、西红柿、糖及味精，调好味，微沸后放入土豆片，用小火煨至入味即成。

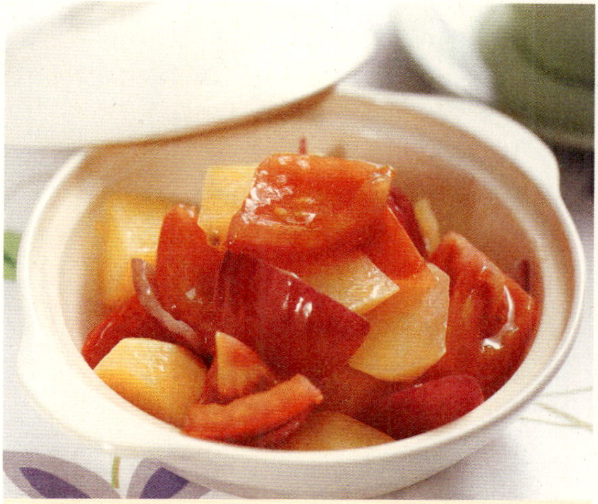

●食疗功效

西红柿的营养价值高，含有番茄红素等营养物质，有助于促进精子的活跃，对肾脏不好的患者有益；土豆中含有丰富的膳食纤维，能起到宽肠利尿、调节肠胃、通便排毒的作用。本品适用于胃下垂患者，有助于缓解腹胀、腹泻等症。

对症食疗 西红柿炒鸡蛋

●材料 西红柿150克，鸡蛋2个

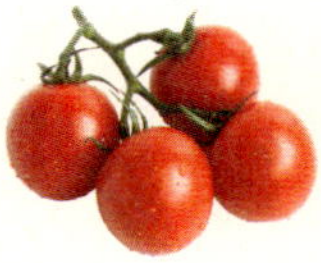

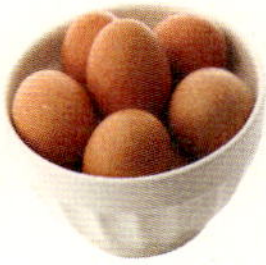

●调料 盐3克，酱油、香油各10克

●做法

①西红柿洗净，切成小瓣；鸡蛋打入碗中，加盐，用筷子沿顺时针方向搅拌均匀。

②炒锅上火，下油烧至六成热，下鸡蛋炒散，炒至金黄色时捞出，沥干油分。

③锅内留油，下西红柿炒香，加入鸡蛋炒匀，再放入盐、酱油、香油调味。

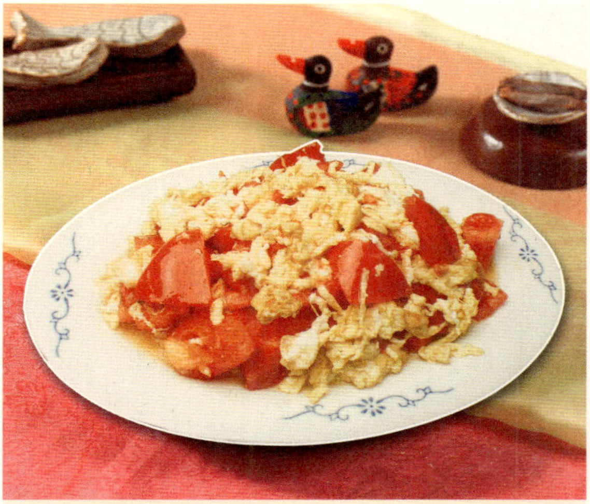

●食疗功效

西红柿中含有的番茄红素能促进精子的活跃，有助于提高男性的性功能，对肾脏疾病有一定作用；鸡蛋中含有蛋白质和多种维生素，适当食用，有助于滋补营养。本品有养肾补虚、利尿通便的作用，适用于胃下垂患者。

成人多囊性肾病

>>患病原因

成人多囊性肾病具有家族聚集性，是由常染色体显性遗传所致，其中有90%的患者是因异常基因位于16号染色体的短臂而致，另有10%不到患者的异常基因位于4号染色体的短臂，这些都是常见的病因。

>>主要症状

①**血尿：**通常较快显现出来，占50%的患者会有此症状，表现为间歇无痛性肉眼血尿。

②**腰腹疼痛：**在患病初期就会显现，可呈持续性或阵发性，在劳累后会加重症状。

③**腹部肿块：**在上腹部两侧可以摸到明显的肿块，且大小不一。

④**肾功能不全：**肾脏结构异常，肾功能检查也明显异常，尿比重低且固定。

⑤**胃绞痛：**患者的消化和吸收功能减弱，胃部有持续性或阵发性的绞痛感，在过食或活动后会愈发严重，有时还会有尿频、尿急等不适感。

⑥**高血压：**会出现血压升高的现象，伴有头晕、贫血等症状，以舒张压升高为最明显的表现。

>>预防方法

◎因成人多囊性肾病呈50%的遗传规律，保险起见，若家庭有遗传史者，可以去医院做个检查；若希望下一代不遗传此病，女性应在怀孕第10周做羊水或绒毛细胞的“囊肿基因”检测，从分子遗传学的检查入手，使这个孩子不再携带遗传基因。

◎平时多喝水，多注意阴部的清洁卫生，避免加重对肾脏的损害，还可以防止阴部感染，减少患病概率。

◎平时要注意控制情绪，善于调节心情，适当多做一些运动，如跑步、打羽毛球等，以增强免疫力。

>>起居注意

①患者要多静养休息，避免剧烈活动，防止腰腹部受挤压或碰撞，肾脏肿大较明显的患者腰带勿束之过紧，或用吊带代替腰带，以免引起囊肿破裂。

②患者要积极预防感染，洗澡时不泡浴，不憋尿，避免导尿及其他尿路器械检查。

③在医生指导下用药，避免一切肾毒性药物；条件允许的情况下，要坚持半年到医院复查一次，护理的亲属也最好做一下B超检查。

用药忌口

◆要想从根本上消除囊肿，须从改善肾脏血液循环上做起，从囊肿成因入手，因此患者要在医生指导下用药，不吃咸类、辛辣类食物。

◆成人多囊性肾病患者大多并发高血压，也存在“三多一少”的现象，因此饮食上也应考虑降压因素，避免血压升高而危害病情。

饮食原则

◎患者应多吃富含维生素的蔬菜水果，也要多摄入含铁丰富的食物，促进肾脏功能的健全，对病情恢复有益。

◎那些有利于溶石化石、利尿的食物，患者可以适当食用，包括碱性食物也应多摄入，能起到一定的缓解作用。

◎酒精对胃的伤害极大，带有的刺激性也很强，它可以刺激多囊蛋白活性，加速囊肿生长，因此成人多囊性肾病患者应积极戒酒。

◎患者在饮食方面，要注意不吃太咸、太辛辣、太刺激的食物，烧烤类、腌制类的食物也不能吃，同时，那些被污染的食物更不能吃，否则容易影响身体健康。

宜吃食物

胡萝卜、木耳、丝瓜、黄瓜、西瓜、白菜、西红柿、土豆、芹菜、海带、香蕉、木瓜

忌吃食物

辣椒、虾、螃蟹、酒、腌肉、腌菜、烤肉、鸡蛋、豆浆、黄豆、绿豆、奶油

>>易患人群

家族近亲中有患病者的人群较易患病，且男女均可发病，受累机会相等，常在30～50岁发病。

对症食疗 大白菜素汤

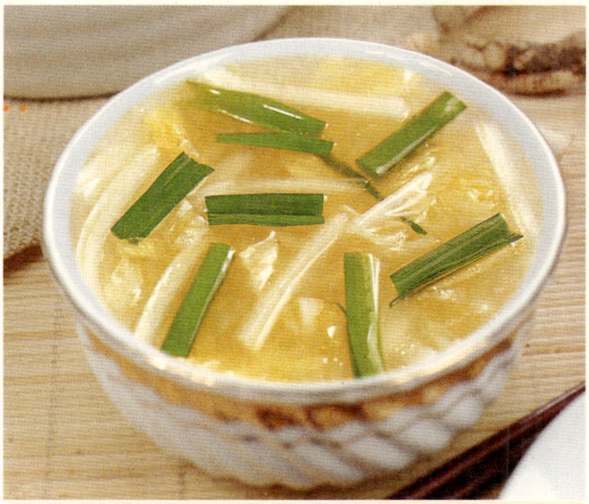

●材料 大白菜500克，蒜苗2棵

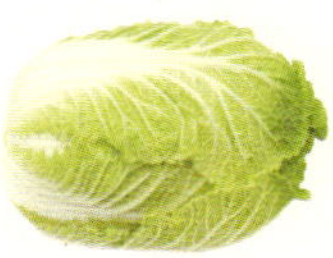

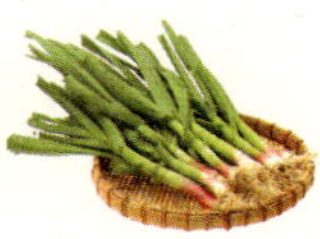

●调料 盐3克，味精3克

●做法

①大白菜洗净，切粗丝；蒜苗去须洗净，切段。

②锅中注适量水煮沸，放入大白菜和蒜苗，大火煮沸。

③转小火煮至熟透，调入盐、味精煮至入味即可。

●食疗原理

大白菜中含有纤维素和多种维生素，营养价值高，具有养胃生津、利尿通便、补肾的作用。本品有助于缓解腰腹酸痛、血尿等症状，适用于成人多囊性肾病患者。

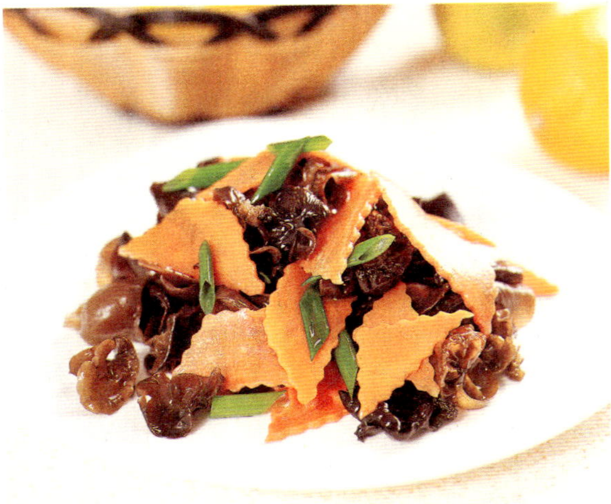

● 食疗功效

胡萝卜中含有维生素和胡萝卜素，能起到滋补营养的作用；黑木耳中含有蛋白质、维生素和钙、磷、铁等矿物质元素，具有补气补肾、凉血止血的功效。本品有助于止痛、护肾，适用于成人多囊性肾病患者。

对症食疗 胡萝卜烩木耳

● **材料** 胡萝卜150克，木耳50克

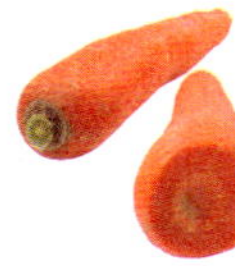

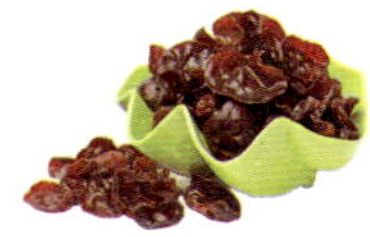

● **调料** 盐3克，白糖3克，生抽5克，鸡精3克，料酒5克，姜片5克

● **做法**

1. 木耳泡发洗净；胡萝卜洗净切片。
2. 锅置火上倒油，待烧至七成热时，放入姜片煸炒，随后放木耳稍炒一下，再放胡萝卜片炒熟。
3. 再依次放料酒、盐、生抽、白糖、鸡精，炒匀即可。

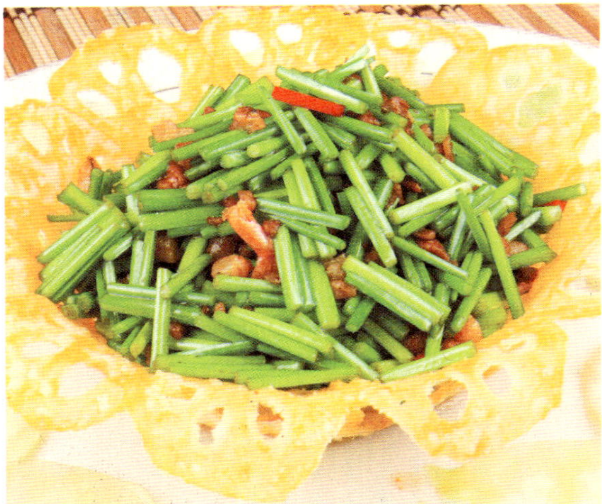

● 食疗功效

韭菜的营养丰富，具有温肾助阳、温中开胃、活血化瘀的功效，有助于缓解肾脏疾病；猪肉中含有蛋白质、维生素和锌元素等，有健胃消食、清肝养胃、补中益气的功效。本品适用于成人多囊性肾病患者，对肾病引起的体虚和乏力等症有缓解作用。

对症食疗 韭菜炒肉丁

● **材料** 韭菜300克，瘦肉100克，红椒少许

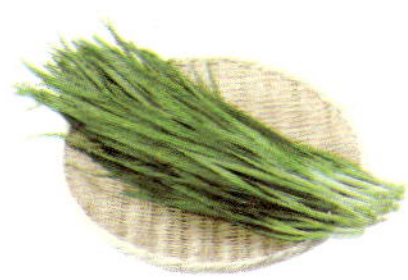

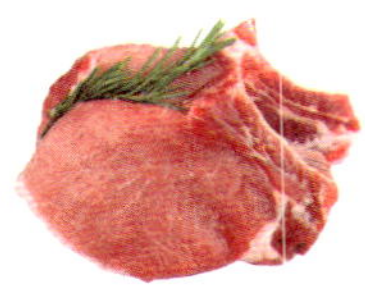

● **调料** 盐3克，味精2克，蒜少许

● **做法**

1. 韭菜洗净切段；瘦肉洗净，切丁；红椒洗净，切丝；蒜去皮洗净拍碎。
2. 另起油锅，下红椒、蒜爆香，放入瘦肉炒至将熟，再加入韭菜炒熟，调入盐、味精，即可出锅。

对症食疗 爽瓜玉米粒

●材料 黄瓜、香芋、枸杞子、玉米粒、柠檬各适量

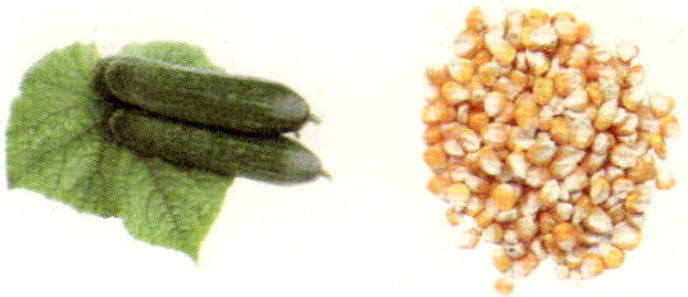

●调料 盐、味精各适量

●做法

①黄瓜、香芋洗净，去皮，切丁；柠檬洗净，切片；枸杞子、玉米粒洗净。

②热锅下油，放入黄瓜、香芋、玉米粒翻炒。

③加入盐和枸杞子炒熟，放入味精调味，装盘，用柠檬点缀即可。

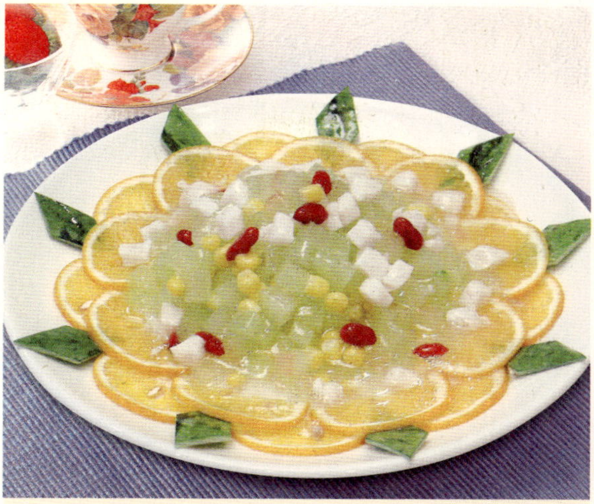

●食疗功效

黄瓜有滋阴补虚、清热解毒的作用；枸杞子是滋补肝肾的佳品，有助于激发性功能；玉米可以刺激胃肠蠕动，有利水祛湿的作用；柠檬具有很强的抗氧化作用，具有抗菌消炎、增强免疫力的作用。本品有助于缓解成人多囊性肾病患者的不良症状。

对症食疗 鸡油丝瓜

●材料 丝瓜250克，西红柿100克

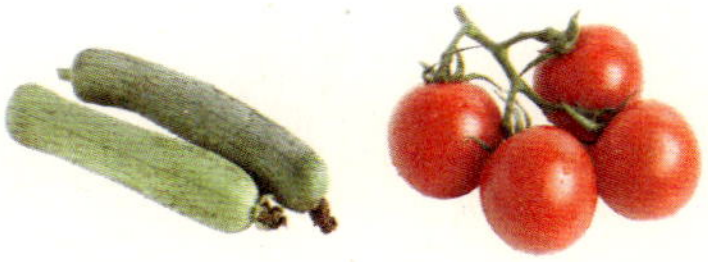

●调料 鸡油10克，盐、味精各适量

●做法

①丝瓜洗净，去皮，切块；西红柿洗净，切块。

②热锅下油，放入丝瓜和西红柿翻炒，加入适量水稍焖。

③放入鸡油、盐和味精调味，焖熟出锅即可。

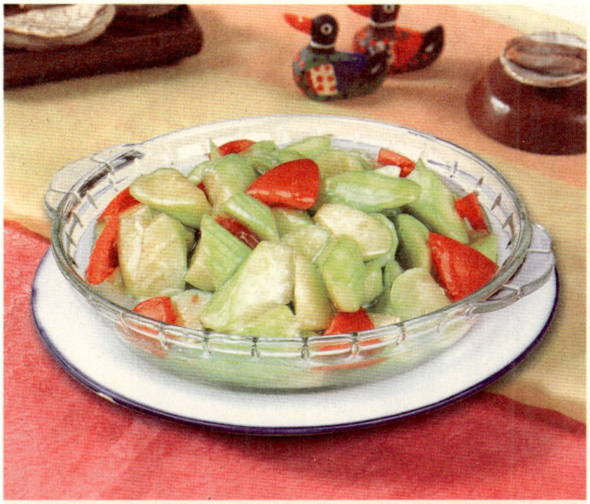

●食疗功效

鸡油的营养丰富，适量入菜，能起到滋阴补虚、补肾养血、清热补肝的作用；丝瓜中含有蛋白质、维生素等营养物质，且水分较多，有助于补肾、解毒、行血脉。本品有助于缓解血尿症状，对成人多囊性肾病患者有益。

对症食疗 黄瓜脆木耳

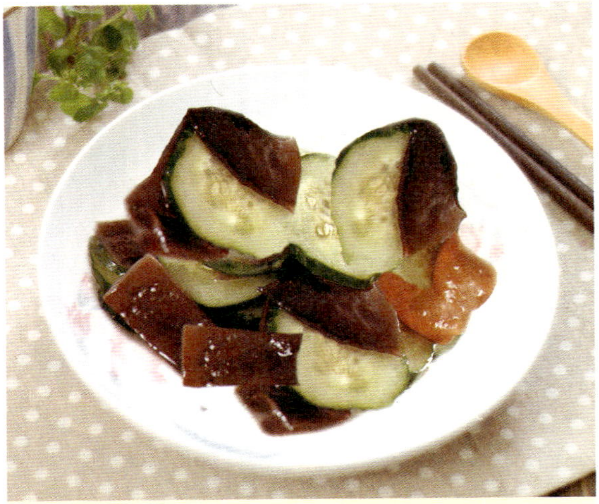

●材料 黄瓜、黑木耳各适量

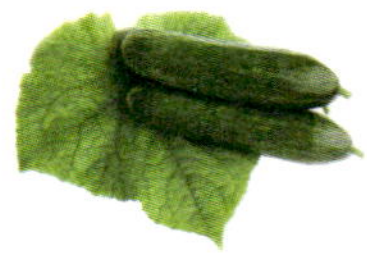

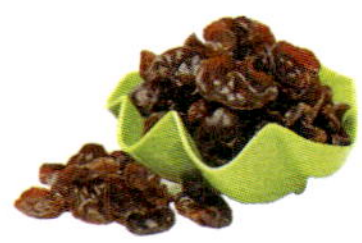

●调料 盐3克，白醋2克

●做法

①黄瓜洗净，切薄片；黑木耳洗净，泡发撕片。

②锅注水烧沸，下黄瓜、黑木耳焯熟，捞出，沥水入盘。

③入盐、白醋，拌匀即可食用。

●食疗功效

黄瓜中含有较多水分，且营养丰富，能起到清热补虚、强身健体的作用；木耳中蛋白质、维生素和胡萝卜素的含量丰富，具有补气补肾、凉血止血的功效。本品有助于缓解成人多囊性肾病患者的出血症状。

对症食疗 小芹菜土豆丝

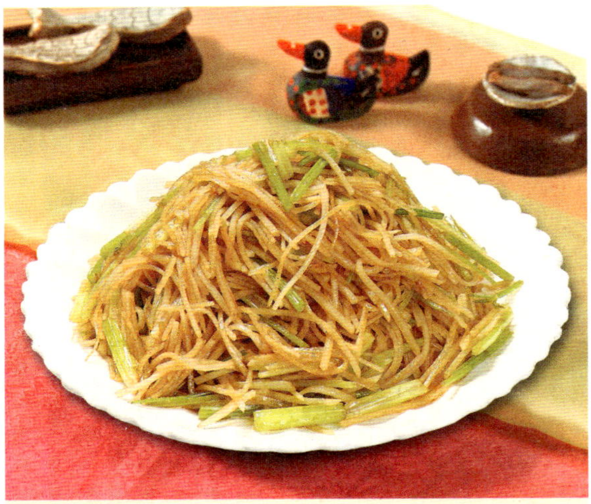

●材料 土豆300克，芹菜200克

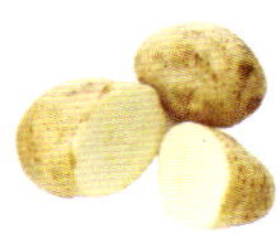

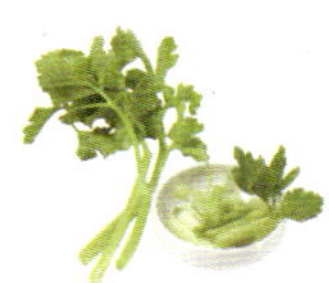

●调料 盐3克，鸡精2克，酱油、醋各适量

●做法

①土豆去皮洗净，切丝；芹菜洗净，切段。

②锅下油烧热，放入土豆丝、芹菜炒至八成熟，加盐、鸡精、酱油、醋调味，炒熟装盘即可。

●食疗功效

芹菜中含有丰富的蛋白质和胡萝卜素，还含有一种碱性成分，能帮助镇静安神，对肾病患者有益；土豆中含有膳食纤维，能起到调理肠胃、促进吸收和消化的作用。本品的营养丰富，能让成人多囊性肾病患者增强体质。

对症食疗 海带螺片汤

● **材料** 海带200克，西红柿50克，海螺2个

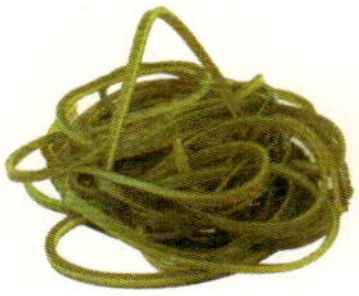 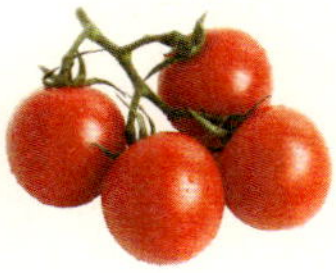

● **调料** 花生油20克，盐4克，鸡精4克，葱段3克，香油2克

● **做法**

①将海带洗净切片；西红柿洗净切片；海螺在水中浸泡后，取肉洗净斜刀切片。

②炒锅上火倒入花生油，将葱爆香，加入西红柿略炒，倒入水，下入海带、螺片，调入盐、鸡精，煲至熟，撒入香油即可。

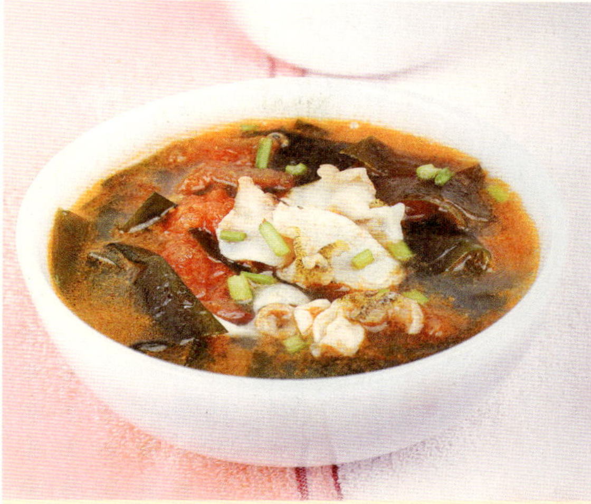

● **食疗功效**

海带中的脂肪与热量含量极少，又含有丰富的矿物质元素及维生素B_1、维生素B_2和硒元素等，具有温补肾气、抗寒、壮阳的作用；螺片的营养丰富，其蛋白质含量高，适当食用有滋补之效。本品有助于成人多囊性肾病患者缓解不良症状。

对症食疗 木瓜汁

● **材料** 木瓜1/2个，菠萝60克，柠檬汁适量

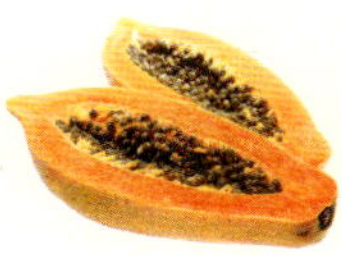 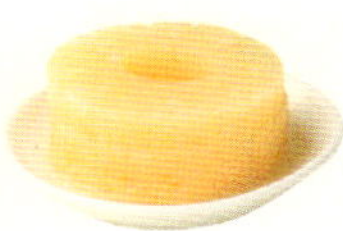

● **调料** 冰水150克

● **做法**

①将木瓜和菠萝去皮后洗净，均切适量大小。

②将所有材料放入榨汁机一起搅打成汁。

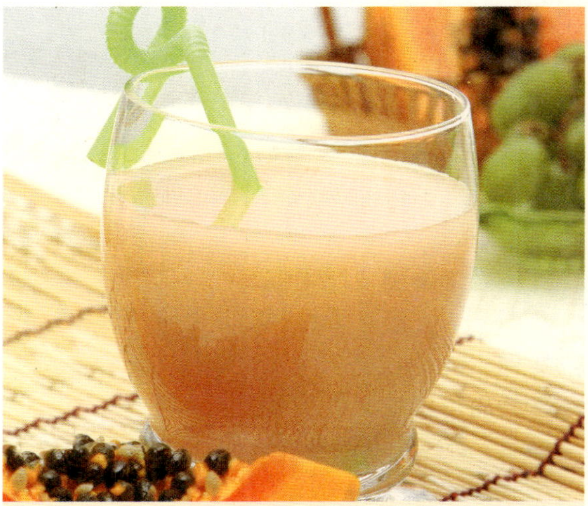

● **食疗功效**

木瓜中含有维生素、蛋白质、纤维素等多种营养成分，其营养价值较高，有补脾健胃、补肾壮腰、利尿消肿的作用，对肾脏疾病患者有一定帮助。本品的营养丰富，能帮助成人多囊性肾病患者消肿、补虚。

肾脏肿瘤

>>患病原因

吸烟是患肾脏肿瘤的主要原因之一，尤其是吸烟30年以上且不使用过滤烟嘴的人，患病危险性上升。与此同时，肥胖、高血压、遗传等因素也是致病原因，而经常接触芳香族碳氢化合物、芳香胺、黄曲霉毒素、激素、病毒、镉、钍、石油、皮革、石棉等人的患病率也较高。

>>主要症状

①**轻度蛋白尿：**患者在初期会出现轻度蛋白尿现象，其程度与高血压呈正相关。

②**血尿：**肿瘤出血时或侵犯肾盂时会出现血尿，但无任何疼痛，出血停止时，血尿又随之消失，有这种情况时应及时就医。

③**高血压：**肾脏肿瘤患者初期会有中等程度以上的高血压症状，可伴有心、脑、眼底动脉硬化等，表现症状较为明显。

④**腰腹部肿物：**在腰腹部可摸到坚硬且凹凸、大小不平的肿物，说明肾肿瘤体积较大。

⑤**腰腹疼痛：**患者常有腹部钝痛或隐痛感，连续性和间歇性皆有。

⑥**全身中毒：**呈现消瘦、贫血、衰弱等症状，10%～20%的患者会有不同程度的发热症状。

⑦**肾功能不全：**发病到后期患者会出现夜尿，且尿比重、尿渗量会降低。

>>预防方法

◎在日常生活中要保持心情愉悦，注意多调节情绪，不动怒，这样不仅有利于身体的新陈代谢，对疾病的预防也有较大的益处。

◎平日少喝酒，如要应酬而不得不喝酒时，可以选择低浓度的酒，如红酒等，小饮为宜。

◎吸烟对肾脏的刺激和伤害很大，为了避免得病，应该在预防阶段就采取行动，积极戒烟，为肾脏打造一个健康的身体环境。

◎千万不要暴饮暴食，不要盲目减肥，要维持适当稳定的体重，这样能减少对肾脏的损害，有利于预防疾病。

>>起居注意

①患者在养病期间宜静养，或干脆平躺在床上休息，晚上不要超过10点睡觉，适当调整好作息时间。

②患者在早上可以利用30分钟进行散步、打太极拳等运动幅度较小的运动。

用药忌口

◆肾脏肿瘤患者在手术后的饮食要限制动物性脂肪摄入，摄入盐和糖的量不宜多，不吃霉变和变质的食物。

饮食原则

◎应保持食物多样性，保持营养均衡，多吃各种蔬菜、水果和五谷杂粮，每天保证摄入3～5种蔬菜，2～4种水果，其中要特别注意摄入富含维生素A原和维生素C的食物，以维持人体营养，增强机体的抗病能力。

◎饮食应以清淡为主，每天用盐不要超过6克，还要限制糖分的摄入。

◎每天肉类食物的摄入量不宜过多，应保持在80克以下，尽可能选择家禽类和鱼类的肉，既可以均衡营养，又不至于摄入太多油脂。

◎患者要注意吃饭不过量、过饱，以免影响消化和吸收功能。

宜吃食物

瘦肉、鸡蛋、牛奶、豆浆、土豆、青豆、苹果、桂圆、核桃、枸杞子、银耳、扁豆、豆角、鲈鱼、荠菜、茄子、花菜

忌吃食物

薯条、烤肉、腌肉、腊肉、培根、香肠、酒、肥肉

>>易患人群 10岁以前的儿童以及50～70岁的中老年人较易患肾脏肿瘤，糖尿病患者及从事金属、化工等工作的人肾脏肿瘤发病率较高。

对症食疗 桂圆核桃青菜粥

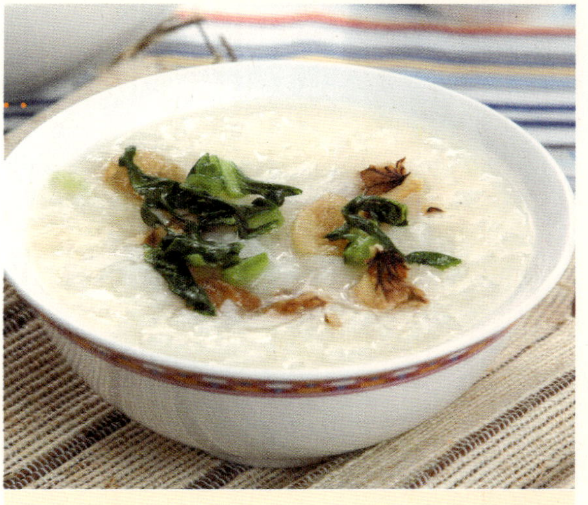

●**材料** 大米100克，桂圆肉、核桃仁各20克，青菜10克

●**调料** 白糖5克

●**做法**

①大米淘洗干净，放入清水中浸泡；青菜洗净，切成细丝；桂圆肉洗净。

②锅置火上，放入大米，加适量清水煮至八成熟。

③放入桂圆肉、洗净的核桃仁煮至米粒开花，放入青菜稍煮，至粥呈浓稠状，香味四溢时，加白糖稍煮调匀，便可盛入碗中食用。

●**食疗原理**

桂圆含有碳水化合物和多种氨基酸，具有健脾养心、补肾安神的作用，适用于肾脏疾病；核桃是温补肺肾的佳品，能起到补肾的作用。本品适用于肾脏肿瘤患者。

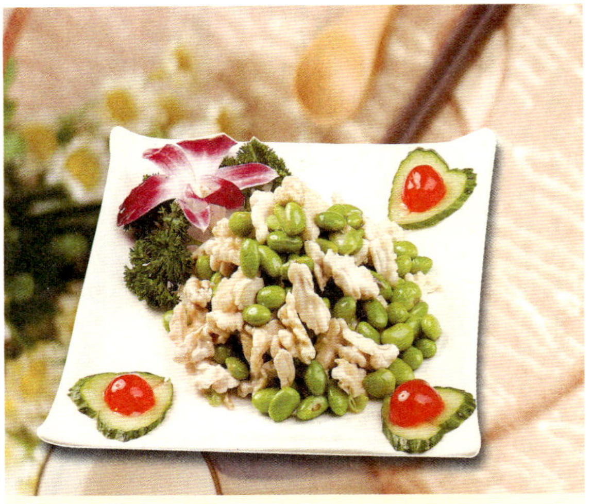

对症食疗 青豆核桃仁

●材料 青豆350克，核桃仁200克

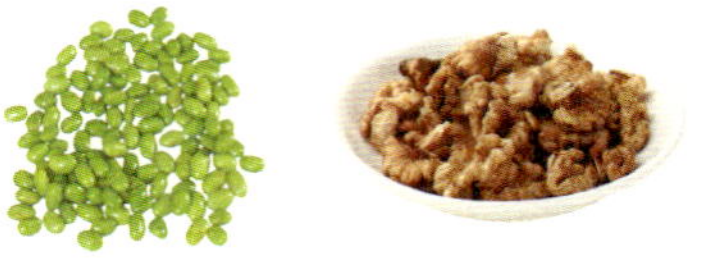

●调料 盐3克，鸡精2克，香油15克，蒜蓉适量

●做法

①将青豆洗净，沥干待用；核桃仁洗净，焯水待用。

②锅置火上，注油烧热，下入蒜蓉炒香，倒入青豆滑炒，再加入核桃仁翻炒至熟。

③最后加入盐和鸡精调味，起锅装盘，淋上适量香油即可食用。

●食疗功效

青豆的营养丰富，其蛋白质含量丰富，有助于增进食欲，增强免疫功能，有补中益气、补肾健脾的作用；核桃是温补肺肾的理想滋补食品，有润肺、补肾、壮阳的功能。本品对肾脏的调理有很好的帮助，适合肾脏肿瘤患者食用。

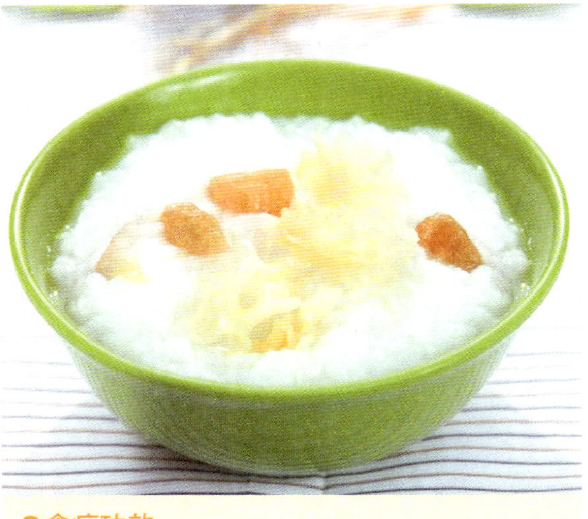

对症食疗 桂圆银耳粥

●材料 银耳、桂圆肉各适量，大米100克

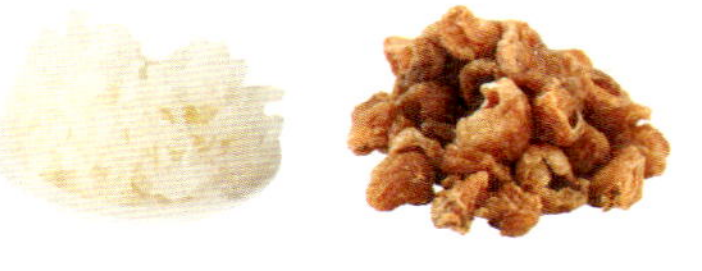

●调料 白糖5克

●做法

①大米用温水浸泡半小时，捞出沥干水分；银耳泡发洗净，切碎；桂圆肉洗净。

②锅置火上，放入大米，倒入清水煮至米粒开花。

③待粥至浓稠状时，放入银耳、桂圆同煮至熟，调入白糖拌匀即可食用。

●食疗功效

桂圆中含有蛋白质、氨基酸和维生素等，具有补肾安神、清热补虚的作用；银耳中含有丰富的蛋白质和维生素，有很高的营养价值，具有滋阴补肾、润肺强心、消除疲劳的功效。本品能促进肾脏肿瘤患者的健康，常食有益。

对症食疗 清炒蒜蓉茼蒿

●**材料** 茼蒿400克

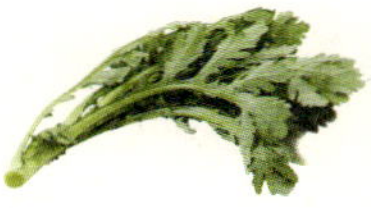

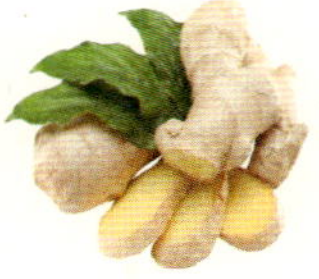

●**调料** 盐3克，蒜10克，生姜、红椒各5克

●**做法**

①将茼蒿择洗干净；蒜去皮洗净，切碎；红椒、生姜分别洗净切丝。

②接着净锅上火，倒油烧热，放入蒜末爆香。

③再放入茼蒿、姜丝、红椒丝，调入盐，翻炒至熟即可。

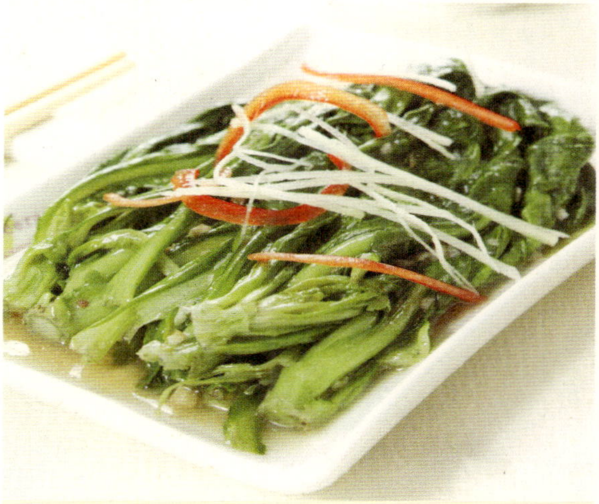

●**食疗功效**

茼蒿中含有多种氨基酸、蛋白质和钠、钾等矿物盐，还含有一种挥发性的精油，能调节体内水液代谢，通利小便，具有降血压、补肾的作用。本品有助于缓解肾脏肿瘤患者出现的高血压、腰腹疼痛等症。

对症食疗 土豆小炒肉

●**材料** 土豆250克，猪肉100克

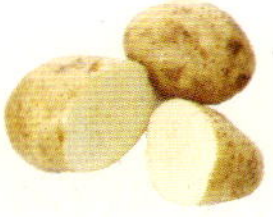

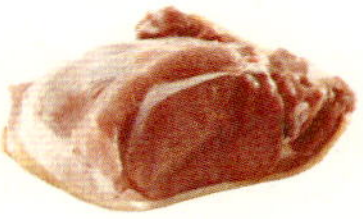

●**调料** 辣椒、盐、味精、水淀粉、酱油各适量

●**做法**

①土豆洗净去皮，切块；辣椒洗净，切片。

②猪肉洗净，切片，加盐、水淀粉、酱油拌匀备用。

③油烧热，入辣椒炒香，放肉片煸炒至变色，放土豆炒熟，入酱油、盐、味精调味。

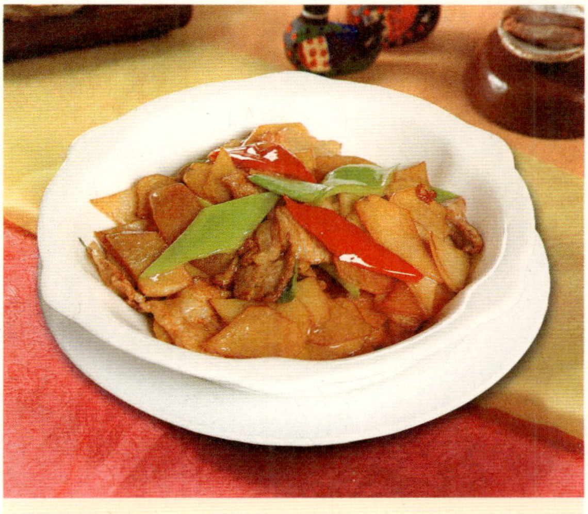

●**食疗功效**

土豆的营养丰富，适当食用，有助于清理肠胃，起到利水消肿的作用；猪肉中含有蛋白质、维生素B_1和锌等营养成分，具有滋养脏腑、补中益气、滋阴养肾的功效。本品有促进肾脏健全的作用，对肾脏肿瘤患者有益。

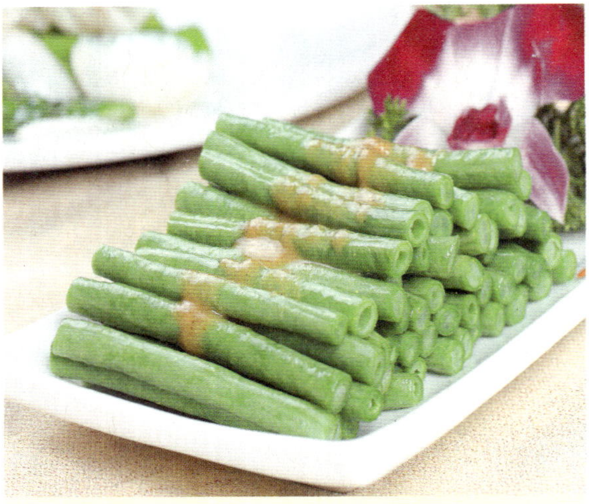

对症食疗 芝麻酱拌豆角

●材料 豆角500克

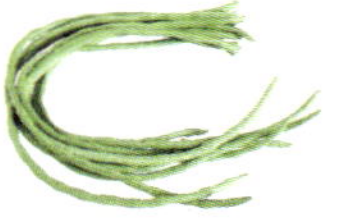

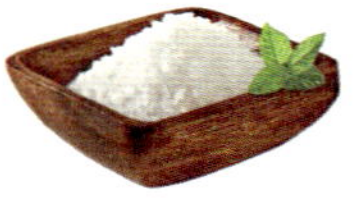

●调料 香油10克，芝麻酱100克，盐10克，大蒜末20克

●做法

1 将豆角洗干净，放入沸水中焯熟，捞出沥干水分，切成长段，放入盆内。

2 将芝麻酱用凉开水化开，加入盐、香油、大蒜末，调成味汁。

3 将味汁淋在豆角上即可。

●食疗功效

豆角的营养价值很高，含有蛋白质、膳食纤维等，有健脾补肾的功效；芝麻酱中富含蛋白质和多种维生素、矿物质元素，对肾病患者能起到补肾固精、润肠通便的作用。本品适用于肾脏肿瘤患者，有助于缓解病情。

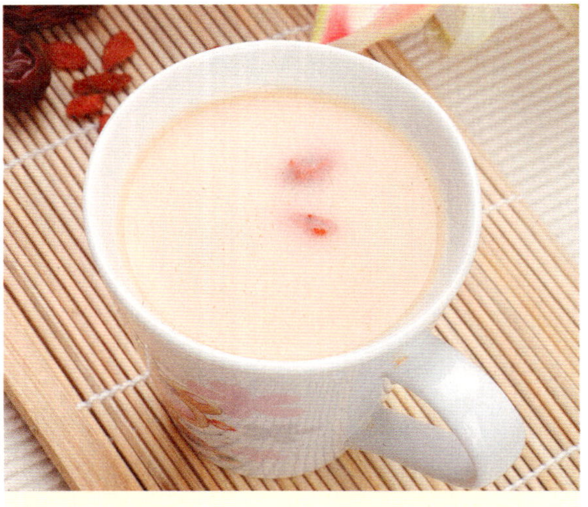

对症食疗 红枣枸杞豆浆

●材料 黄豆45克，红枣15克，枸杞子10克

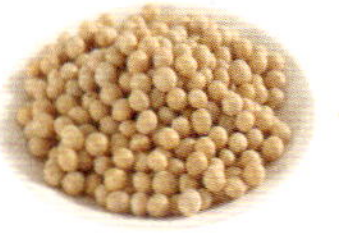

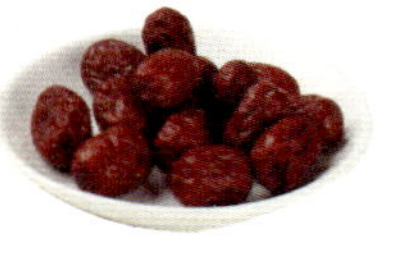

●做法

1 将黄豆浸泡6~16小时，捞出洗净；将红枣洗净去核；枸杞子洗净备用。

2 将上述材料装入豆浆机网罩内，杯体内加入清水，启动豆浆机，搅打成浆并煮熟。

3 过滤装杯即可。

●食疗功效

红枣中含有丰富的维生素和矿物质元素，具有补肾、养胃的功效，适用于肾病患者；枸杞子是滋补肝肾的佳品，在增强性功能方面具有独特作用，能激发性功能。本品对保护肾脏有益，适用于肾脏肿瘤患者。

对症食疗 扁豆炒黄瓜

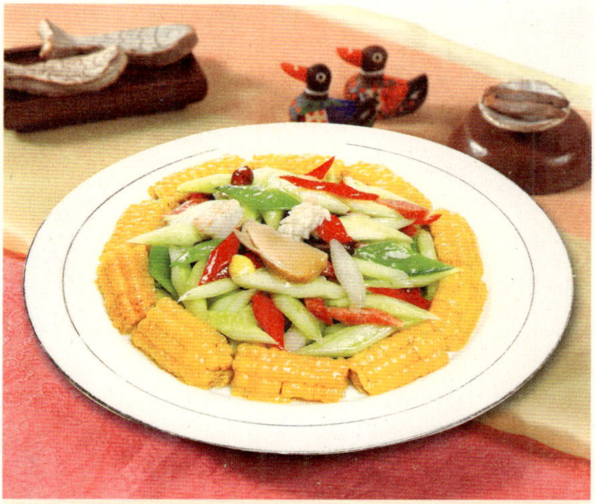

●材料 玉米棒、黄瓜各200克，甜椒、虾仁、扁豆各50克

●调料 盐3克，鸡精2克，酱油、水淀粉各适量

●做法

①玉米棒洗净，切成小节后再对切；甜椒、黄瓜洗净切片；扁豆去老筋，洗净切片；虾仁洗净备用。

②锅入水烧开，放入玉米煮熟后，捞出沥干，摆于盘的四周。

③锅下油烧热，放入虾仁略炒，再放入黄瓜、甜椒、扁豆翻炒片刻，加盐、鸡精、酱油炒至入味，待熟用水淀粉勾芡，装盘即可。

●食疗功效

扁豆富含蛋白质、碳水化合物、粗纤维和氨基酸等，有助于固肾涩精、补脾止泄；黄瓜中含有的葫芦素C有助于提高人体免疫功能，达到抗肿瘤的作用。本品有助于保护肾脏、对抗肿瘤，对肾脏肿瘤患者有益。

对症食疗 香菇烧花菜

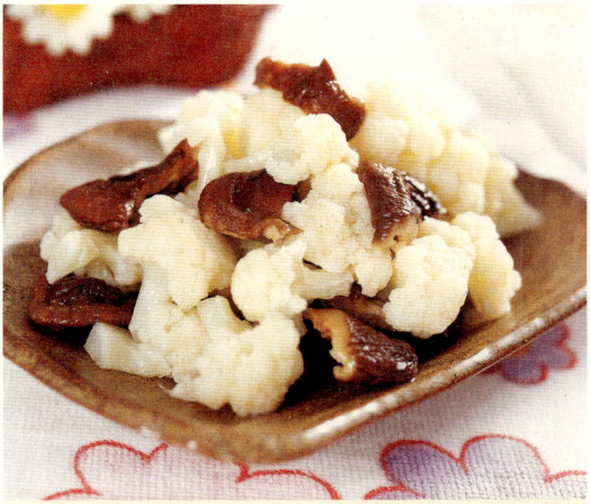

●材料 香菇50克，花菜100克，鸡汤200克

●调料 盐、味精、姜丝、葱丝、淀粉、鸡油各适量

●做法

①将花菜洗净，掰成小块；香菇洗净切成丝。

②锅中加水烧开后下入花菜焯至熟透后捞出。

③油烧热，放入葱、姜煸出香味，放入盐、味精、鸡汤、香菇、花菜，用微火烧至入味后，以淀粉勾芡，淋鸡油，翻匀即可。

●食疗功效

香菇是高蛋白、低脂肪的健康食物，具有补肝肾、健脾胃、益智安神的功效；花菜的营养丰富，含有蛋白质、胡萝卜素、纤维素、硒元素和维生素等，对补肾强身有益。本品有强肾壮骨、健脾养胃、益气补心的作用，适合肾脏肿瘤患者食用。

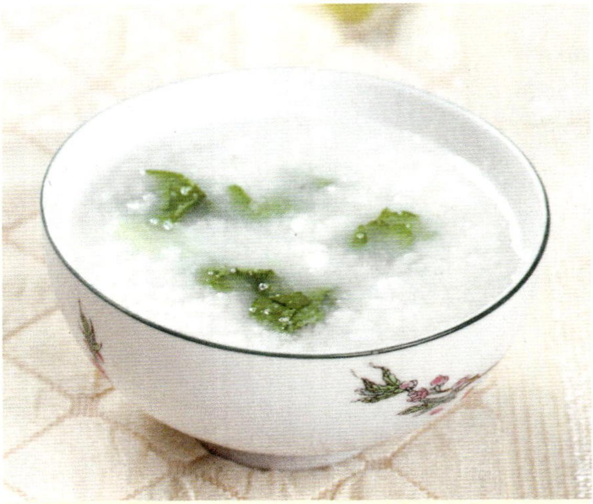

对症食疗 荠菜粥

●材料 鲜荠菜90克，粳米100克，盐适量

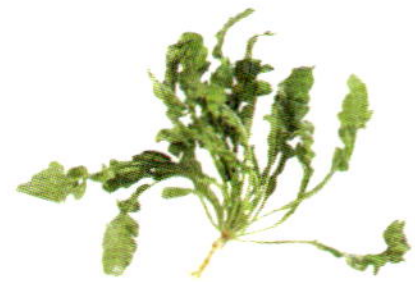

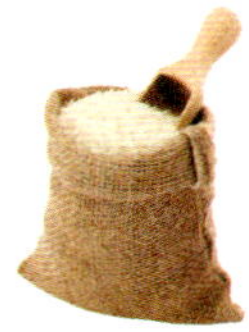

●做法

① 将鲜荠菜择洗净，切成2厘米长的节。

② 将粳米淘洗干净，放入锅内，煮至将熟。

③ 把切好的荠菜放入锅内，用小火煮至熟，以盐调味即可。

●食疗功效

荠菜含有维生素C等营养成分，具有和脾、利水、止血、明目、补肾的功效，有助于缓解肾脏不适，减轻肾病血尿的症状。本品有助于补充营养，增强免疫力，还能减轻肾脏肿瘤患者的血尿症状，适当食用有益。

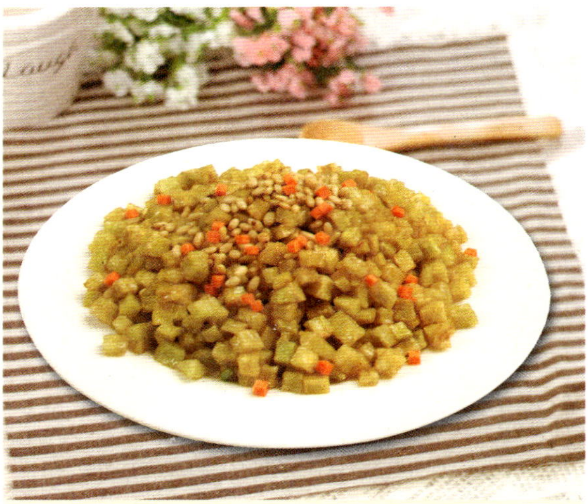

对症食疗 松仁茄丁

●材料 茄子400克，胡萝卜、松仁各适量

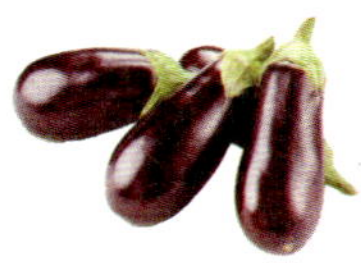

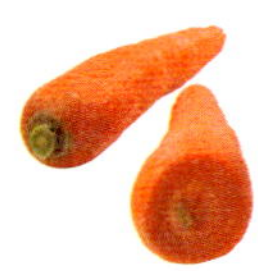

●调料 味精、盐各适量

●做法

① 茄子洗净，去皮，切丁；胡萝卜洗净，切丁。

② 热锅下油，放入茄子炒至变软，再放入松仁和胡萝卜翻炒。

③ 加入味精、盐炒熟，出锅即可。

●食疗功效

茄子的营养价值丰富，含有蛋白质、维生素C和钙、磷、铁等矿物质元素，且含有较丰富的维生素B_3，对缓解肾病有益；松仁含有不饱和脂肪酸、蛋白质和多种维生素、矿物质元素，有养肾补血的功效。本品适用于肾脏肿瘤患者，有助于缓解病情。

对症食疗 醋焖鲈鱼

●材料 鲈鱼1条

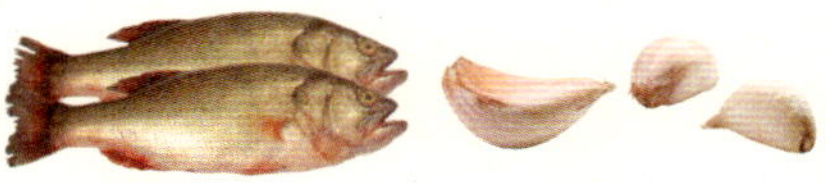

●调料 盐4克，醋、酱油、淀粉、糖、老抽、姜末、蒜末各适量

●做法

①鲈鱼去鳞、去鳃、去除内脏后洗净。

②锅内加水烧开，将鱼放入，加盐、蒜用小火焖约8分钟后，捞起装盘撒上姜末。

③锅上火加老抽、醋、酱油糖炒溶，加少许水烧开勾芡，淋在鱼上即可。

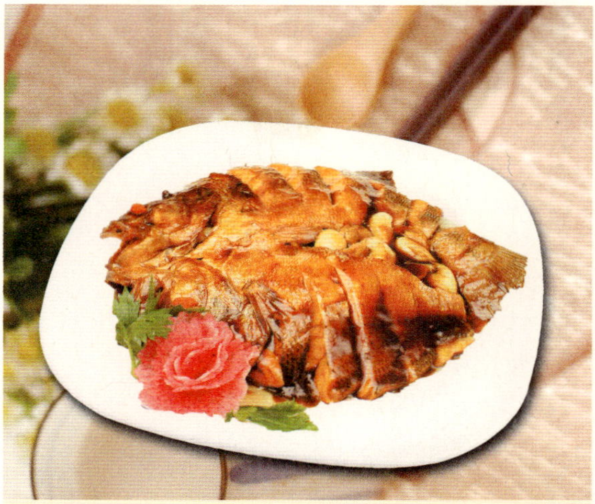

●食疗功效

鲈鱼的肉质细嫩，其营养价值很高，富含脂肪、维生素、维生素B_3和钙、磷、铁等矿物质元素，具有补肝肾、益脾胃、化痰止咳的作用。本品有宣肺养心、益气补血、利肾健脾的作用，适合肾脏肿瘤患者食用。

对症食疗 苦瓜苹果牛奶

●材料 苦瓜200克，苹果1个

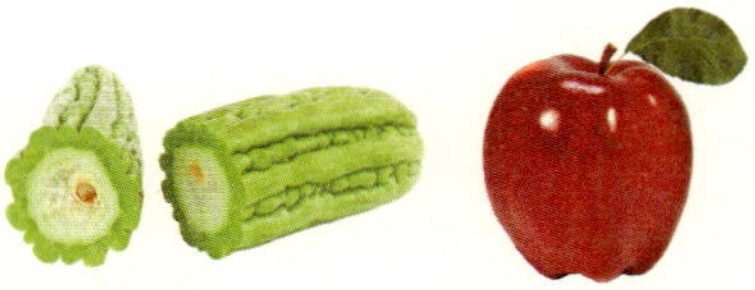

●调料 鲜奶120克，蜂蜜30克，冰块100克

●做法

①苦瓜、苹果洗净，去皮和籽，切块。

②将所有材料放入搅拌机中高速搅打40秒即可。

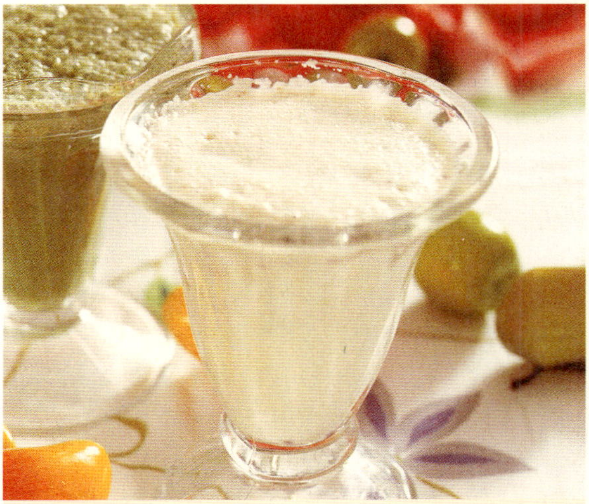

●食疗功效

苦瓜的营养丰富，具有补肾健脾、解毒泻火、养血益气、滋肝明目的作用，有助于缓解血尿症状；苹果中含有丰富的维生素C，能补充营养，增强免疫力。本品能促进肾脏肿瘤患者的身体调养，适当饮用有益。

急性肾衰竭

>>患病原因

因挤压伤、烧伤、创伤休克、创伤感染等导致的创伤如不能及时处理，从而引发感染；胆道或胃肠道手术后，一些对抗菌素有抗药性的细菌往往引发败血症或毒血性休克；急性肾盂肾炎等，都有可能引发急性肾衰竭，进而引起其他脏器病发。其他脏器的原发病如急性心肌梗死、急性胰腺炎、腹腔内脏穿孔等，也有可能导致急性肾衰竭。

>>主要症状

①**消化功能减弱：** 随着病情的急剧恶化，患者会出现食欲减退、恶心、呕吐、腹胀、腹泻等不良症状，严重时还可发生消化道出血。

②**呼吸不畅：** 患者若因过度容量负荷，有可能会导致呼吸困难、咳嗽、胸痛、气虚等症状。

③**水肿：** 患者因尿少和未控制饮水，以致体液过多，循环系统遭到破坏，出现高血压、心力衰竭以及肺水肿的症状。

④**神经功能障碍：** 或因压力过大，或因身体因素，部分急性肾衰竭患者会出现意识障碍、躁动、抽搐、昏迷等尿毒症脑病症状。

⑤**出血：** 大部分的急性肾衰竭患者会有出血倾向，或是轻度贫血的症状。

>>预防方法

◎平日要保持良好的作息习惯，早睡早起，不熬夜，讲究清洁卫生，尤其是阴部的清洁，避免外邪侵袭，在传染病流行的季节更要做好预防措施，以免感染疾病。

◎积极调节心情，保持精神愉快，这样有益于气血畅达，避免气滞血瘀，预防疾病。

◎积极参加运动，加强体育锻炼，提高自身的免疫力和抗病能力，有助于预防疾病，保持身体健康。

◎一旦有诱发急性肾衰竭的原发病发生，应及早接受治疗，并积极抗感染，以免病情继续加重，进而演变为急性肾衰竭，同时可尽早使用活血化瘀药物，对预防疾病有一定的作用。

>>起居注意

①因为20%～50%的急性肾衰竭是由药物引起的，有些则因接触有害物质所致，因此，患者在养病期间，应尽量避免使用和接触对肾脏有毒害的药物。

②经过检查，如果急性肾衰竭患者的血尿氮、肌酐恢复正常，可以不用限制蛋白质的摄入。

用药忌口

◆患者可以使用促进蛋白质合成代谢的药物，如丙酸睾丸酮、苯丙酸诺龙等药物，在此期间应尽量少食用易破坏蛋白质合成的食物，以免影响药性。

◆患者在血透时应用肝素等，容易造成皮下、鼻部、消化道等部位出血，在治疗期间不要吃坚硬、刺激性强的食物。

饮食原则

◎饮食宜清淡，多补充一些富含维生素、纤维素和矿物质元素的蔬菜水果、五谷杂粮、蛋白等，并适当补水，有助于调节身体平衡。

◎如果患者有水肿现象，应忌食碱盐，并限制蛋白质的摄入量；如果水肿程度较轻，可摄入低钠盐。

◎患者的肾脏较虚弱，也容易影响消化和吸收，因此不应食用大辛大热、带刺激性、过敏性的食物，也不要吃补品、补药，尤其是阴虚内热患者，容易导致上火、过敏、水肿等症。

◎血尿酸高的患者不应食用动物内脏、发物、酒类等食物。

宜吃食物

苹果、鸽肉、黑芝麻、木耳、白菜、丝瓜、玉米、土豆、红薯、生菜、鸡蛋、苦瓜、莲藕

忌吃食物

辣椒、荔枝、巧克力、虾、螃蟹、蚌肉、菠菜、牛肉、羊肉、绿豆、咖啡、香菜

>>易患人群

高血压、糖尿病、心力衰竭、肥胖和慢性肾炎容易引起肾脏发生病变，该类患者是急性肾衰竭的易患人群。

对症食疗 水果粥

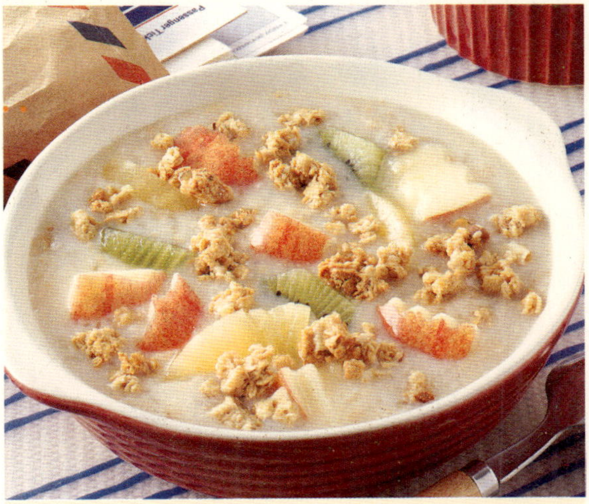

●材料 三合一麦片1包，燕麦片30克，苹果、猕猴桃、罐头菠萝各50克

●做法

①苹果洗净、去皮及核；猕猴桃洗净、去皮；菠萝罐头打开，取出菠萝，均切丁备用。

②三合一麦片撕开包装，倒入碗中冲入200克热开水泡3分钟。

③碗中加入燕麦片、苹果丁、猕猴桃丁及菠萝丁，拌匀即可食用。

●食疗原理

猕猴桃能有效改善血液流动，还有助于增进性能力；菠萝能促进局部血液循环，对肾炎患者有补肾益气、补脾止泻的作用。本品适用于急性肾衰竭患者。

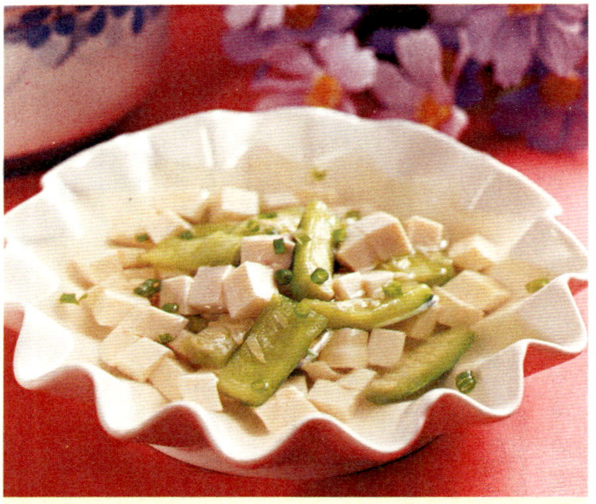

对症食疗 丝瓜豆腐汤

●材料 鲜丝瓜150克，嫩豆腐200克

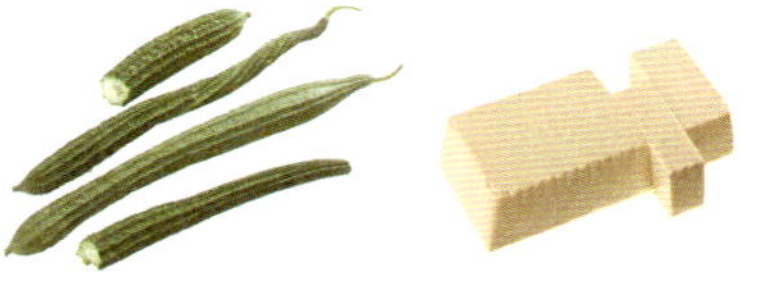

●调料 姜10克，葱15克，盐4克，味精2克，酱油4克，米醋少许

●做法

①将丝瓜削皮，洗净切片；豆腐洗净切块；姜、葱分别洗净切丝。

②炒锅上火，放入油烧热，投入姜、葱煸香，加适量水，下豆腐块和丝瓜片，大火烧沸。

③再用小火煮3～5分钟，调入盐、味精、酱油、米醋，即可。

●食疗功效

丝瓜的营养丰富，含有蛋白质、脂肪、糖类等多种营养物质，具有补肾、解毒、活血的功效；豆腐中含有蛋白质和多种维生素，能起到促进消化和吸收的作用。本品有助于缓解急性肾衰竭的不良反应。

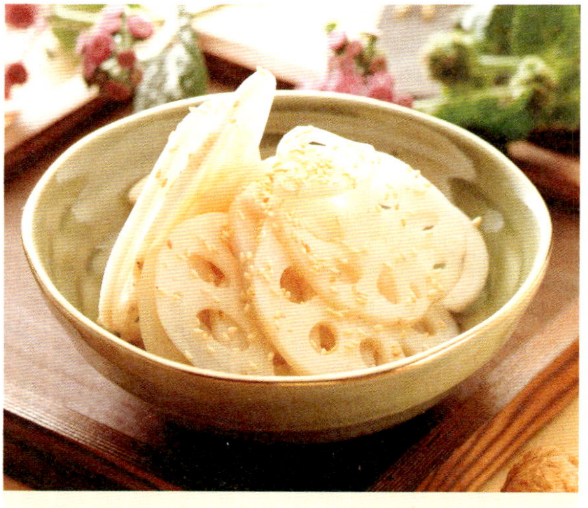

对症食疗 麻醋藕片

●材料 莲藕2节

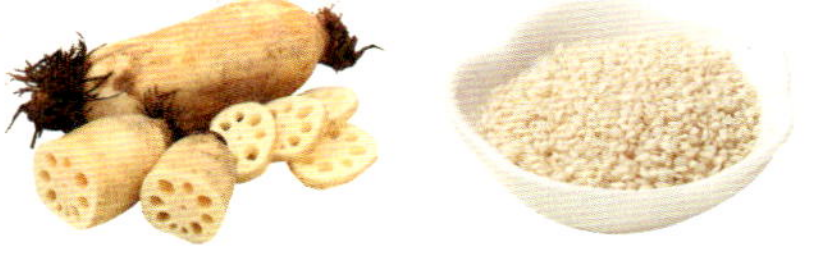

●调料 白芝麻8克，白醋半碗，果糖6克，盐适量

●做法

①莲藕削皮、洗净、切薄片，浸于薄盐水中。

②将藕片入沸水焯烫，并滴进几滴醋同煮，烫熟后捞起，用冷水冲凉，沥干。

③加醋、果糖拌匀，撒上芝麻即成。

●食疗功效

莲藕中含有大量的淀粉、蛋白质、维生素C和食物纤维，且含糖量不高，具有健脾养胃、补肾固精、温肺定喘、益气养血、润燥润肠的作用。本品美味可口，适当食用，能缓解急性肾衰竭患者的不适症状。

对症食疗 芹香黑木耳

●**材料** 芹菜200克，黑木耳100克

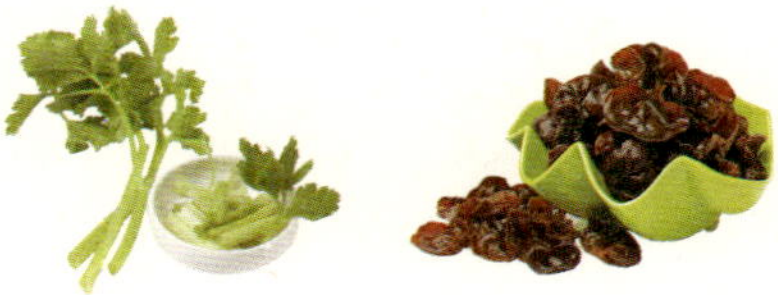

●**调料** 盐3克，味精1克

●**做法**

①芹菜洗净，取梗切成段；黑木耳用水泡发，去蒂洗净。

②炒锅倒油烧至六成热，放入芹菜、黑木耳翻炒。

③调入盐、味精调味，炒至熟即可。

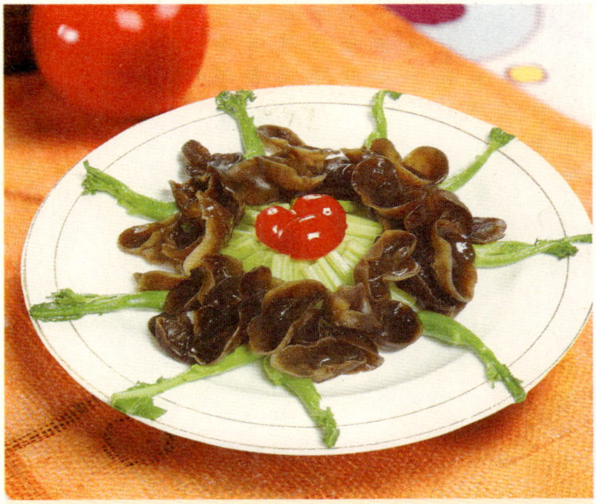

●**食疗功效**

芹菜的营养丰富，含有丰富的蛋白质、胡萝卜素以及钙、铁等矿物质元素，能使人镇静安神，对肾病所致的烦渴、水肿、小便不利、出血等症有减轻作用；黑木耳含有多种营养物质，具有补气补肾、凉血止血的功效。本品适用于急性肾衰竭患者。

对症食疗 蚝油生菜

●**材料** 生菜600克，蒜蓉10克

●**调料** 盐3克，味精2克，白糖2克，清油10克，蚝油20克，酱油5克，湿淀粉15克，胡椒粉1克，香油少许，清汤适量

●**做法**

①生菜剥去外层老叶，用清水洗净；炒锅上火，放入清汤、盐、清油烧沸，下生菜焯水至断生后，倒入漏勺滤净水分装盘。

②炒锅再上火，放底油烧热，加蒜蓉煸炒，依次放入清汤、蚝油、味精、盐、白糖、酱油。

③烧沸后用湿淀粉勾芡，待芡汁熟透发亮后，撒入胡椒粉，淋入香油，浇在生菜上即成。

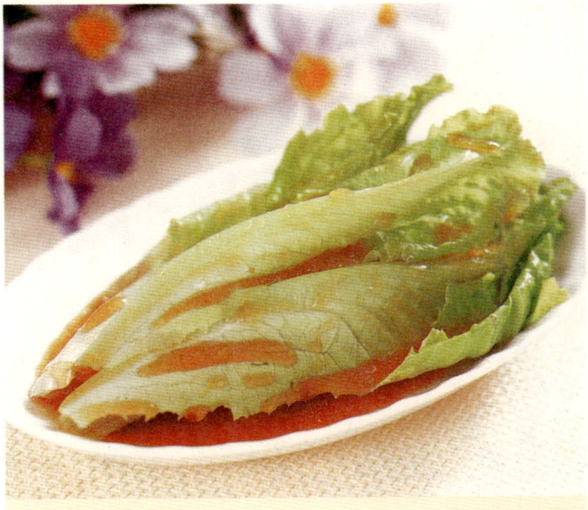

●**食疗功效**

生菜是一种高蛋白、低脂肪、低胆固醇、多维生素的菜肴，具有清肝利胆、滋阴补肾、增白皮肤、减肥健美的作用，对肾虚、食欲不振、脾虚腹胀等有一定的作用。本品有助于促进消化和吸收，能帮助急性肾衰竭患者恢复健康。

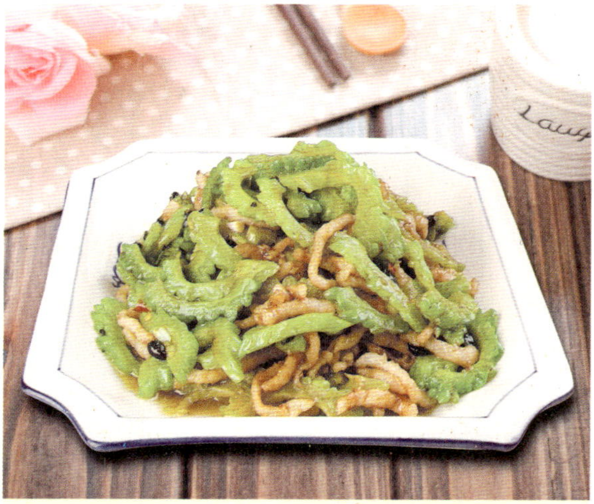

对症食疗 豆豉苦瓜肉丝

材料 苦瓜300克，猪肉250克

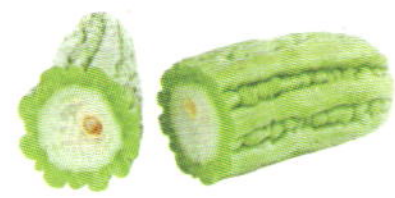
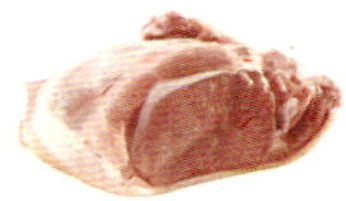

调料 豆豉30克，淀粉6克，盐、味精、料酒各3克

做法

1. 苦瓜洗净剖开，去内瓤，再切成条；猪肉洗净切成丝，用料酒、淀粉抓匀。
2. 炒锅倒油烧热，倒入豆豉炒香，下肉丝、苦瓜煸炒，加水，焖烧10分钟。
3. 调入盐、味精入味，炒匀即可。

食疗功效

苦瓜的营养丰富，具有补肾健脾、解毒泻火、养血益气的作用，适用于肾病、遗精、遗尿等症；猪肉中的蛋白质含量高，有滋养脏腑、补中益气、滋阴养胃的功效。本品对肾病引起的体虚、乏力等症有一定作用，有利于缓解急性肾衰竭症状。

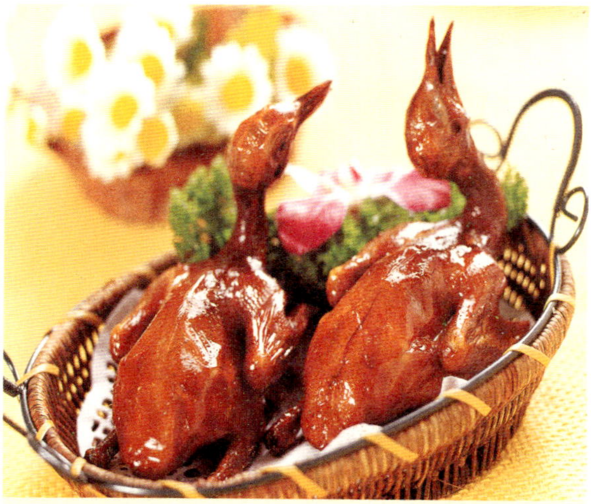

对症食疗 红烧乳鸽

材料 乳鸽2只

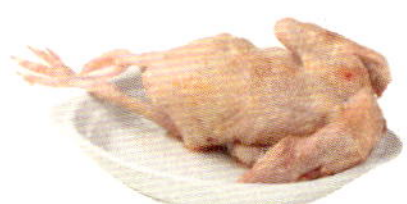
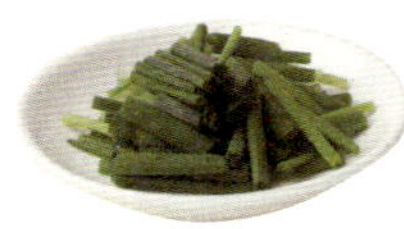

调料 盐、脆皮水、葱段各适量

做法

1. 乳鸽收拾干净，整只入锅，加葱段、适量水和盐煲40分钟。
2. 乳鸽熟后取出，均匀地裹上脆皮水，挂在通风处吹干。
3. 锅中油烧至七成热时，下乳鸽炸至金黄色捞出，沥油摆盘即可。

食疗功效

鸽肉的营养价值较高，具有补肾、益气、养血、强壮性功能的功效，可以作为扶助阳气的强身妙品。急性肾衰竭患者的肾脏功能较弱，适当食用本品，有助于强健体魄，恢复健康，还能保护肾脏。

对症食疗 玉米馄饨

●材料 玉米棒250克，猪肉末150克，葱20克，馄饨皮100克

●调料 盐4克，味精4克，白糖10克，香油10克

●做法

1. 玉米剥粒洗净；葱洗净，切花。
2. 将玉米粒、猪肉末、葱花放入碗中，调入调味料拌匀。
3. 将馅料放入馄饨皮中央。
4. 将馄饨皮两边对折，边缘捏紧。
5. 将捏过的边缘前后折起。
6. 捏成鸡冠形状。
7. 锅中注水烧开，放入包好的馄饨。
8. 盖上锅盖煮3分钟即可。

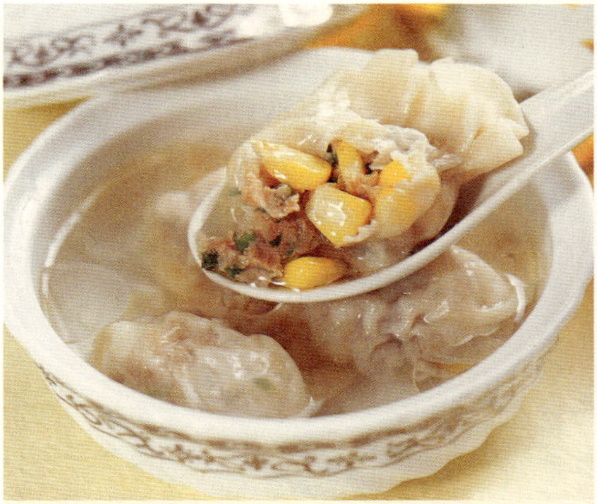

●食疗功效

玉米的营养丰富，不但可以刺激胃肠蠕动，防止便秘，还能促进胆固醇的代谢，有健脾益胃、利水祛湿、养肾补虚的作用，适用于肾病患者。本品能为急性肾衰竭患者补充多种营养，能促进消化，常食有益。

对症食疗 土豆莲藕蜜汁

●材料 土豆80克，莲藕80克

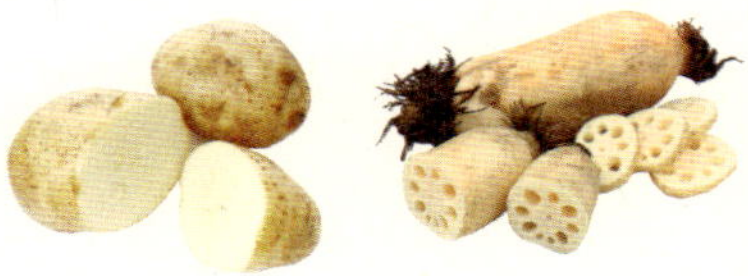

●调料 蜂蜜20克，冰块少许

●做法

1. 土豆及莲藕洗净，去皮煮熟，待凉后切小块。
2. 敲碎的冰块、土豆、莲藕、蜂蜜放入搅拌机中，以高速搅打40秒钟即可。

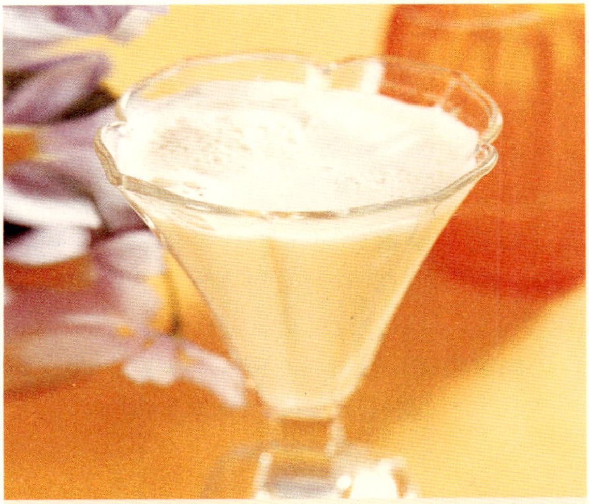

●食疗功效

土豆中含有膳食纤维，有助于促进消化和吸收，适当食用有益；莲藕中含有蛋白质、维生素C、食物纤维和单宁酸，有健脾、养胃、益气养血、补肾固精的作用。本品有助于宣肺理气、调补气血，能帮助急性肾衰竭患者调补身体。

慢性肾衰竭

>>患病原因

任何泌尿系统病变能破坏肾的正常结构和功能者，均可引起慢性肾衰竭。慢性肾衰竭者在患病过程中，各种症状会持续加重。因肾单位的严重损毁，加上肾脏排泄、分泌和调节等功能逐渐丧失，导致水与电解质平衡和酸碱平衡失调，氮质代谢产物潴留，还出现多种内分泌代谢障碍，患者最终会出现广泛的全身性中毒症状。

>>主要症状

①**食欲减退：**患者的消化系统受到影响，会出现厌食、食欲不振的症状，伴有恶心、呕吐、腹胀、溃疡、上消化道出血等症状。

②**出血：**因为促红细胞生成素减少，患者会有贫血现象，其程度与肾衰竭程度相平行，伴有皮肤、黏膜出血，血小板破坏增多，白细胞的趋化、吞噬和杀菌能力减弱。

③**心功能衰竭：**部分患者会有高血压、高脂血症，伴有动脉硬化、左室肥大等，最后会演变成心功能衰竭。

④**神经衰弱：**轻者会有疲乏、失眠、注意力不集中等症，重者会发生周围神经病变，感觉神经更敏感。

⑤**恶心、呕吐、头痛：**初次透析的患者，如果尿素氮降低过快，细胞内外渗透压失衡，就容易引起颅内压增加和脑水肿，出现恶心、呕吐、头痛等症，严重者出现惊厥。

⑥**皮肤瘙痒：**患者会会出现皮肤瘙痒、尿素霜沉积、尿毒症面容等症状。

>>预防方法

◎平日多饮水，多排尿，不憋尿，否则对肾脏的危害很大，还要注意阴部清洁，以免滋生细菌，一不小心触发疾病。

◎平时要注意预防感冒，冷时加衣，保持室内空气流通。

>>起居注意

①病情较重，发病迅速的患者应绝对卧床休息，但要勤翻身，以免褥疮发生；有躁动不安、痉抽症状的患者最好派人时刻看护着，防止肢体磕碰。

②选择晴朗的天气，每周进行2～3次不太剧烈的运动，如打太极拳、散步等；运动后要休息30分钟以上，避免运动疲劳带来肾脏损伤而加重病情。

③年老的患者，家属要定时帮忙测量血压、血糖，还要定期复诊，最好每3～6个月去医院检查1次。

用药忌口

◆已经进行透析治疗的患者，可以不限制蛋白质的摄入量，因为在治疗过程中丢失了较多的蛋白质，需要及时补充，否则对身体恢复不利。

◆已确诊是终末期肾衰患者应该忌食含钾的食物，过量食用含钾食物容易导致或加重高钾血症。

饮食原则

◎植物蛋白能减轻肾内的高负荷，动物蛋白有助于减少蛋白尿，对肾脏有益。患者要控制好蛋白的摄入量，过少容易引起营养不良，过多又容易伤肾，建议每天为每千克体重0.6克。

◎患者应补充水分，但不宜过量，否则容易造成身体浮肿、血压升高、肺水肿等，通常经口腔摄入的水分约等于全日排尿量加500克为宜。

◎饮食宜清淡，尽量少食辛辣、刺激、煎炸之品，可根据四时更替随时调节饮食。

◎患者不宜摄入过多钠离子，因为患者肾功能不全，无法将多余的钠离子排出体外，容易造成高血压、水肿、腹水、肺积水等症状。

宜吃食物

黄豆、鸭肉、猪肉、蜂蜜、玉米、葱、姜、柠檬、猪排骨、鸡肉、洋葱、白菜、黄瓜

忌吃食物

牛奶、汽水、动物内脏、糙米、鸡蛋、腌肉、香菇、苋菜、空心菜、竹笋、芥菜、桃子

>>易患人群

作息、饮食不规律，经常熬夜，体质差，易怒的人，还有患高血压、免疫性疾病、紫癜等病的人，容易患慢性肾衰竭。

对症食疗 海带姜汤

●材料 干海带1条，老姜5片

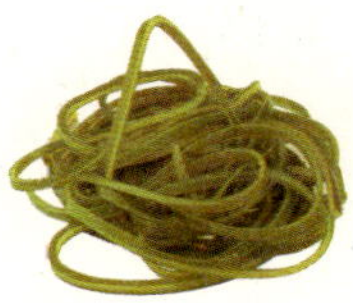

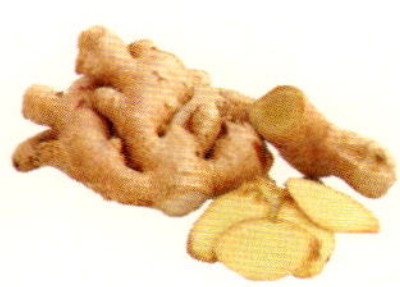

●调料 盐适量

●做法

①海带泡发，洗净后切断，加老姜和3500克水。

②大火煮开后转小火煮60分钟，滤渣，加少许盐即可。

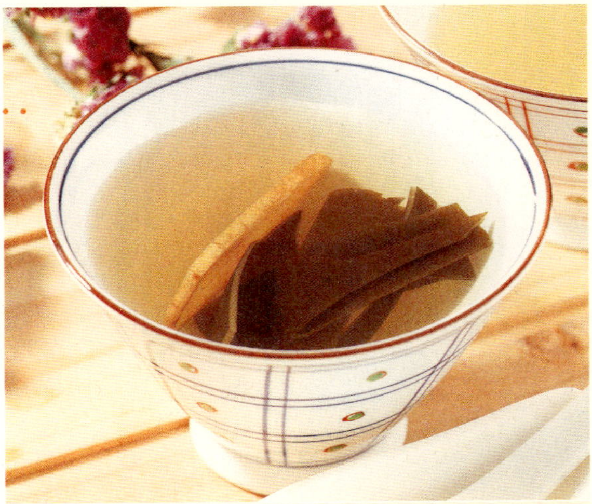

●食疗原理

海带含有丰富的矿物质元素以及维生素B_1、维生素B_2等，具有抗寒、壮阳的作用；姜的营养丰富，可起滋补作用。本品能调理身体，适用于慢性肾衰竭患者。

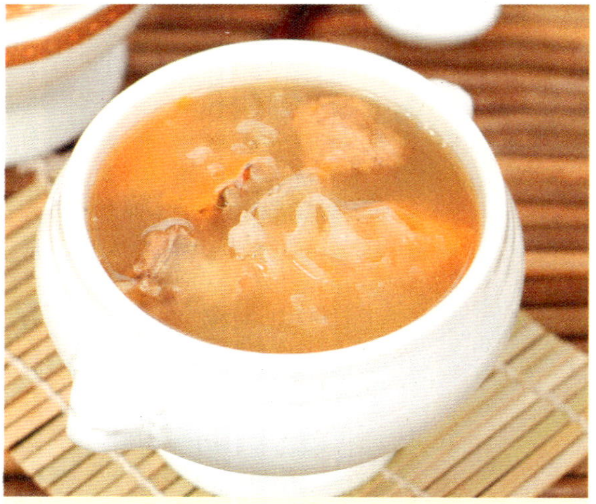

对症食疗 木瓜银耳猪骨汤

●材料 木瓜100克，银耳10克，猪骨150克

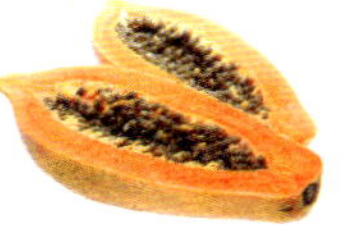

●调料 盐3克，生油4克

●做法

①木瓜去皮，洗净，切块；银耳洗净，泡发撕片；猪骨洗净，斩块。

②热锅入水烧开，下入猪骨，煲尽血水，捞出洗净。

③将猪骨、木瓜放入瓦煲，注入水，大火烧开后下入银耳，改用小火炖煮2小时，加盐、生油调味即可。

●食疗功效

木瓜中含有多种营养成分，营养价值较高，有补脾健胃、补肾壮腰的作用，对肾虚腰痛者有一定帮助；银耳中含有丰富的蛋白质和维生素，具有滋阴补肾、润肺止咳、消除疲劳的功效。本品有保护肾脏的作用，适合慢性肾衰竭患者食用。

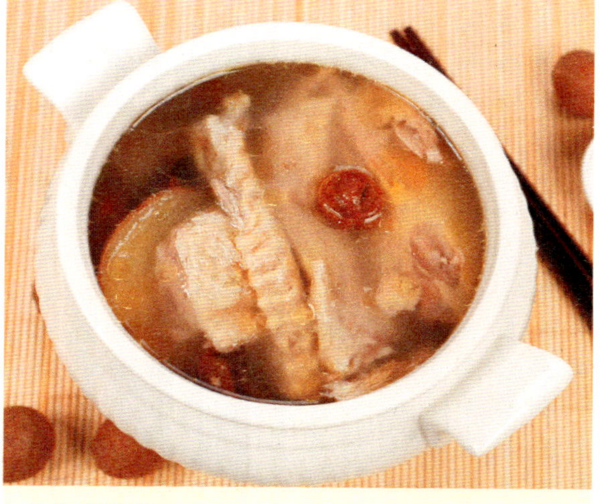

对症食疗 桂圆干老鸭汤

●材料 老鸭500克，桂圆干20克，生姜少许

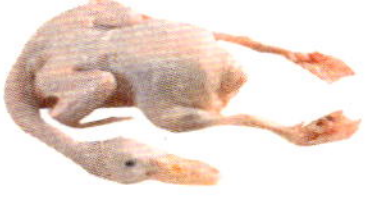

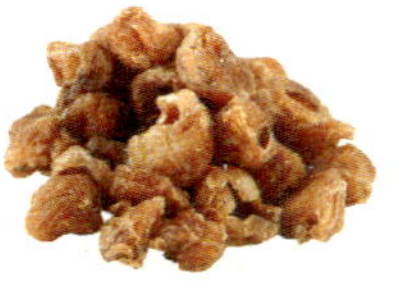

●调料 盐4克，鸡精2克

●做法

①老鸭去毛和内脏洗净，切件，入沸水锅氽水；桂圆干去壳；生姜洗净，切片。

②将老鸭肉、桂圆干、生姜放入锅中，加入适量清水，以小火慢炖。

③待桂圆干变得圆润之后，调入盐、鸡精即可。

●食疗功效

鸭肉的营养丰富，具有滋润五脏、清热补血、养胃生津、利水消肿的功效，对肾病体虚的人有一定作用；桂圆的营养价值很高，具有补肾安神的作用，适用于肾脏疾病。本品有很好的滋补作用，有助于缓解肾脏不适，慢性肾衰竭患者常食有益。

对症食疗 蒜泥黄瓜片

●材料 黄瓜300克，大蒜20克

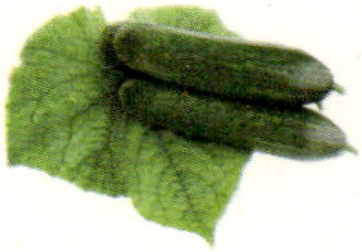

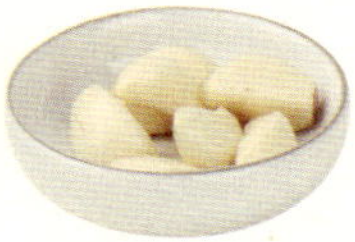

●调料 盐3克，味精1克，醋6克，生抽10克，香油12克

●做法

①黄瓜洗净，切成连刀片；大蒜洗净，切末。

②将黄瓜摆入盘中。

③将盐、味精、醋、生抽、香油与蒜末调成汁，浇在黄瓜上面即可。

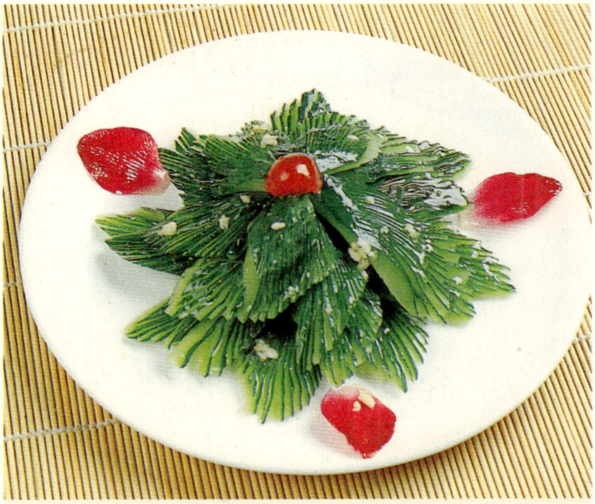

●食疗功效

黄瓜中含有较多水分，还含有多种维生素和矿物质元素，具有利尿通便、清热解毒的作用，有利于保护肾脏；大蒜有消炎除菌、消毒止痛的作用，有利于缓解肾脏的不适症状。本品能补充多种营养，适用于慢性肾衰竭患者。

对症食疗 蜂蜜蒸萝卜

●材料 白萝卜1个

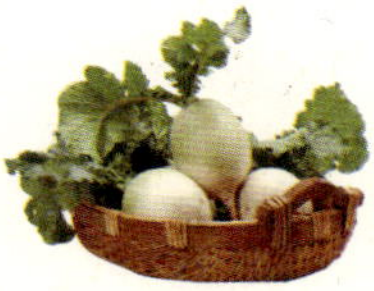

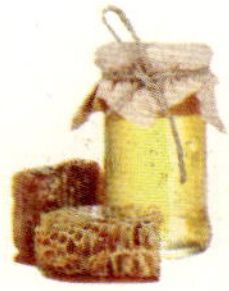

●调料 蜂蜜100克

●做法

①萝卜洗净去外皮，挖空萝卜中心的肉。

②将挖空的萝卜中装入蜂蜜，放入大瓷碗中。

③盖好，隔水蒸熟即可。

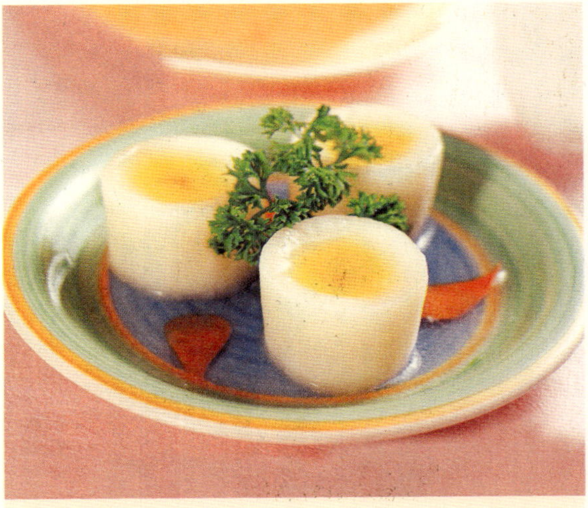

●食疗功效

蜂蜜是一种天然食品，在不过量食用的情况下，对身体的调理还是有一定作用的，能起到滋阴补虚的效果；萝卜中含有维生素、胡萝卜素、纤维素和矿物质元素等，能增强免疫力，排出毒素。本品有滋阴补虚的作用，适用于慢性肾衰患者。

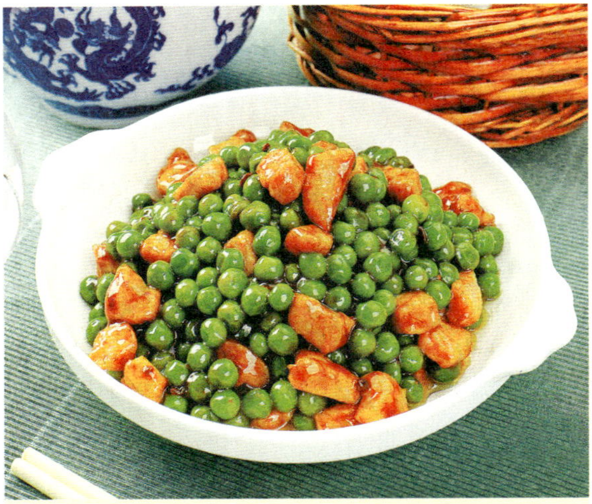

对症食疗 鸡丁豌豆

● **材料** 鸡胸脯肉100克

● **调料** 盐3克，酱油15克，蚝油10克，水淀粉、料酒、味精各适量

● **做法**

①鸡胸脯肉洗净，切丁，加酱油和料酒腌渍片刻；豌豆洗净，入沸水中焯至断生，捞出沥干。

②锅中注油烧热，下鸡丁滑炒至断生，加入豌豆，调入蚝油炒至熟透。

③加盐和味精调味，用水淀粉勾芡，炒匀即可。

● **食疗功效**

鸡肉含有蛋白质、维生素等，具有温中益气、补精填髓的功效，对肾精不足所致的小便频数、精少精冷等症有益；豌豆能增进食欲，其蛋白质和氨基酸的含量丰富，有助于增强免疫力。本品具有补中益气、补肾健脾的作用，适用于慢性肾衰竭患者。

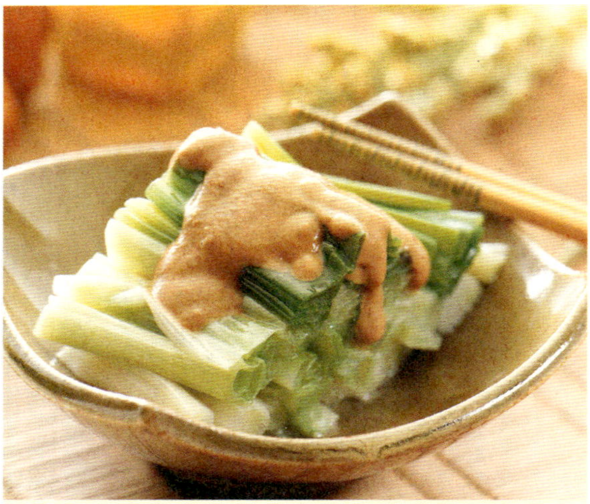

对症食疗 麻酱青葱

● **材料** 青葱500克，果糖5克

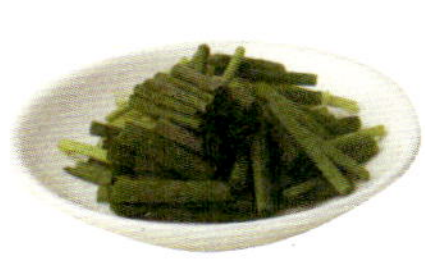

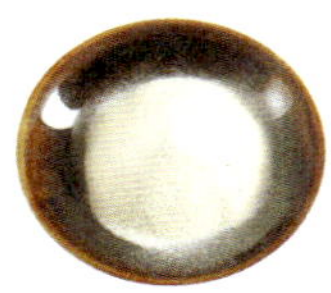

● **调料** 盐4克，芝麻酱5克，酱油5克

● **做法**

①青葱去根须，洗净，将葱白、葱青切开。

②水煮沸，加盐和几滴菜油，下葱段烫熟，捞起，轻轻拧干后切长段，盛盘。

③芝麻酱加酱油、果糖和少许温水拌匀，淋在葱上即成。

● **食疗功效**

用黑芝麻做成的麻酱，含有蛋白质和多种维生素、矿物质元素，具有补肝益肾的作用，对肾病患者能起到补肾益精、润肠通便的作用。葱具有除菌杀毒的作用，对肾功能能起到一定的促进作用。本品能补充营养，帮助慢性肾衰竭患者保护肾脏。

对症食疗 洋葱炖猪排

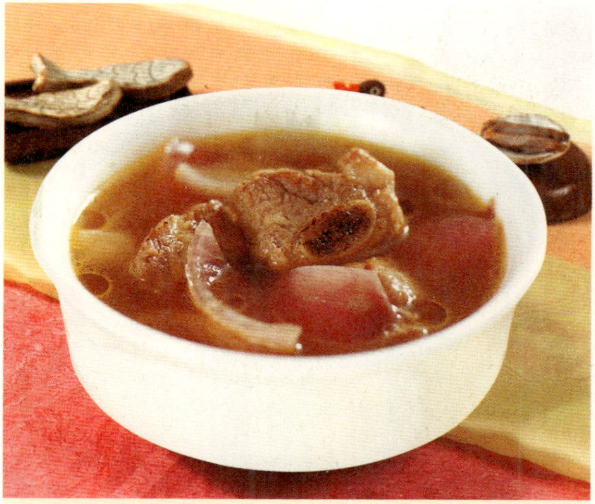

●材料 猪排骨750克，洋葱250克

●调料 姜丝、白糖各5克，盐、胡椒粉、味精各适量，酱油10克，植物油50克

●做法

①将洋葱洗净切成块后，和洗净切块的排骨放在一起，加酱油、胡椒粉、味精、姜、盐腌15~30分钟。

②平底锅放油，油热后将排骨煎至八成熟。

③换炒锅放油，放入洋葱爆香后，倒入排骨及腌排骨的汁，加水，用小火炖20分钟后，放白糖煮入味后出锅。

●食疗功效

洋葱的营养丰富，具有消炎抑菌、利尿止泻等作用，能保护前列腺，是壮阳佳品；猪肉含有蛋白质和维生素等，有滋养脏腑、滋阴养胃、强身健体的功效，对肾病引起的体虚和乏力等症有益。本品有保护肾脏的作用，适合慢性肾衰竭患者食用。

对症食疗 菠萝烤鸭

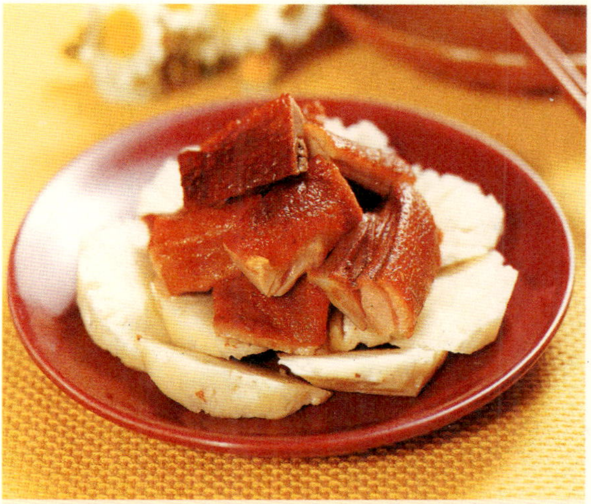

●材料 挂炉烤鸭1只，菠萝1个

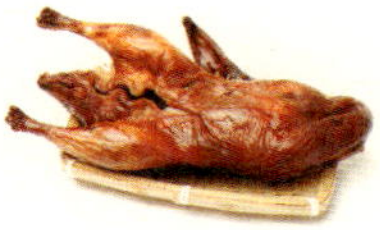

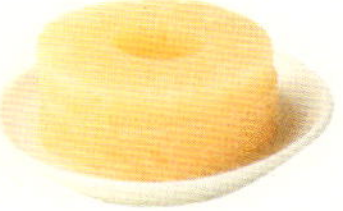

●调料 盐、酱油、醋、芥末、香油各适量

●做法

①用芥末、酱油、醋、盐、香油兑成汁。

②把烤鸭剁成4厘米长、3厘米宽的长方块，码入盘内，菠萝去皮，洗净切成扇块。

③菠萝扇块围在鸭子周围；再将兑好的汁浇在鸭子上即成。

●食疗功效

菠萝中含有一种叫“菠萝朊酶”的物质，能分解蛋白质，促进局部血液循环，有健胃消食、补脾养肾的作用；鸭肉能补充人体必需的多种营养成分，具有滋润五脏、补血行水、养胃生津、利水消肿的功效。本品适合慢性肾衰竭患者食用。

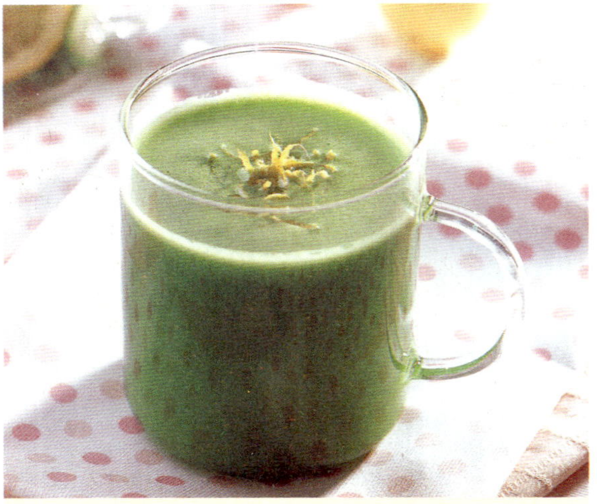

对症食疗

黄瓜柠檬汁

●**材料** 黄瓜200克，温开水100克，柠檬1/2个

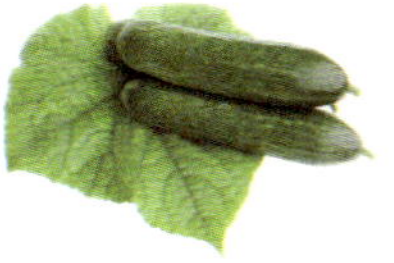

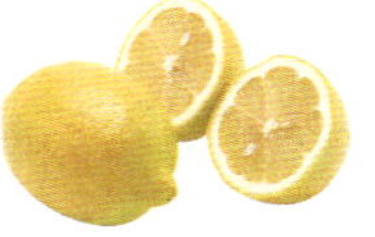

●**调料** 白糖适量

●**做法**

1 黄瓜洗净去皮，切成小块。

2 柠檬洗净切块，榨汁。

3 用榨汁机挤压出黄瓜汁，再加柠檬汁、水、白糖拌匀即可。

●**食疗功效**

黄瓜中含有较多水分，能滋补营养，起到滋阴补虚、清热消炎、利尿解毒的作用；柠檬中含有多种维生素，有助于增强免疫力。本品适当饮用，有利于促进慢性肾衰竭患者的食欲，缓解不适症状。

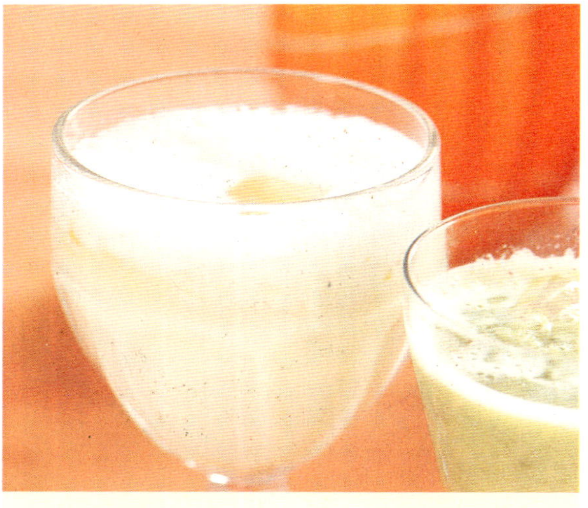

对症食疗

酸甜柠檬浆

●**材料** 柠檬1/2个，豆浆180克

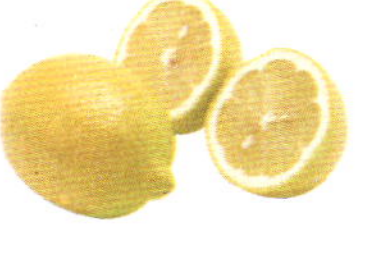

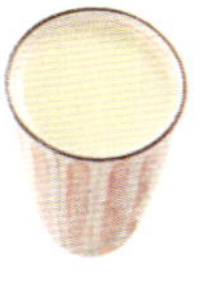

●**调料** 蜂蜜适量，冰块少许

●**做法**

1 将柠檬洗净，横切后放入榨汁机中榨出汁。

2 将豆浆和蜂蜜倒入果汁机中搅拌，再放入玻璃杯中，然后加入少许冰块及柠檬汁，混合均匀即可。

●**食疗功效**

柠檬中富含维生素B_1、维生素B_2、维生素C和维生素P，具有很强的抗氧化作用，对身体的新陈代谢有益，具有生津解暑、抗菌消炎、增强免疫力的作用，适用于肾病患者。本品有助于补充营养，缓解慢性肾衰竭患者的不适症状。

PART

3

常见养肾食材

◎ 合理的营养是健康的物质基础，而日常的饮食是摄入合理营养的重要途径，尤其对于肾病患者而言，若要滋阴、补肾、补血等，则要侧重于食疗，因为饮食养生乃是滋补肝肾的最佳选择。本章详细介绍了适合肾病患者的各类食物，包括蔬菜类、菌菇类、肉禽类、水产类、杂粮坚果类以及水果类等，选择适合有益于肾的食物，是远离肾病的开始。

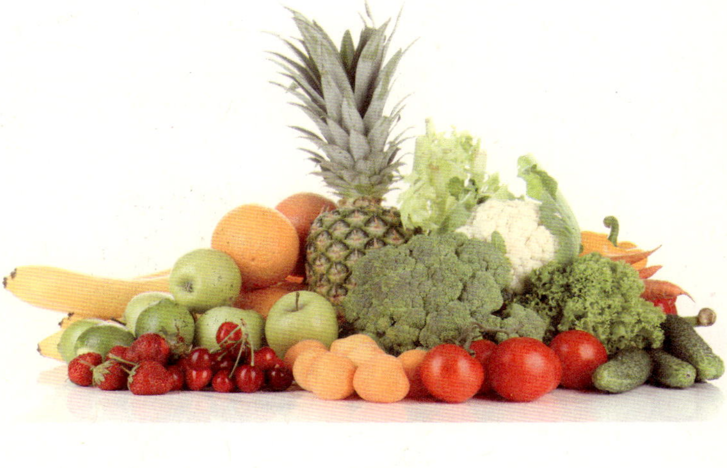

蔬菜类

●大部分新鲜蔬菜中都含有丰富的维生素A、B族维生素和维生素C，适用于尿路结石、尿路感染、肾病综合征等肾病。

山药 ……【蔬菜类】

养肾功效	作为高营养食品，山药中含有大量淀粉及蛋白质、B族维生素、维生素C、维生素E、葡萄糖等，具有健脾、补肺、固肾、益精等多种功效。并且对肺虚咳嗽、脾虚泄泻、肾虚遗精、消渴多饮及小便频繁等症，都有一定的疗补作用。
相宜搭配	✓山药+胡萝卜 ▶ 美容养颜 ✓山药+黑木耳 ▶ 营养丰富 ✓山药+玉米 ▶ 增强人体免疫力 ✓山药+羊肉 ▶ 补脾健胃
禁忌搭配	⊗山药+鹿肉 ▶ 会生涩、容易引起便秘 ⊗山药+鲫鱼 ▶ 不利于营养物质的吸收 ⊗山药+黄瓜 ▶ 降低营养价值 ⊗山药+菠菜 ▶ 降低营养价值
不宜人群	山药有收涩的作用，故大便燥结者不宜食用。

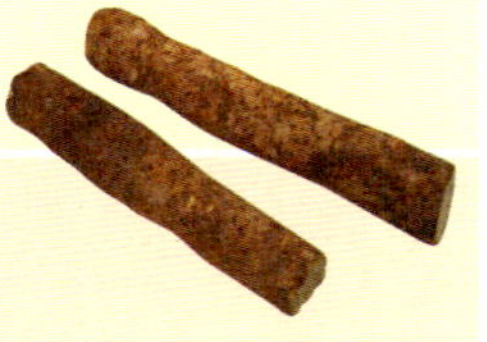

养肾菜例 冰脆山药片

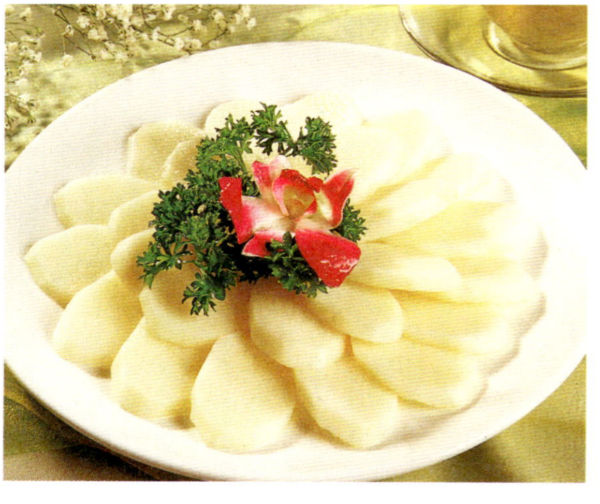

●**材料** 山药400克

●**调料** 白糖10克

●**做法**

①山药去皮洗净，切成片。

②锅内注水，旺火烧开后，将山药片放入开水中焯一下，捞出排入盘中。

③撒上白糖，放入冰箱中冰镇后取出即可。

冬瓜 【蔬菜类】

养肾功效	冬瓜性微寒，味甘、淡，入肺、膀胱、肾经，具有利尿消肿功效。夏季多吃些冬瓜，不但解渴消暑、利尿，还可使人免生疔疮。因其利尿，且含钠极少，所以是肾脏病、慢性肾炎水肿患者食疗佳品，可有效辅助治疗慢性肾炎。
相宜搭配	冬瓜+海带 ▶ 降低血压 冬瓜+芦笋 ▶ 降低血脂 冬瓜+火腿 ▶ 缓解小便不爽 冬瓜+甲鱼 ▶ 润肤、明目
禁忌搭配	冬瓜+鲫鱼 ▶ 导致身体脱水 冬瓜+醋 ▶ 降低营养价值 冬瓜+红小豆 ▶ 身体脱水
不宜人群	因冬瓜性寒，故久病不愈者与阴虚火旺、脾胃虚寒、易泄泻者慎食。

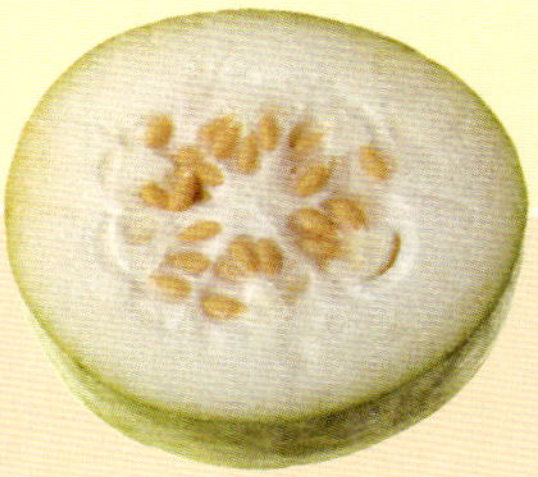

养肾菜例 海米冬瓜

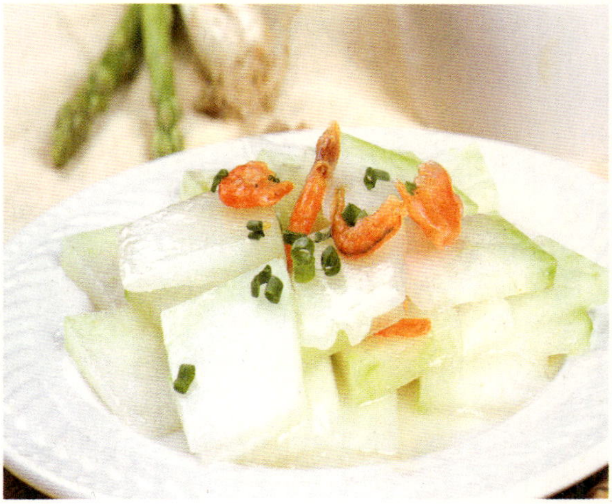

材料 冬瓜500克，海米50克

调料 料酒、水淀粉各适量，葱花10克，盐、鸡精各少许

做法

①冬瓜削去外皮，去瓤、籽，洗净切片；海米用温水泡软。

②锅内加油，爆香海米，加入适量水、鸡精、料酒、盐，烧开后放入冬瓜片，烧至冬瓜入味后用水淀粉勾芡即可。

芦笋 【蔬菜类】

养肾功效	芦笋所含蛋白质、碳水化合物、多种维生素和微量元素的质量优于普通蔬菜。经常食用，对心脏病、肾脏病、肾炎、疲劳症、水肿、膀胱炎、排尿困难等病症有一定的疗效。芦笋有清热解毒、生津利水之效。
相宜搭配	✓芦笋+百合 ▶ 抗癌 ✓芦笋+猪肉 ▶ 有利于维生素B_{12}的吸收 ✓芦笋+色拉 ▶ 排毒养颜 ✓芦笋+虾仁 ▶ 醒脑提神，利尿润肺
禁忌搭配	✗芦笋+巴豆 ▶ 引起腹泻 ✗芦笋+羊肉 ▶ 导致腹痛 ✗芦笋+羊肝 ▶ 降低营养价值
不宜人群	患有痛风者不宜多食。

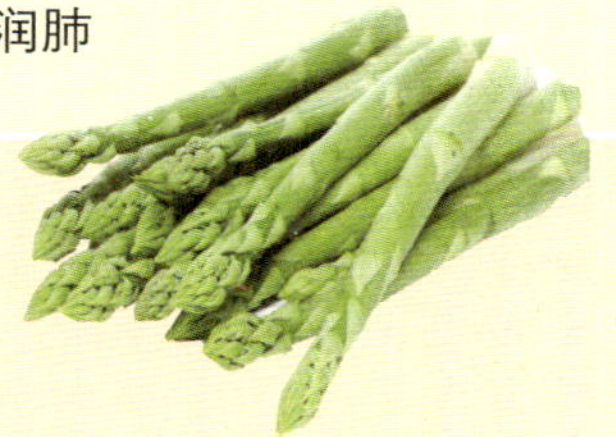

养肾菜例 清炒芦笋

●**材料** 芦笋350克

●**调料** 盐3克，鸡精2克，醋5克

●**做法**

①将芦笋洗净，沥干水分。

②炒锅加入适量油烧至七成热，放入芦笋翻炒，放入适量醋炒匀。

③最后调入盐和鸡精，炒入味后即可装盘。

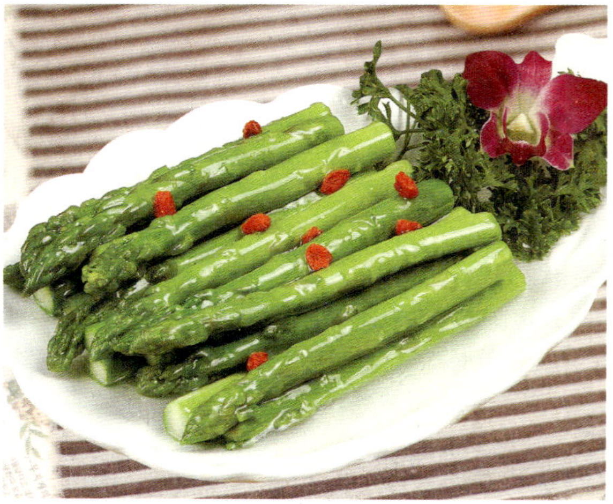

韭菜【蔬菜类】

养肾功效	韭菜性温，味辛，入肾、胃经，具有温肾助阳、温中开胃、散瘀的功效。常食可以补肝肾、健腰膝、补阳固精，主治肾病所致的肾阳虚衰，阳痿遗精或遗尿、腰膝酸软。
相宜搭配	韭菜+黄豆芽 ▶ 排毒瘦身 韭菜+豆腐 ▶ 缓解便秘 韭菜+鸡蛋 ▶ 补肾、止痛 韭菜+绿豆芽 ▶ 通便补虚
禁忌搭配	韭菜+蜂蜜 ▶ 导致腹泻 韭菜+菠菜 ▶ 引起腹泻 韭菜+白酒 ▶ 容易上火 韭菜+牛奶 ▶ 影响钙的吸收
不宜人群	消化不良、肠胃功能较弱者，眼疾、胃病患者不宜食用。

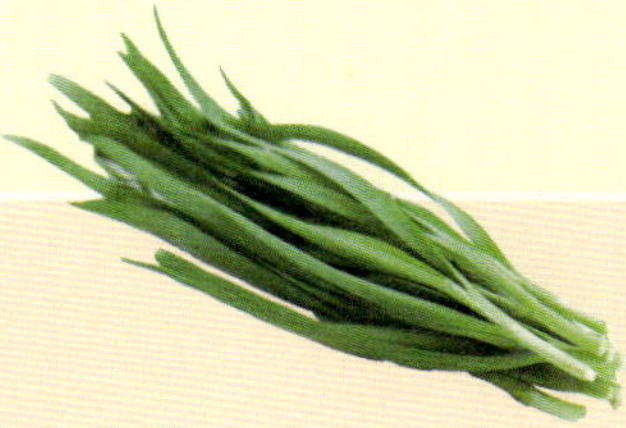

养肾菜例 韭菜炒鸡蛋

●**材料** 鸡蛋4个，韭菜150克

●**调料** 盐3克，味精1克

●**做法**

①韭菜洗净，切成碎末备用。

②鸡蛋打入碗中，搅散，加入韭菜末、盐、味精搅匀备用。

③锅置火上，注入油，将备好的鸡蛋液入锅中煎至两面金黄色即可。

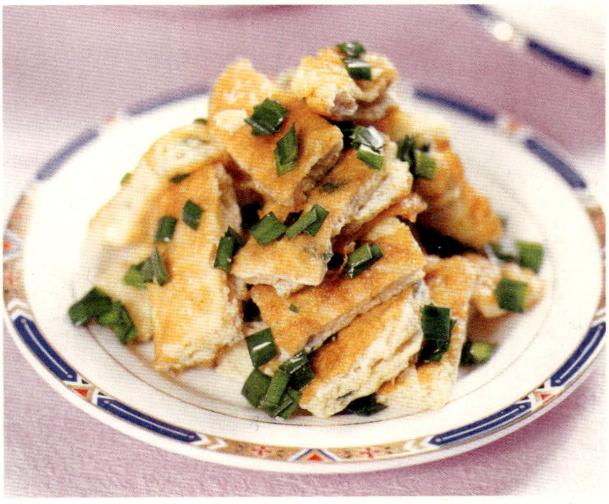

花菜 【蔬菜类】

养肾功效	花菜营养丰富，质体肥厚，蛋白、微量元素、胡萝卜素含量均丰富，所含的多种维生素、纤维素、胡萝卜素、微量元素硒都对补肾强身有益。花菜性平味甘，有强肾壮骨、补脑填髓、健脾养胃作用。常食还可提高机体的免疫力。
相宜搭配	花菜+蚝油 ▶ 健脾开胃 花菜+辣椒 ▶ 防癌抗癌 花菜+香菇 ▶ 降低血脂 花菜+西红柿 ▶ 降压降脂 花菜+蜂蜜 ▶ 润肺止咳
禁忌搭配	花菜+猪肝 ▶ 阻碍营养物质的吸收 花菜+牛肝 ▶ 不利身体健康 花菜+牛奶 ▶ 降低营养价值 花菜+豆浆 ▶ 降低营养价值
不宜人群	尿路结石者不宜食用花菜。

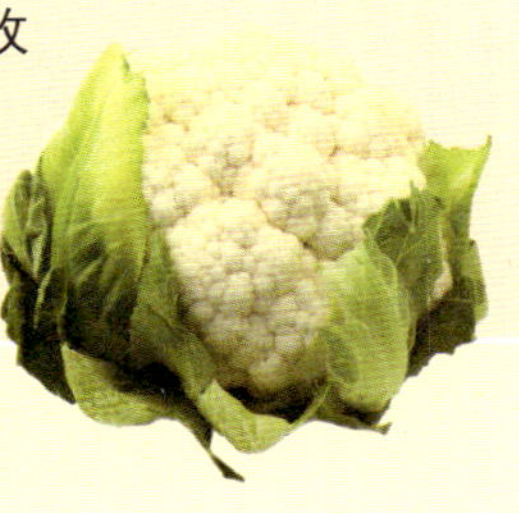

养肾菜例 花菜炒西红柿

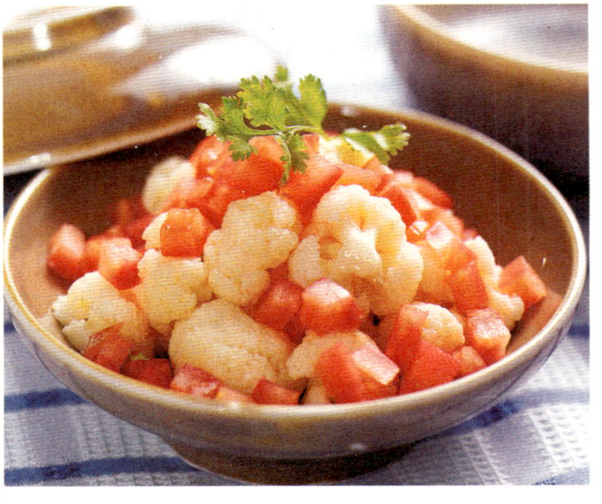

●**材料** 花菜250克，西红柿200克，香菜段10克

●**调料** 植物油4克，盐、鸡精适量

●**做法**

①花菜洗净切成小朵，汆水，沥水干；西红柿洗净，切丁。

②锅中加入植物油烧至六成热，将花菜和西红柿丁放入锅中翻炒至熟。

③最后调入适量盐、鸡精，盛盘，撒上香菜段即可。

西蓝花 【蔬菜类】

养肾功效	西蓝花中的营养成分，不仅含量高而且十分全面，主要包括蛋白质、碳水化合物、脂肪、矿物质元素、维生素C和胡萝卜素等。西蓝花可补肾填精、健脑壮骨、补脾和胃，可缓解久病体虚、肢体痿软、耳鸣健忘、脾胃虚弱等。
相宜搭配	西蓝花+香菇 ▶ 利肠胃、壮筋骨、降血脂 西蓝花+胡萝卜 ▶ 预防消化系统疾病 西蓝花+西红柿 ▶ 防癌抗癌 西蓝花+枸杞子 ▶ 有利营养吸收
禁忌搭配	西蓝花+牛奶 ▶ 会影响钙的吸收 西蓝花+土豆 ▶ 对身体不利 西蓝花+牛肉 ▶ 降低药效
不宜人群	尿路结石者不宜食用西蓝花。

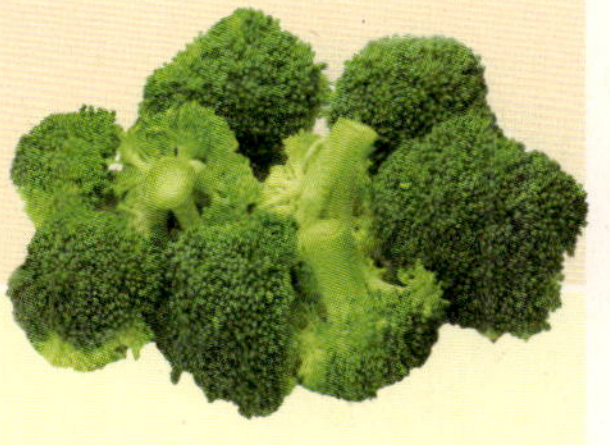

养肾菜例 西蓝花伴红豆

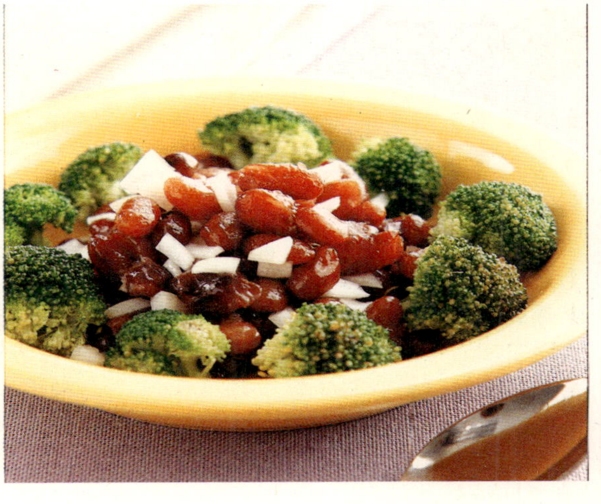

● **材料** 西蓝花250克，红豆、洋葱各100克

● **调料** 橄榄油3克，柠檬汁少许

● **做法**

①洋葱剥皮，洗净，切丁；西蓝花洗净切小朵，放入沸水中焯烫至熟，捞起；红豆泡水后入沸水中烫熟备用。

②将橄榄油、柠檬汁调成酱汁。

③将洋葱、西蓝花、红豆、酱汁混合拌匀即可。

扁豆 【蔬菜类】

养肾功效	扁豆营养丰富，富含蛋白质、脂肪、糖类、碳水化合物、粗纤维、氨基酸等，可以固肾涩精，补脾止泄，缓解腰膝痹痛、遗精、淋浊、带下、小便不禁、大便泄泻等病症。
相宜搭配	扁豆+香菇 ▶ 促进消化 扁豆+山药 ▶ 补脾益肾 扁豆+鸡肉 ▶ 添精补髓 扁豆+猪肉 ▶ 补中益气 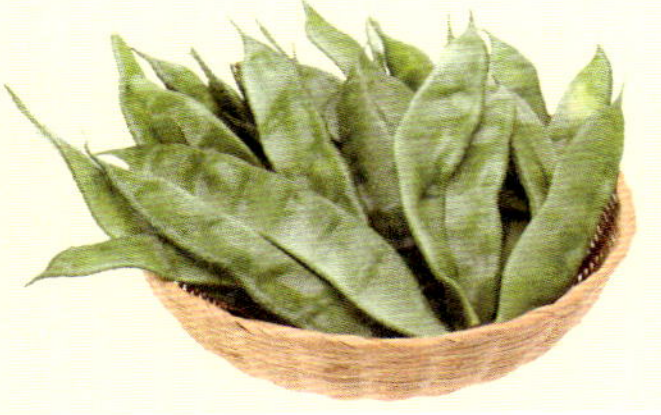
禁忌搭配	扁豆+空心菜 ▶ 生成不易被人体吸收的物质 扁豆+柿子 ▶ 破坏营养 扁豆+蛤蜊 ▶ 腹痛、腹泻
不宜人群	尿路结石者忌食扁豆。

养肾菜例 蒜香扁豆

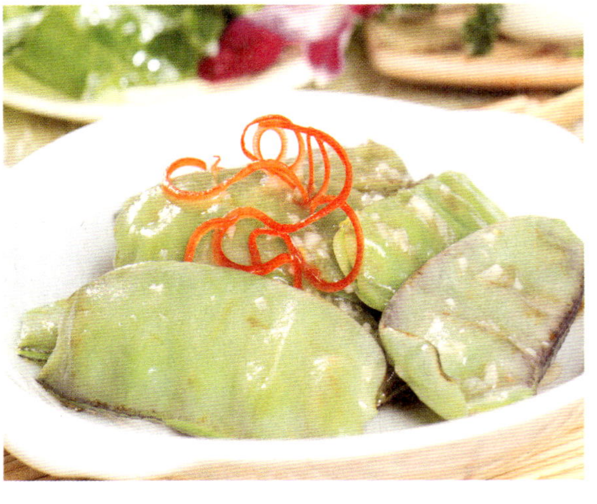

●材料 扁豆350克，蒜泥50克

●调料 盐、味精各适量

●做法

①扁豆洗净，去掉筋，整条截一刀，入沸水中稍焯。

②锅内放入少许油烧热，下入蒜泥煸香。

③加入扁豆同炒，放入盐、味精炒至断生即可。

生菜【蔬菜类】

养肾功效	生菜是一种高蛋白、低脂肪、低胆固醇、多维生素的菜肴，具有清肝利胆、滋阴补肾、增白皮肤、减肥健美的作用，对目赤肿痛、肺热咳嗽、消渴、脾虚腹胀等也有一定的食疗作用。
相宜搭配	✓生菜+海带 ▶ 促进铁的吸收 ✓生菜+鸡蛋 ▶ 滋阴润燥，清热解毒 ✓生菜+豆腐 ▶ 减肥健美 ✓生菜+猪肝 ▶ 全面补充营养
禁忌搭配	⊗生菜+积雪草 ▶ 影响积雪草的药效 ⊗生菜+李子 ▶ 对身体不利 ⊗生菜+虾 ▶ 对身体不利
不宜人群	生菜性寒凉，尿频、胃寒者应少吃。

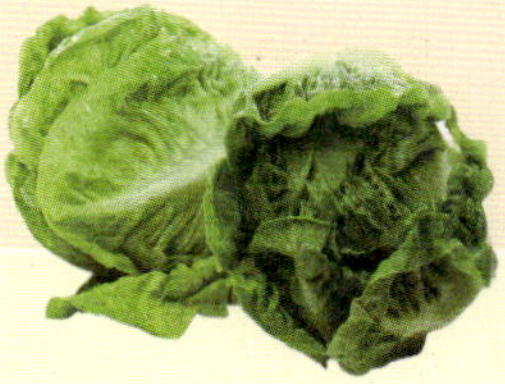

养肾菜例 蒜蓉生菜

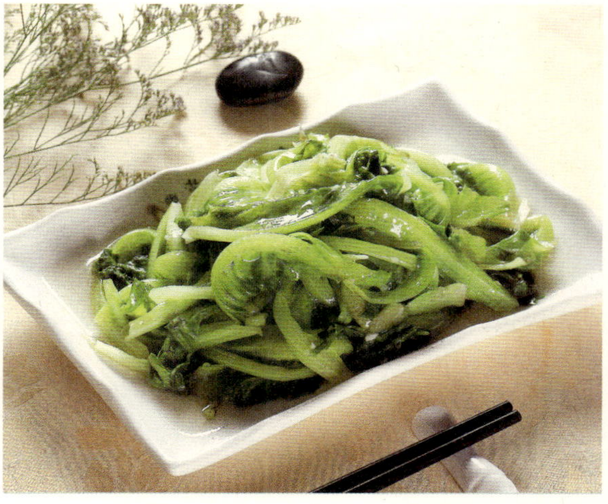

●**材料** 生菜500克，蒜蓉10克

●**调料** 盐、味精、鸡精各适量

●**做法**

①将生菜清洗干净。

②将炒锅洗净，加适量水，放入盐、植物油，下生菜汆水，捞出再用冷水冲凉。

③在锅内下适量油，烧热油，下入蒜蓉炒香后，下入生菜、盐、味精、鸡精，炒熟后起锅装入盘内即可。

洋葱 【蔬菜类】

养肾功效	洋葱具有消炎抑菌、利尿止泻等多重作用，更是目前所知道的唯一含前列腺素的植物，能保护前列腺。它不但享有“菜中皇后”的美称，也是壮阳佳品。
相宜搭配	洋葱+鸡蛋 ▶ 有利于维生素C和维生素E的吸收 洋葱+火腿 ▶ 防止有害物质生成 洋葱+大蒜 ▶ 抗癌
禁忌搭配	洋葱+蜂蜜 ▶ 伤眼睛 洋葱+癞蛤蟆 ▶ 食则死亡 洋葱+海产品 ▶ 影响消化吸收
不宜人群	凡有皮肤瘙痒性疾病、患有眼疾以及胃病、肺胃发炎者要少吃。洋葱辛温，热病患者应慎食。

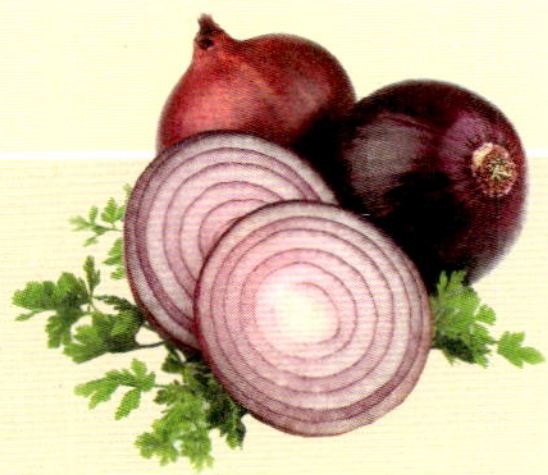

养肾菜例 洋葱炒芦笋

● **材料** 洋葱150克，芦笋200克

● **调料** 盐3克，味精少许

● **做法**

①芦笋洗净，切成斜段；洋葱洗净，切成片。

②锅中加水烧开，下入芦笋段稍焯后捞出沥水。

③锅中加油烧热，下入洋葱片炒香后，再下入芦笋段稍炒，加入盐和味精炒匀即可。

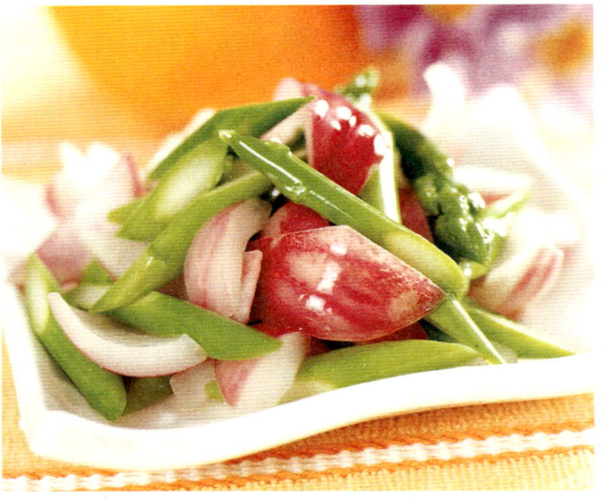

茼蒿【蔬菜类】

养肾功效	茼蒿含有多种氨基酸、脂肪、蛋白质及较高量的钠、钾等矿物盐，能调节体内水液代谢，通利小便，清除水肿。茼蒿还含有一种挥发性的精油，以及胆碱等物质，具有降血压、补肾的作用。
相宜搭配	✓茼蒿+肉类 ▶ 帮助充分吸收维生素 ✓茼蒿+猪心 ▶ 开胃健脾，降压补脑 ✓茼蒿+鸡蛋 ▶ 帮助充分吸收维生素A
禁忌搭配	⊗茼蒿+草鱼 ▶ 易引起消化不良 ⊗茼蒿+醋 ▶ 降低营养价值 ⊗茼蒿+胡萝卜 ▶ 破坏维生素C
不宜人群	茼蒿辛香滑利，胃虚泄泻者不宜多食。

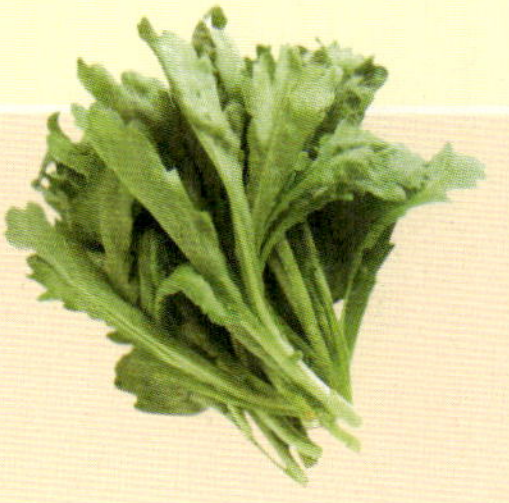

养肾菜例 素炒茼蒿

●**材料** 茼蒿500克，蒜蓉10克

●**调料** 盐3克，鸡精1克

●**做法**

①将茼蒿洗净，切段。

②油锅烧热，放入蒜蓉爆香，倒入茼蒿快速翻炒至熟。

③最后调入盐和鸡精调味，出锅装盘即可。

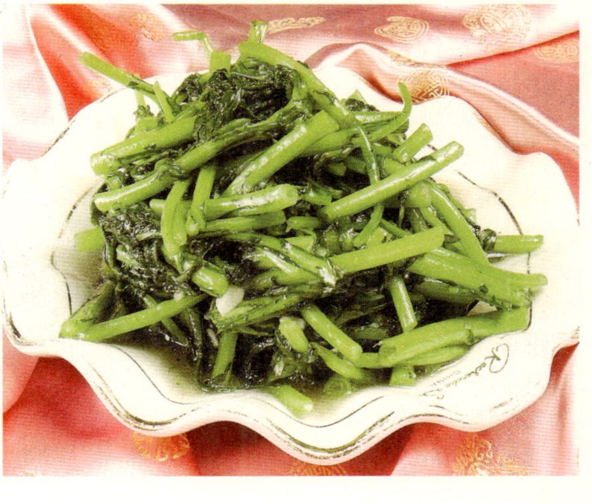

苦瓜 【蔬菜类】

养肾功效	苦瓜性寒，味苦，入肝、肾经，具有补肾健脾、解毒泻火的功效。而且苦瓜所含的蛋白质、脂肪、碳水化合物、维生素在瓜类蔬菜中含量较高，常食有养血益气、滋肝明目的作用，可用于辅助治疗脾虚久泻、肾病遗精、遗尿等症。
相宜搭配	✓苦瓜+茄子 ▶ 清心明目、益气壮阳、延缓衰老 ✓苦瓜+洋葱 ▶ 提高免疫力 ✓苦瓜+猪肝 ▶ 清热解毒、补肝明目 ✓苦瓜+瘦肉 ▶ 提高人体对铁元素的吸收
禁忌搭配	✗苦瓜+滋补药 ▶ 降低滋补效果 ✗苦瓜+排骨 ▶ 妨碍钙的吸收 ✗苦瓜+豆腐 ▶ 容易引起结石 ✗苦瓜+黄瓜 ▶ 降低营养价值
不宜人群	脾胃虚寒者及孕妇不宜食用。

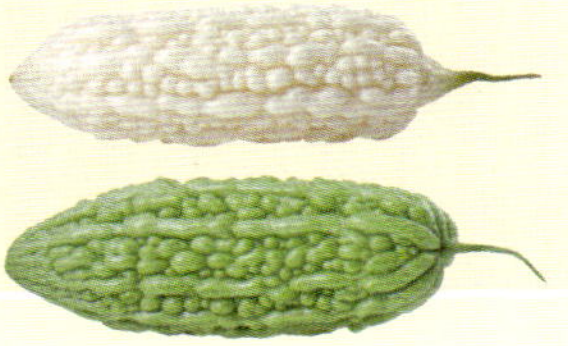

养肾菜例 苦瓜海带瘦肉汤

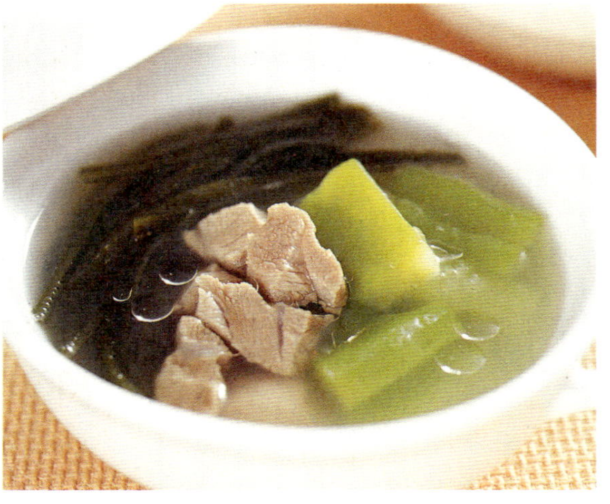

● **材料** 苦瓜150克，海带100克，猪瘦肉150克

● **调料** 盐、味精各适量

● **做法**

①将苦瓜洗净，切成两半，挖去核，切块；海带浸泡1小时，洗净；瘦肉切成小块。

②把苦瓜、瘦肉、海带放入砂锅中，加适量清水，煲至瘦肉烂熟。

③调入适量的盐、味精即可。

丝瓜 【蔬菜类】

养肾功效	丝瓜性凉，味甘，入肺、膀胱、肾经。丝瓜中还含有蛋白质、脂肪、糖类等多种营养物质，具有补肾通乳、化瘀解毒、疏肝气、行血脉、补肾益肾的功效。
相宜搭配	✓丝瓜+香菇 ▶ 清热解毒 ✓丝瓜+鸡蛋 ▶ 润肺、补肾、美肤 ✓丝瓜+毛豆 ▶ 清热祛痰，防止便秘、口臭和周身骨痛 ✓丝瓜+虾米 ▶ 润肺、补肾、美肤
禁忌搭配	✗丝瓜+白萝卜 ▶ 伤元气 ✗丝瓜+菠菜 ▶ 引起腹泻 ✗丝瓜+芦荟 ▶ 引起腹痛、腹泻 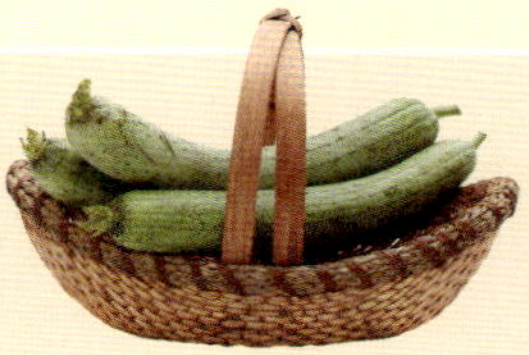
不宜人群	体虚内寒、腹泻者不宜多食。

养肾菜例 蒜蓉丝瓜

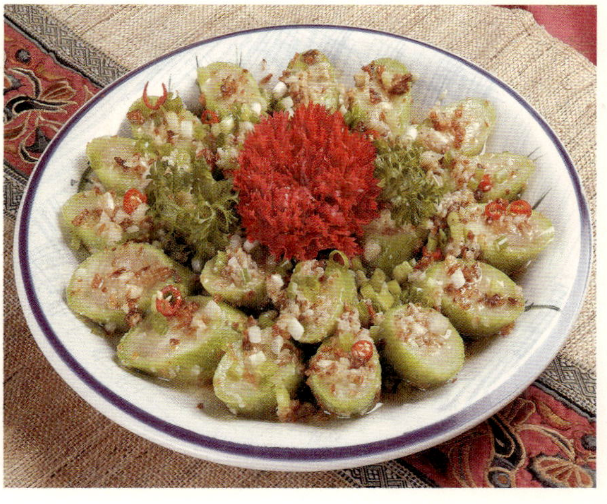

●**材料** 丝瓜500克，猪肉末100克

●**调料** 盐、葱花、蒜末、红椒圈、鸡精、酱油、醋各适量

●**做法**

①丝瓜去皮洗净，切段摆盘。

②锅下油烧热，入蒜、红椒爆香后，放入肉末略炒，加盐、鸡精、酱油、醋调味，炒至八成熟后，淋在摆好的丝瓜上，入蒸锅蒸熟即可，最后撒上葱花。

莲藕 【蔬菜类】

养肾功效	莲藕的含糖量不算很高，又含有大量的淀粉、蛋白质、维生素C和食物纤维，还有丰富的单宁酸。莲藕有健脾养胃、补肾壮骨的作用，能补肾固精、温肺定喘，又能益气养血、润燥润肠。
相宜搭配	莲藕+虾子 ▸ 可改善肝脏功能 莲藕+鳝鱼 ▸ 可起到滋阴健脾之效 莲藕+牛蒡 ▸ 可有效地排毒
禁忌搭配	莲藕+白萝卜 ▸ 生食寒性大 莲藕+菊花 ▸ 腹泻 莲藕+人参 ▸ 药性相反
不宜人群	产妇不宜过早食用莲藕。

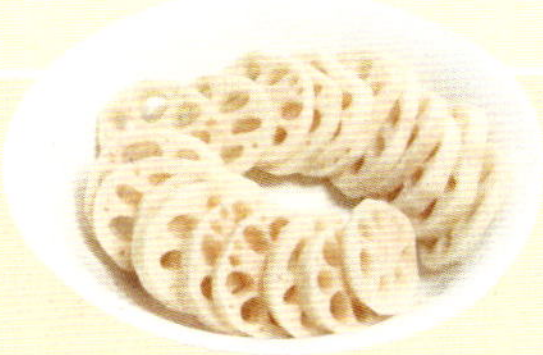

养肾菜例 莲藕菱角排骨汤

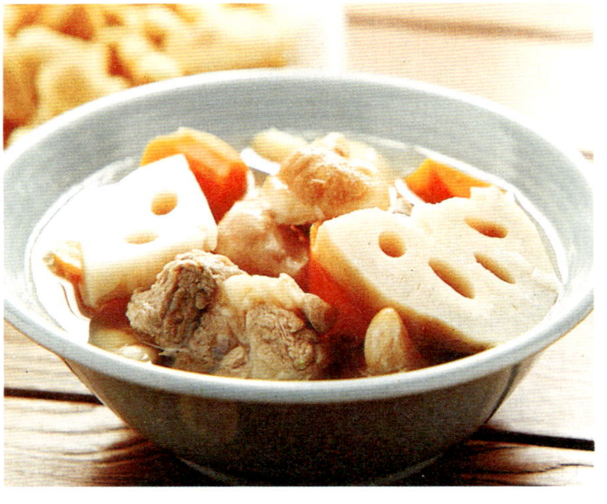

●**材料** 莲藕、菱角各300克，胡萝卜80克，排骨500克

●**调料** 盐4克

●**做法**

①排骨洗净，斩件，汆水，捞出；莲藕削去皮，洗净切块；胡萝卜洗净、切块；菱角入开水中烫熟后捞起。

②将排骨、莲藕、胡萝卜、菱角放入锅内，加水盖过原材料，以大火煮开，转小火炖40分钟，加盐调味。

胡萝卜 【蔬菜类】

养肾功效	胡萝卜具有健脾和胃、补肝明目、清热解毒、壮阳补肾、透疹、降气止咳等功效，对于肠胃不适、便秘、性功能低下以及营养不良等症状有食疗作用。肾病患者多食胡萝卜还能够增强免疫功能，补肾养肾。
相宜搭配	✓胡萝卜+香菜 ▶ 开胃消食 ✓胡萝卜+绿豆芽 ▶ 排毒瘦身 ✓胡萝卜+菠菜 ▶ 防止中风
禁忌搭配	⊗胡萝卜+白萝卜 ▶ 降低营养价值 ⊗胡萝卜+酒 ▶ 损害肝脏 ⊗胡萝卜+山楂 ▶ 破坏维生素C ⊗胡萝卜+柑橘 ▶ 降低营养价值
不宜人群	脾胃虚寒者不适宜多吃胡萝卜。

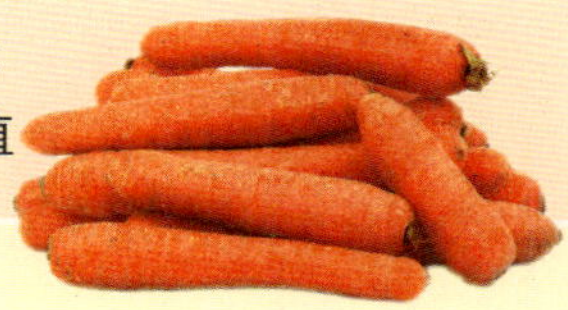

养肾菜例 胡萝卜红薯牛奶

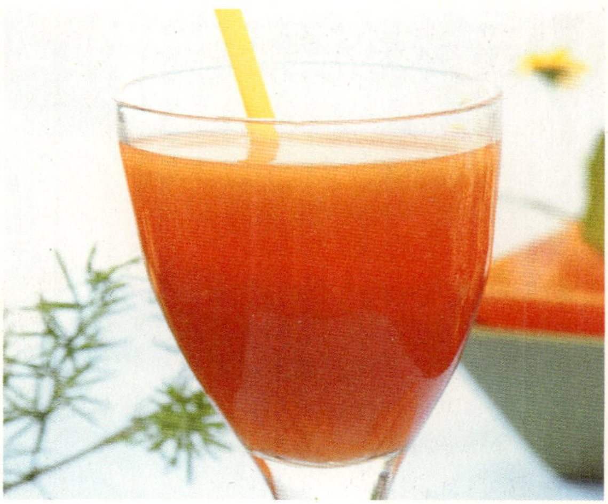

● **材料** 胡萝卜70克，红薯1个，核桃仁1克，牛奶250克

● **调料** 蜂蜜1小勺，炒过的芝麻1小勺

● **做法**

①将胡萝卜洗净，去皮，切成块；红薯洗净，去皮，切小块，均用开水焯一下。

②将所有材料放入榨汁机，一起搅打成汁即可。

菌菇类

●菌类是营养价值很丰富的一类食物，能为肾病患者补充维生素、蛋白质和矿物质元素等营养，有利于缓解病情。

香菇 ……………………【菌菇类】

养肾功效	香菇是一种高蛋白、可低脂肪的健康食品，它富含18种氨基酸，活性高、易吸收，辅助治疗脾胃虚弱、食欲减退、少气乏力。香菇性平、凉，味甘，有补肝肾、健脾胃、益智安神、美容养颜之功效。
相宜搭配	✓香菇+虾仁 ▸ 滋补强壮、消食化痰、清神降压 ✓香菇+木瓜 ▸ 消脂降压 ✓香菇+豆腐 ▸ 有利于吸收营养
禁忌搭配	⊗香菇+鹌鹑肉 ▸ 面生黑斑、长痔疮 ⊗香菇+河蟹 ▸ 易引起结石症状 ⊗香菇+西红柿 ▸ 破坏类胡萝卜素
不宜人群	脾胃寒湿、气滞者和患有顽固性皮肤瘙痒症者不宜食用。

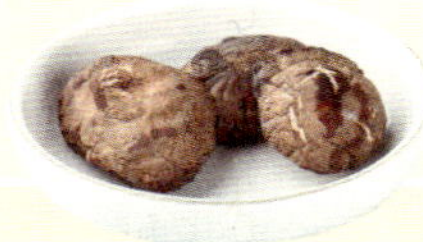

养肾菜例 玉米烧香菇

●材料 香菇75克，玉米粒50克，青椒末、红椒末各50克

●调料 盐、米酒、高汤各适量

●做法

①玉米粒洗净备用。

②香菇洗净，用温水泡发后去梗。

③炒锅上火注油烧热，放入玉米粒、香菇、盐和高汤烧至五成熟，加入青、红椒翻炒至熟，烹入米酒即可。

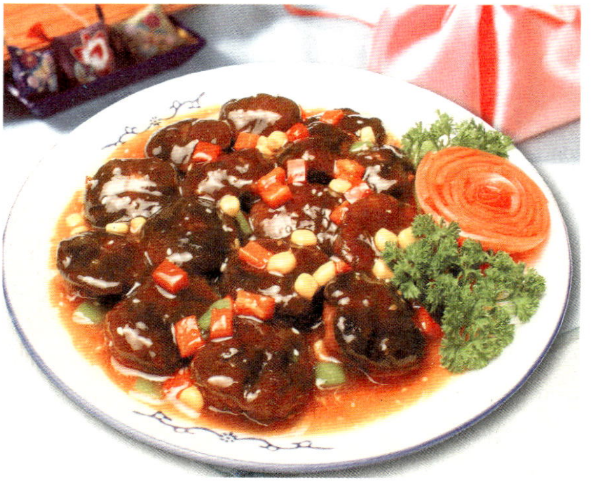

草菇【菌菇类】

养肾功效	草菇的维生素C含量高，能促进人体新陈代谢，提高机体免疫力。它还具有解毒作用，可以补血脉，滋肾固精，助消化，止泻，敛虚汗。
相宜搭配	草菇+豆腐 ▶ 降压降脂 草菇+虾仁 ▶ 补肾壮阳 草菇+毛豆 ▶ 增强抵抗力
禁忌搭配	草菇+驴肉 ▶ 易引起心绞痛 草菇+西红柿 ▶ 破坏类胡萝卜素 草菇+绿豆 ▶ 对身体不利
不宜人群	草菇性寒，平素脾胃虚寒之人忌食。

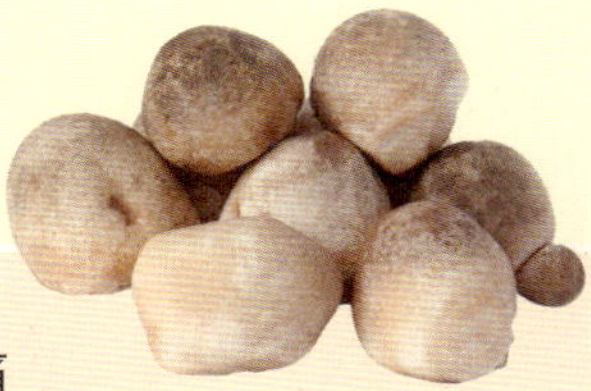

养肾菜例 鲍汁草菇

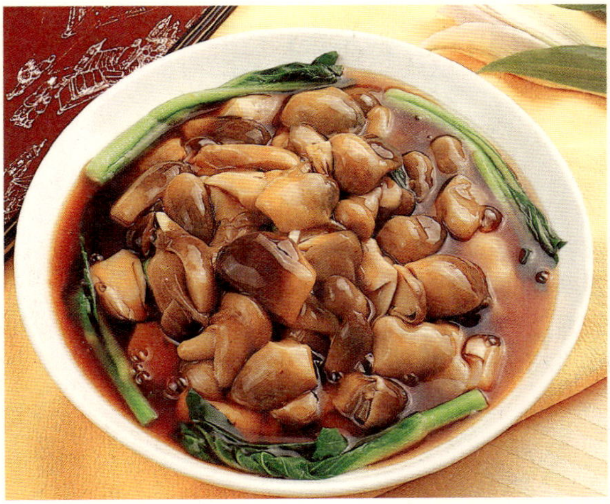

●材料 鲍汁、草菇各200克，菜心50克

●调料 盐2克，老抽10克，糖15克

●做法

①草菇洗净，对剖开，用沸水焯过后，晾干备用；菜心洗净。

②油烧热，入草菇翻炒，加入盐、老抽、糖翻炒至汤汁收干时，入鲍汁以小火焖煮，煮至汤汁收浓时，下菜心稍炒后起锅装盘即可。

银耳 ……【菌菇类】

养肾功效	银耳，也叫白木耳，有“菌中之冠”的美称，含有丰富的蛋白质和维生素，具有很高的营养价值。此外，还具有润肺止咳、补肾强心、消除疲劳等功效。银耳能滋阴补肾，提神补气，常吃可以祛除脸部黄褐斑、雀斑，使皮肤有光泽红润，效果堪比燕窝。
相宜搭配	✓银耳+木瓜 ▶ 美容美体 ✓银耳+冰糖 ▶ 滋补 ✓银耳+百合 ▶ 治疗失眠 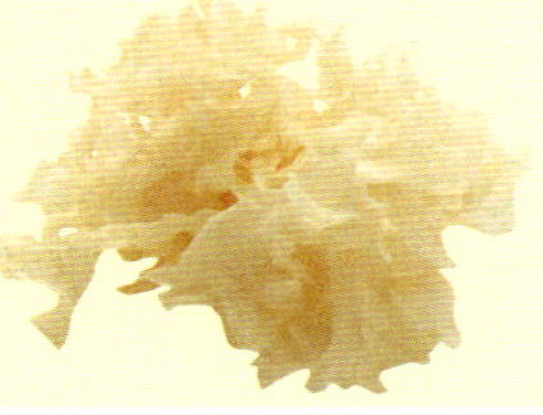
禁忌搭配	✗银耳+菠菜 ▶ 形成难溶性化合物 ✗银耳+蛋黄 ▶ 形成难溶性化合物 ✗银耳+动物肝脏 ▶ 形成难溶性化合物
不宜人群	外感风寒、出血症患者慎用。

养肾菜例 山楂银耳豆浆

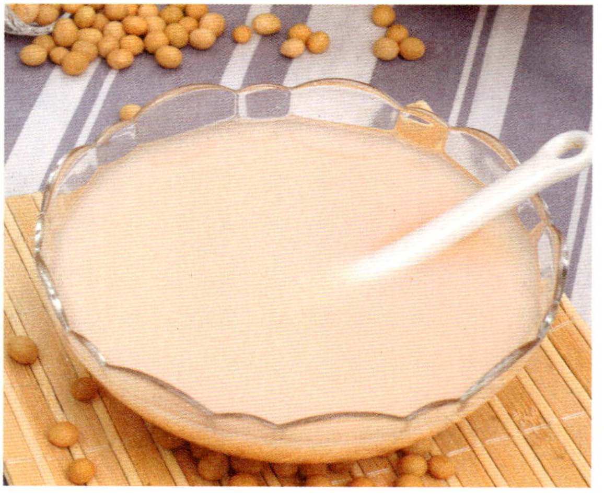

●材料 黄豆60克，山楂40克，银耳20克

●做法

①黄豆用清水泡软，捞出洗净；山楂洗净，去核切粒；银耳泡发洗净。

②将上述材料放入豆浆机中，加适量水搅打成豆浆，烧沸后滤出即可。

黑木耳【菌菇类】

养肾功效	黑木耳含蛋白质、脂肪、糖类和钙、磷、铁等矿物质元素以及胡萝卜素、维生素B_1、维生素B_2等多种营养物质。黑木耳性平味甘，具有补气补肾、凉血止血等功效。临床常用于辅助治疗崩中漏下、痔疮出血、体虚、便秘等病症。
相宜搭配	✓木耳+春笋 ▸ 补血 ✓木耳+红枣 ▸ 补血 ✓木耳+蒜薹 ▸ 降低血脂 ✓木耳+包菜 ▸ 健胃补脑、强身生津
禁忌搭配	✗木耳+田螺 ▸ 不利于消化 ✗木耳+野鸡 ▸ 易诱发痔疮出血 ✗木耳+野鸭 ▸ 易致消化不良
不宜人群	出血性疾病、腹泻者忌食，孕妇少食。

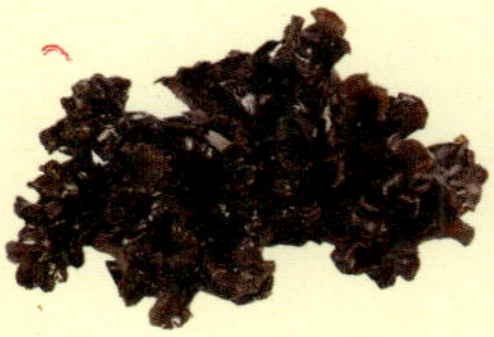

养肾菜例 鸡汁黑木耳

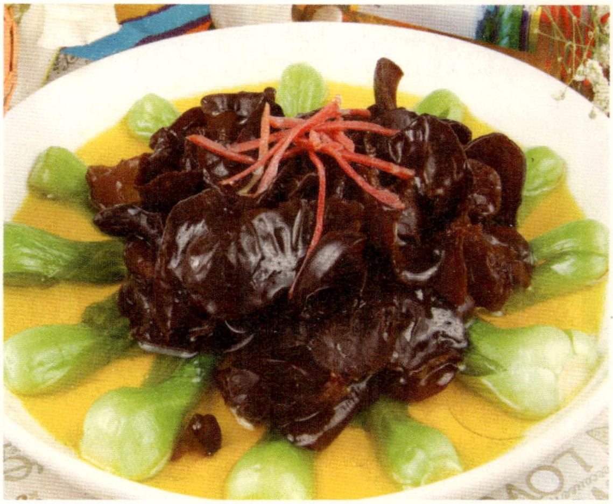

●**材料** 黑木耳150克，油菜200克，火腿少许

●**调料** 盐2克，鸡汁15克，清汤适量

●**做法**

①黑木耳泡发洗净；油菜洗净略烫；火腿切丝。

②锅内倒入清汤烧开，放入油菜、黑木耳煮熟，加盐调匀，连清汤一起倒入盘中。

③撒上火腿丝，淋上鸡汁即可。

肉禽类

●肉禽类是日常生活中的主要食物来源，含有蛋白质、脂肪、多种维生素和微量元素，有增强免疫力、养肾补虚的作用，适合肾病患者食用。

猪肉 ……………………………【肉禽类】

养肾功效	中医认为猪肉性平，味甘咸、微寒，入脾、肾经，有滋养脏腑、滑润肌肤、补中益气、滋阴养胃之功效。它营养丰富，蛋白质和胆固醇含量高，还富含维生素B_1和锌等，对肾病引起的体虚和乏力等症状有缓解功效，是人们最常食用的动物性食品。
相宜搭配	✓猪肉+蔬菜 ▶ 可预防疾病，增强体质 ✓猪肉+黑木耳 ▶ 降低心血管病发病率 ✓猪肉+海带 ▶ 止痒 ✓猪肉+竹笋 ▶ 清热化痰、解渴益气
禁忌搭配	⊗猪肉+豆类 ▶ 影响营养吸收，引起腹胀 ⊗猪肉+鲫鱼 ▶ 有损健康 ⊗猪肉+鳖肉 ▶ 引起肠胃不适
不宜人群	体胖、多痰、舌苔厚腻者慎食；猪肉的热量和脂肪含量较高，患有冠心病、高血压、高血脂者忌食肥肉；凡风邪偏盛之人忌食猪头肉。

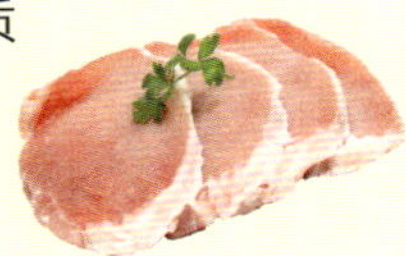

养肾菜例 猪肚菇猪肉汤

●材料 猪肚菇150克，猪肉100克

●调料 葱、姜、盐、味精、清汤各少许

●做法

①猪肉洗净，切成小方块；猪肚菇洗净撕成小条；姜洗净切片；葱洗净切花。

②锅中下清汤烧开，下入姜片、猪肉块煮熟后，加入猪肚菇。

③煮20分钟，放盐、味精，撒葱花即可。

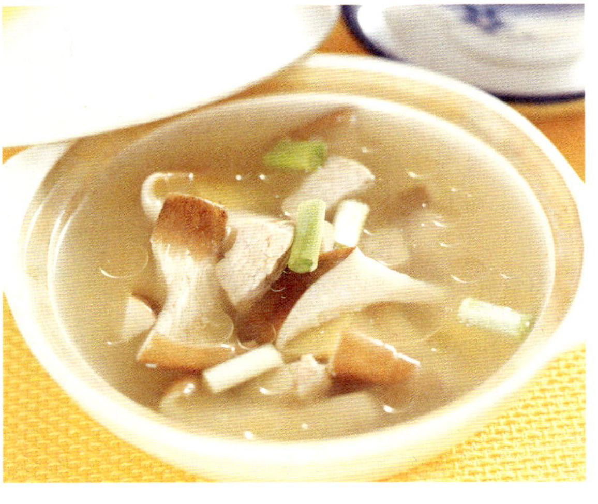

猪腰 【肉禽类】

养肾功效	猪腰含有蛋白质、脂肪、碳水化合物、钙、磷、铁和维生素等，有健肾补腰、和肾理气之功效，尤其适合肾虚热、性欲较差以及肾虚者食用。
相宜搭配	猪腰+豆芽 ▶ 滋肾润燥 猪腰+竹笋 ▶ 补肾利尿
禁忌搭配	⊗猪腰+茶树菇 ▶ 影响营养吸收
不宜人群	高血压和高血脂患者不宜食用猪腰。

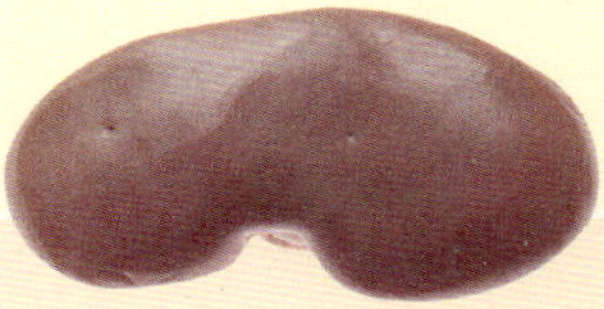

养肾菜例 醉腰花

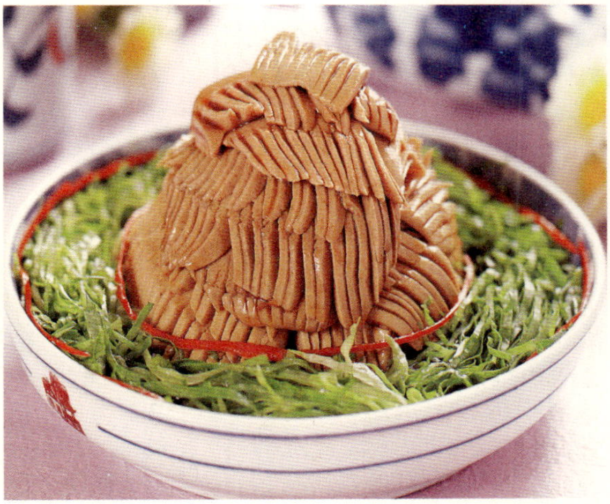

● 材料 猪腰550克，生菜丝100克

● 调料 绍酒10克，生抽5克，醋、蚝油、葱花、蒜泥各适量

● 做法

①猪腰去腰臊，切梳子花刀，洗净。

②将切好的猪腰放入沸水汆至断生，捞起，用纯净水冲凉；将所有调味料调匀，配制成醉汁。

③将腰花放入容器，浇入醉汁，用生菜丝围边即可。

乌鸡【肉禽类】

养肾功效	中医认为，乌鸡气味甘、微温、无毒，有补中止痛、滋补肝肾、益气补血、滋阴清热等功效。现代医学研究认为，乌鸡含有人体不可缺少的赖氨酸、蛋氨酸和组氨酸，有相当高的滋补药用价值，特别是富含具有极高滋补药用价值的黑色素，有滋阴、补肾、养血、填精、益肝、退热、补虚作用，能调节人体免疫功能和抗衰老。因此，乌鸡自古享有“药鸡”之称。
相宜搭配	✓乌鸡+红枣 ▶ 补血 ✓乌鸡+三七 ▶ 增强免疫力 ✓乌鸡+桃仁 ▶ 提升补锌功效 ✓乌鸡+粳米 ▶ 养阴、祛热、补中
禁忌搭配	✗乌鸡+鲫鱼 ▶ 中毒 ✗乌鸡+兔肉 ▶ 中毒 ✗乌鸡+狗肾 ▶ 引起腹痛腹泻
不宜人群	感冒发热、咳嗽多痰或湿热内蕴而见食少、腹胀者，有急性菌痢肠炎者忌食；体胖、患严重皮肤疾病者也不宜食用。

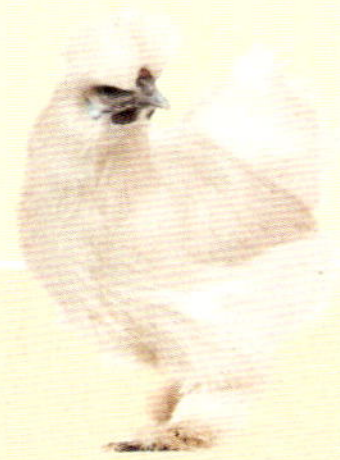

养肾菜例 百合乌鸡汤

● **材料** 乌鸡1只，生百合30枚，白粳米适量

● **调料** 葱段5克，姜4克，盐4克

● **做法**

①乌鸡洗净斩件；百合洗净；姜洗净切片；白粳米淘洗干净。

②将乌鸡放入锅中汆水，捞出洗净。

③锅中加适量清水，下入乌鸡、百合、姜片、白粳米炖煮2小时，下入葱段，加盐调味即可。

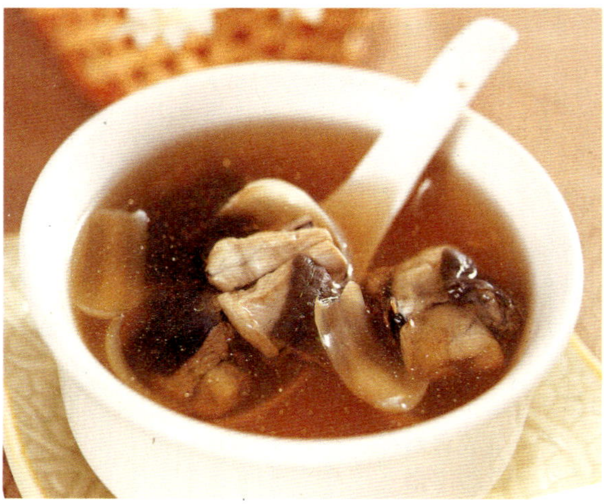

鸭肉 【肉禽类】

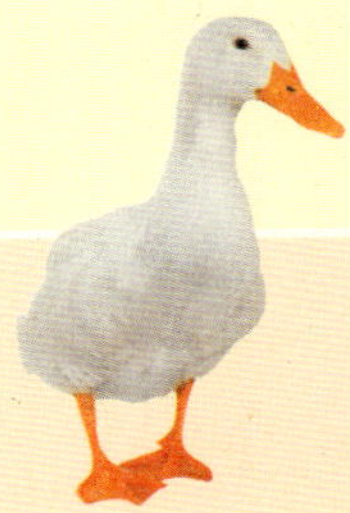

养肾功效	鸭肉性偏凉、无毒，味甘微咸，入脾、胃、肺及肾经，具有滋五脏之阴、清虚劳之热、补血行水、养胃生津、利水消肿等功效。现代医学研究认为，经常食用鸭肉除能补充人体必需的多种营养成分外，对肾病体虚和有水肿症状的人也有很好的疗效。
相宜搭配	鸭肉+白菜 ▶ 促进血液中胆固醇的代谢 鸭肉+芥菜 ▶ 滋阴润肺 鸭肉+山药 ▶ 滋阴润肺 鸭肉+地黄 ▶ 提供丰富的营养
禁忌搭配	鸭肉+甲鱼 ▶ 导致水肿泄泻 鸭肉+板栗 ▶ 引起中毒
不宜人群	阳虚脾弱、外感未清、便泻肠风患者忌食。

养肾菜例 鸭子炖黄豆

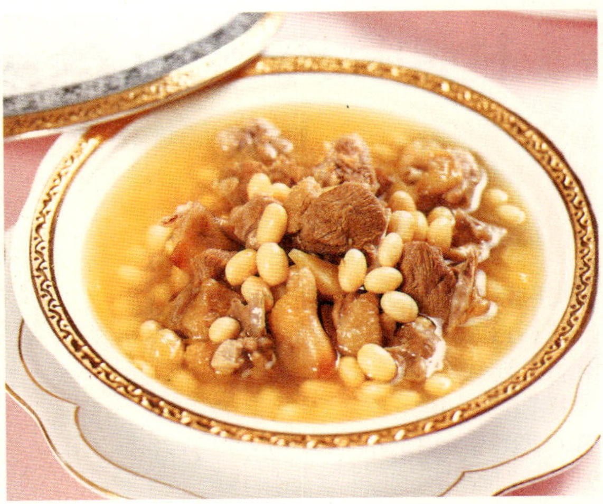

● **材料** 鸭半只，黄豆200克

● **调料** 上汤750克，盐、味精各适量

● **做法**

①将鸭洗净斩块；黄豆洗净泡软。

②鸭块与黄豆一起放入锅中过沸水，捞出。

③上汤倒入锅中，放入鸭子和黄豆，炖1小时，调入盐、味精即可。

狗肉 ……【肉禽类】

养肾功效	狗肉性温，味甘、咸，具有益脾和胃、滋补壮阳作用。狗肉有“安五脏，轻身益气，益肾补胃，暖腰膝，壮气力，补五劳七伤，补血脉”等功效。用黑豆烧狗肉，食肉饮汤，可治疗阳痿早泄。将熟附煨姜烧狗肉能温肾壮阳、祛寒止痛。
相宜搭配	✓狗肉+胡萝卜 ▶ 温补脾胃、益肾助阳 ✓狗肉+木瓜 ▶ 可预防和治疗风湿痛、关节炎 ✓狗肉+豆腐 ▶ 壮腰补肾 ✓狗肉+辣椒 ▶ 开胃消食
禁忌搭配	✗狗肉+大蒜 ▶ 助火伤阴 ✗狗肉+生姜 ▶ 导致腹痛 ✗狗肉+鲤鱼 ▶ 引起中毒
不宜人群	由于狗肉性温热，多食可上火。因此，凡热疡及阳盛火旺者最好不要食用狗肉。

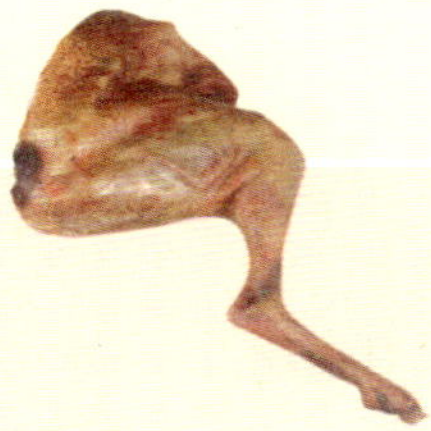

养肾菜例 杜仲狗肉煲

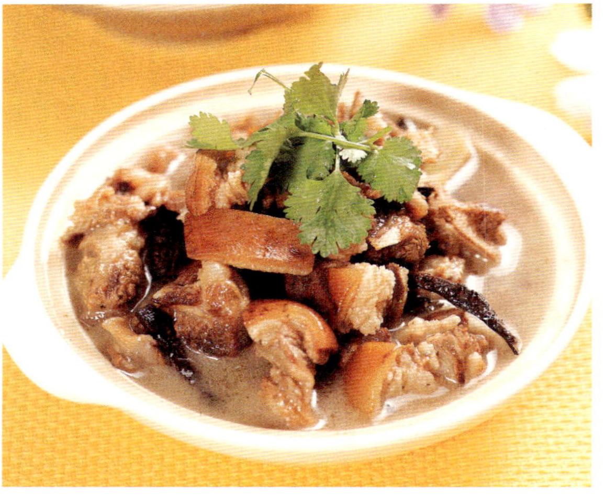

●**材料** 狗肉500克，杜仲10克

●**调料** 盐、黄酒各10克，鸡精6克，葱段5克

●**做法**

①狗肉洗净，斩块；杜仲浸透洗净。

②将狗肉放入净锅内炒至干身，出锅待用。

③将狗肉、杜仲放入煲中，加入清水、黄酒煲2小时，调入盐、鸡精，撒上葱段即可。

鸽肉 【肉禽类】

养肾功效	鸽肉具有补肾、益气、养血之功效。而且白鸽的繁殖力很强，性欲极强，雌雄交配很频密，这是由于白鸽的性激素分泌特别旺盛所致，所以人们把白鸽作为扶助阳气的强身妙品，认为它具有补益肾气、强壮性功能的作用。
相宜搭配	✓鸽肉+螃蟹 ▶ 补肾益气、散结 ✓鸽肉+红枣 ▶ 美容养颜 ✓鸽肉+胡萝卜 ▶ 补充营养 ✓鸽肉+枸杞子 ▶ 滋补营养
禁忌搭配	✗鸽肉+猪肉 ▶ 滞气 ✗鸽肉+香菇 ▶ 导致痔疮发作 ✗鸽肉+猪肝 ▶ 营养不良，使皮肤出现色素沉淀
不宜人群	食积胃热、先兆流产、尿毒症、体虚乏力患者最好不要食用鸽肉。

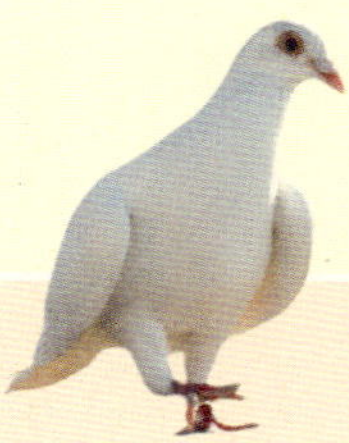

养肾菜例 妙手秘制鸽

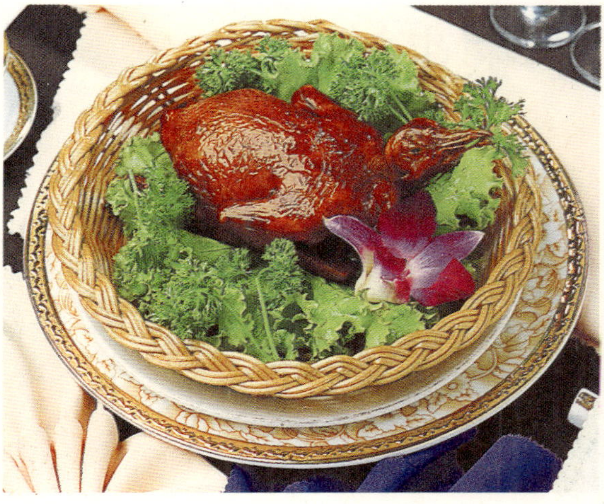

●**材料** 鸽子400克

●**调料** 盐、胡椒粉、姜片、葱段、料酒各适量

●**做法**

①鸽子收拾干净，放入盐、姜片、葱段、料酒腌渍1小时。

②油烧热，入鸽子炸至棕红色，加葱段、姜片煸炒，加入沸水、盐、胡椒粉，旺火烧沸后改用小火焖，至鸽酥软、汁干亮油时，拣去葱、姜即可。

鹌鹑肉 【肉禽类】

养肾功效	中医认为，鹌鹑性平，味甘，无毒，入肺、脾经，有消肿、利水、补中、益气的功效。现代医学研究发现，鹌鹑肉中蛋白质含量高，脂肪、胆固醇含量极低，而且富含芦丁、磷脂、多种氨基酸等，有补脾益气、健筋骨、固肝肾之功效。
相宜搭配	✓鹌鹑肉+红枣 ▶ 补血养颜 ✓鹌鹑肉+天麻 ▶ 改善贫血 ✓鹌鹑肉+桂圆 ▶ 补肝益肾、养心和胃 ✓鹌鹑肉+红小豆 ▶ 可辅助治疗小儿腹泻和小儿疳积
禁忌搭配	✗鹌鹑肉+猪肝 ▶ 使皮肤出现色素沉淀 ✗鹌鹑肉+黄花菜 ▶ 引起痔疮发作
不宜人群	重症肝炎晚期、肝功能极度低下、感冒患者不宜食用。

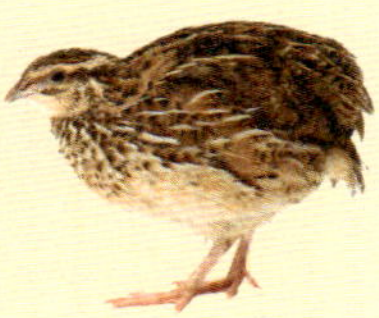

养肾菜例 银杏炒鹌鹑

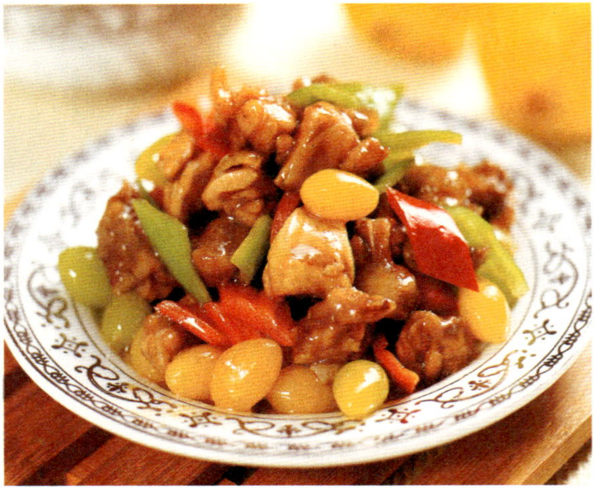

●**材料** 银杏50克，鹌鹑150克，蘑菇丁少许

●**调料** 盐4克，青红椒丁、姜末、葱段各少许，水淀粉5克

●**做法**

①鹌鹑取肉洗净切丁，下盐、水淀粉腌好；银杏洗净，入笼蒸透。

②油烧热，加葱段、姜末爆香，放入鹌鹑丁、蘑菇丁、银杏、青红椒丁，加盐调味，用水淀粉勾芡即成。

羊肾 【肉禽类】

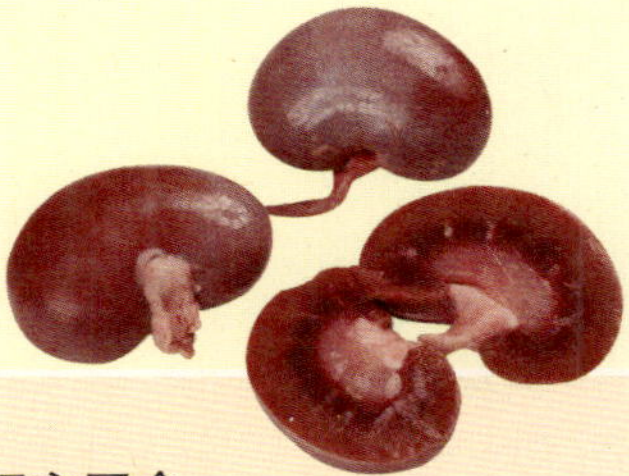

养肾功效	羊肾又名羊腰子，含有丰富的蛋白质、脂肪、维生素A、维生素E、维生素C、钙、铁、磷等。其性温，味甘，有生精益血、壮阳补肾功效。羊肾能“补虚损，阴弱，壮阳益肾”，主要适用于肾虚阳痿者食用。
相宜搭配	羊肾+枸杞子 ▶ 滋阴壮阳 羊肾+杜仲 ▶ 补肾 羊肾+黑豆 ▶ 补肾强身
禁忌搭配	羊肾+荞麦 ▶ 功能相反，不宜同食 羊肾+豆瓣酱 ▶ 功能相反，不宜同食 羊肾+南瓜 ▶ 导致胸闷腹胀
不宜人群	实热及性功能亢进者不宜食用。

养肾菜例 肉苁蓉羊肾汤

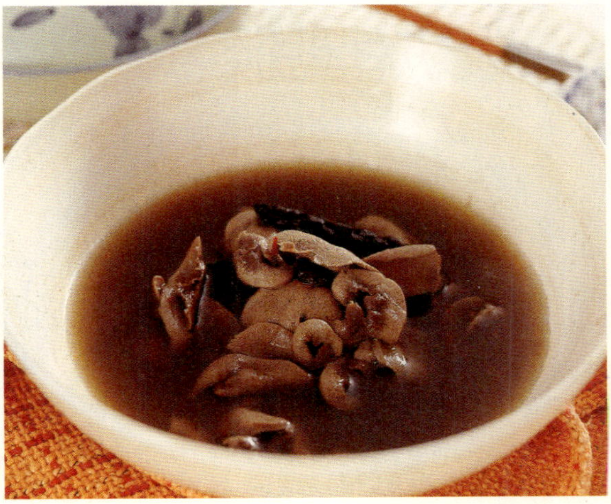

材料 肉苁蓉30克，羊肾1对

调料 盐适量

做法

①将肉苁蓉洗净，切片。

②将羊肾剖开，去白色筋膜和臊腺，洗净。

③将以上全部材料放入炖盅内，加适量清水，隔水炖2小时，最后加盐调味即可。

水产类

●水产类食物中含有丰富的蛋白质、多种维生素和矿物质元素，尤其是深海鱼类，很适合肾病综合征、前列腺炎等肾病患者食用。

淡菜 ……【水产类】

养肾功效	淡菜含有多种营养成分，有温肾固精、益气补虚的功效，适用于男子性功能障碍、遗精、阳痿、房劳、消渴等症。男子常食可强壮身体，增强性功能。
相宜搭配	✓淡菜+冬瓜 ▶ 营养丰富 ✓淡菜+节瓜 ▶ 补肾强身 ✓淡菜+洋芋 ▶ 健肾补脾
禁忌搭配	✗淡菜+啤酒 ▶ 影响健康 ✗淡菜+碱 ▶ 引起不良反应 ✗淡菜+西红柿 ▶ 影响营养吸收
不宜人群	阳虚者不宜食用。

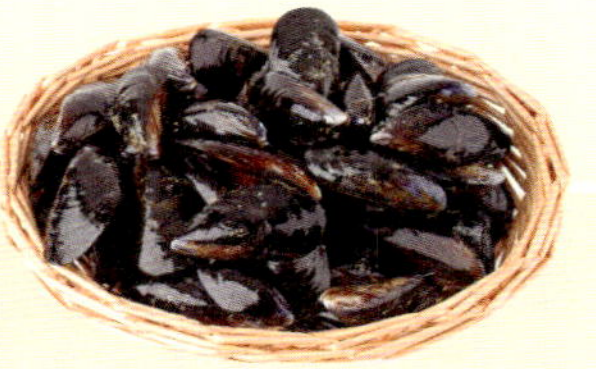

养肾菜例 党参苁蓉黑豆淡菜汤

●材料 党参、肉苁蓉、淡菜各20克，黑豆50克

●调料 生姜片、盐各适量

●做法

①将党参、肉苁蓉、淡菜分别洗净，沥干水备用。

②黑豆洗净泡发，入锅炒至裂开。

③所有材料放入砂锅内，加适量清水，大火烧沸后转小火煲2小时，加盐调味即可。

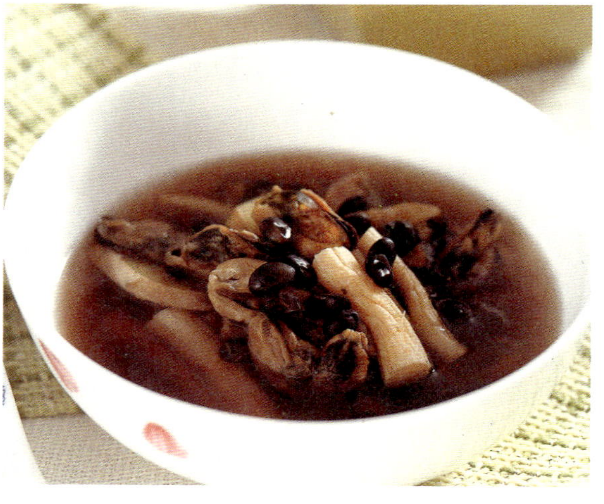

海参【水产类】

养肾功效	海参富含碘、锌等微量元素，能参与调节代谢，起到补肾益精、滋阴壮阳、降低血脂的作用，而且海参中所含的黏蛋白质及其他多糖成分有降脂抗凝、促进造血功能、延缓衰老、滋养肌肤的作用。
相宜搭配	✓海参+鸭肉 ▸ 食性中和，温润美味 ✓海参+豆腐 ▸ 健脑益智、生肌健体 ✓海参+菠菜 ▸ 补血补铁、生津润燥 ✓海参+竹笋 ▸ 滋阴润燥、清热养血 ✓海参+枸杞子 ▸ 补肾益气、养血润燥
禁忌搭配	⊗海参+葡萄 ▸ 腹疼、恶心、呕吐 ⊗海参+柿子 ▸ 腹疼、恶心、呕吐 ⊗海参+醋 ▸ 会影响口感 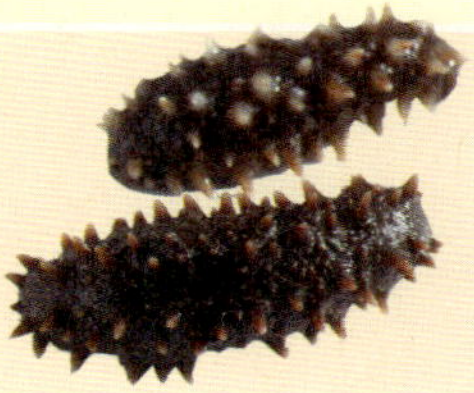
不宜人群	急性肠炎、菌痢、感冒、咯痰、气喘、便溏、出血兼有瘀滞及湿邪阻滞的患者忌食。

养肾菜例 蒜薹炒海参

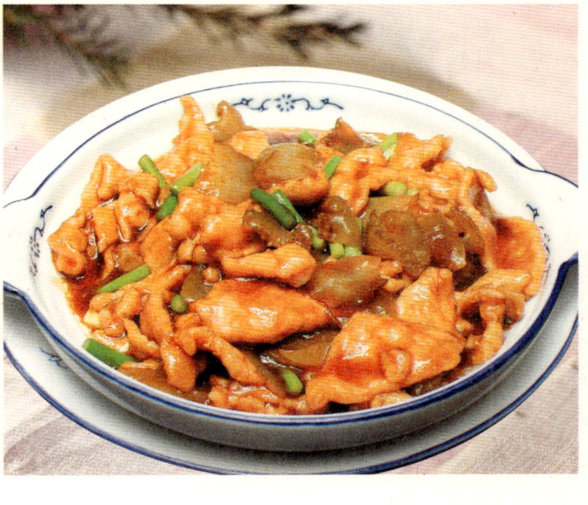

●**材料** 猪肉、海参各250克，蒜薹100克

●**调料** 盐3克，酱油、水淀粉各适量

●**做法**

①猪肉洗净，切块；海参洗净，切块；蒜薹洗净，切段。

②起油锅，放入猪肉、海参翻炒一会，再放入蒜薹同炒，加盐、酱油炒至入味。

③起锅前，用水淀粉勾芡即可。

干贝【水产类】

养肾功效	干贝的蛋白质含量高达61.8%，具有滋阴补肾、和胃调中的功能，能缓解头晕目眩、咽干口渴、虚痨咯血、脾胃虚弱等症，常食有助于降血压、降胆固醇、补益健身。
相宜搭配	干贝+红酒 ▶ 补血、降血压 干贝+粉丝 ▶ 健脾和胃 干贝+银耳 ▶ 美容润肤、健脑益心
禁忌搭配	干贝+啤酒 ▶ 会引起痛风 干贝+橘子 ▶ 对身体不利 干贝+柿子 ▶ 对身体不利
不宜人群	过量食用干贝会影响脾胃的消化功能，因此儿童、痛风病患者不宜食用。

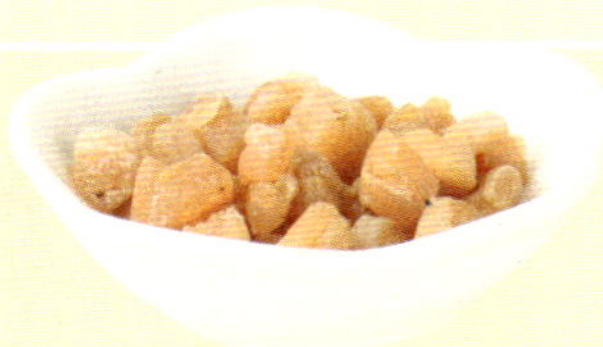

养肾菜例 油菜虾仁烧干贝

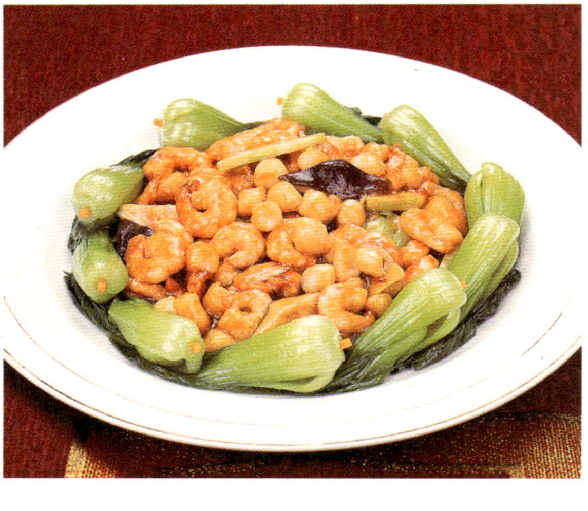

●材料 油菜200克，虾仁、干贝各100克，木耳50克

●调料 盐3克，辣椒油、姜片、醋各适量

●做法

①油菜洗净后焯水，沥干后摆盘；虾仁均洗净；干贝、木耳泡发洗净。

②起油锅，入木耳、姜片翻炒片刻，倒入虾仁、干贝，加辣椒油、醋和适量开水，焖熟。

③大火收汁，最后调入盐即可。

蛤蜊 【水产类】

养肾功效	蛤蜊的营养丰富，有滋阴、软坚、化痰、养肾的作用，可滋阴润燥，能用于五脏阴虚消渴、纳汗、干咳、失眠、目干等病症的调理和治疗。
相宜搭配	✓蛤蜊+豆腐 ▶ 祛热寒 ✓蛤蜊+绿豆芽 ▶ 清热解暑、利水消肿 ✓蛤蜊+韭菜 ▶ 补肾降糖 ✓蛤蜊+槐花 ▶ 缓解鼻出血、牙龈出血
禁忌搭配	✗蛤蜊+芹菜 ▶ 影响维生素的吸收 ✗蛤蜊+田螺 ▶ 腹胀 ✗蛤蜊+橙子 ▶ 影响维生素C的吸收
不宜人群	脾胃虚寒、腹泻便泻、寒性胃痛、腹痛者，月经来潮者，产后女性，感冒者忌食。

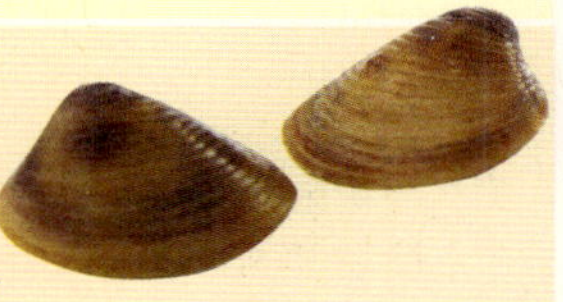

养肾菜例 姜葱炒蛤蜊

●**材料** 蛤蜊400克，姜10克，葱10克

●**调料** 盐4克，味精4克，料酒6克，香油8克，蚝油5克，淀粉适量

●**做法**

①蛤蜊用清水养1小时，待其吐沙，洗净，再将其汆水；姜洗净切片；葱洗净切段。

②锅中烧油，爆香姜，下蛤蜊爆炒入味，再下葱段、调味料调味，勾芡即可。

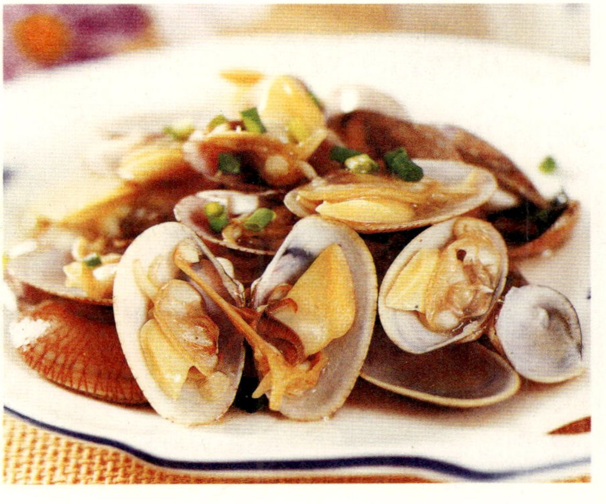

鲫鱼 【水产类】

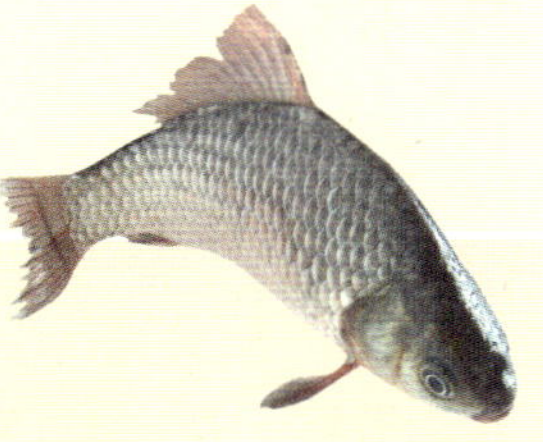

养肾功效	鲫鱼富含极高的蛋白质，其糖分、谷氨酸、天冬氨酸含量都很高，易于被人体吸收，具有补阴血、通血脉、补体虚、益脾肾、利水消肿、清热解毒、通络下乳、祛风湿的功效。
相宜搭配	✓鲫鱼+木耳 ▶ 润肤养颜、抗衰老 ✓鲫鱼+花生 ▶ 利于营养吸收 ✓鲫鱼+西红柿 ▶ 营养丰富 ✓鲫鱼+韭菜 ▶ 补钙养颜
禁忌搭配	✗鲫鱼+蜂蜜 ▶ 易中毒 ✗鲫鱼+猪肉 ▶ 不利营养的吸收 ✗鲫鱼+冬瓜 ▶ 妨碍营养吸收
不宜人群	感冒发热期间不宜多吃；中老年高脂血症患者也不宜多吃。

养肾菜例 凉粉鲫鱼

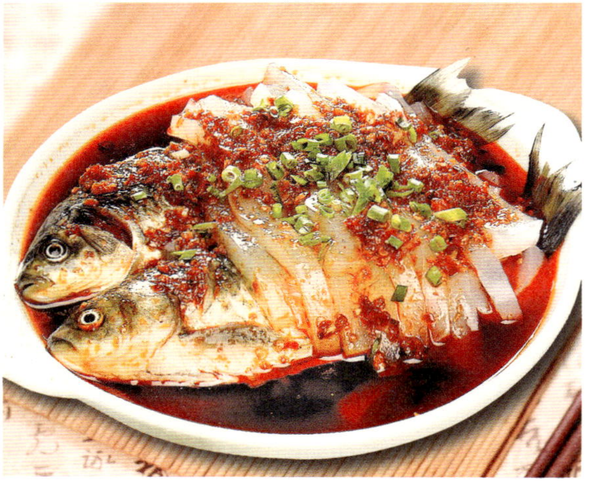

●材料 鲫鱼2条，凉粉80克

●调料 盐3克，生抽、葱段、姜丝、香油、辣椒油、葱花各10克

●做法

①鲫鱼收拾干净，用盐、生抽腌渍15分钟；凉粉洗净，切条，入水焯一下。

②将肚子中塞入葱段、姜丝的鲫鱼盛入盘中，上面放上凉粉，入锅中蒸熟；油烧热，入香油、辣椒油、盐调匀，淋在凉粉鲫鱼上，撒上葱花。

黄鱼 【水产类】

养肾功效	黄鱼含有丰富的蛋白质、矿物质元素和维生素，适合作为滋补的食材，能延缓衰老、防治癌症，还能够滋阴补肾，对男性和女性的肾功能不足有一定的改善作用。
相宜搭配	✓黄鱼+苹果 ▸ 有助于补充营养 ✓黄鱼+乌梅 ▸ 对大肠癌有疗效 ✓黄鱼+雪菜 ▸ 动植物蛋白互补 ✓黄鱼+竹笋 ▸ 营养丰富 ✓黄鱼+薹菜 ▸ 润肺健脾、补气活血
禁忌搭配	✗黄鱼+荞麦面 ▸ 消化不良 ✗黄鱼+牛油 ▸ 加重肠胃负担 ✗黄鱼+洋葱 ▸ 形成结石 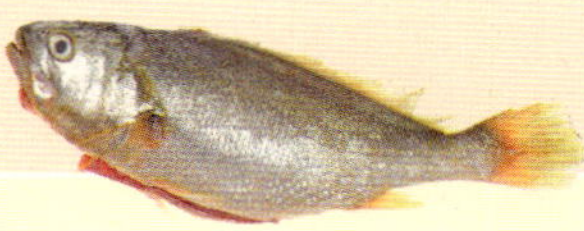
不宜人群	哮喘、过敏患者不宜食用。

养肾菜例 煎黄鱼

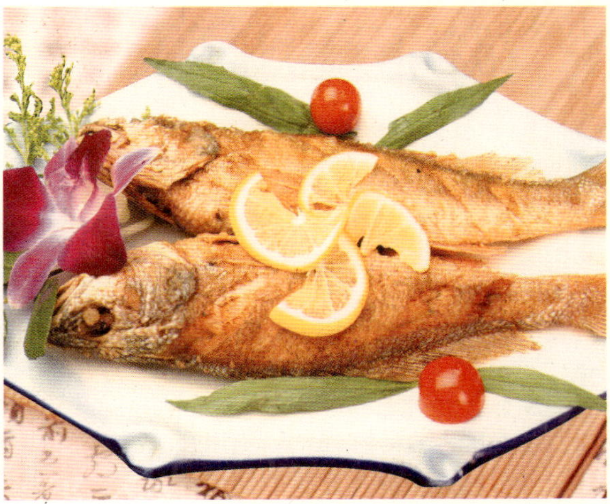

材料 黄鱼350克，柠檬4片

调料 盐、料酒、醋、鸡蛋液、面粉各适量

做法

①将蛋液与面粉拌成蛋糊；黄鱼收拾干净，加盐、料酒腌渍，裹上蛋糊。

②油锅烧热，下入裹好的黄鱼，煎至两面呈金黄色。

③烹入醋，加盖煎熟，盛入盘内，上面放柠檬即可。

鳝鱼【水产类】

养肾功效	鳝鱼的营养价值很高，含有维生素B_1、维生素B_2、烟酸及人体所需的多种氨基酸，具有补肾益气、宣痹通络的保健功效，还具有补气养血、温阳益脾、滋补肝肾、祛风通络的功效。
相宜搭配	鳝鱼+藕 ▶ 保持体内酸碱平衡 鳝鱼+木瓜 ▶ 营养更全面 鳝鱼+苹果 ▶ 缓解腹泻 鳝鱼+金针菇 ▶ 补中益血
禁忌搭配	鳝鱼+菠菜 ▶ 导致腹泻 鳝鱼+白果 ▶ 引起中毒 鳝鱼+南瓜 ▶ 影响营养的吸收 鳝鱼+狗肉 ▶ 温热助火
不宜人群	瘙痒性皮肤病、痼疾宿病、支气管哮喘、淋巴结核、癌症、红斑性狼疮患者应忌食。

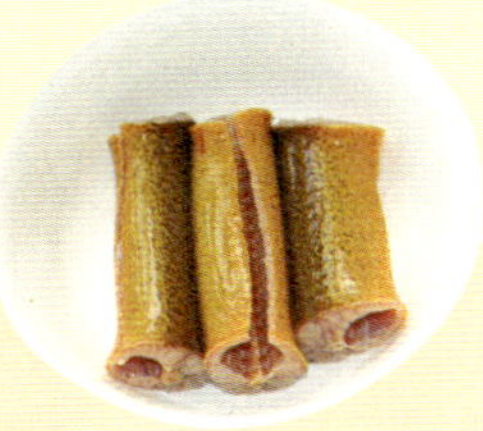

养肾菜例 纸锅田螺焖鳝段

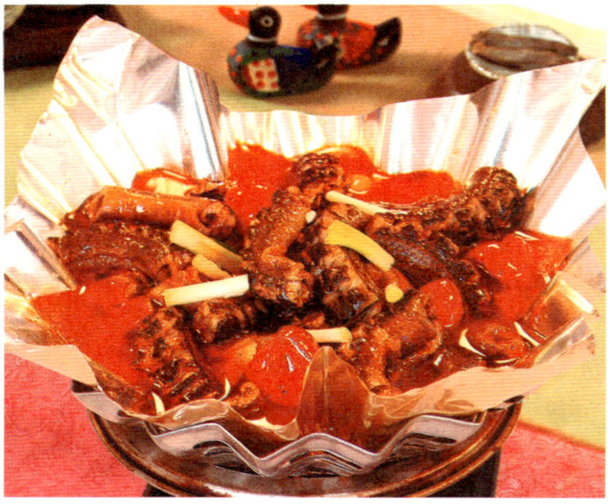

● **材料** 田螺肉250克，鳝鱼250克

● **调料** 泡椒50克，盐3克，葱10克，辣椒油、料酒各适量

● **做法**

① 将田螺肉洗净，沥干水分待用；鳝鱼洗净切段，在表面打上花刀；葱洗净，切段。

② 油烧热，放入田螺肉、鳝鱼翻炒片刻，加泡椒、盐、红油、料酒调味，注入清水焖熟，放入葱段炒匀装盘。

墨鱼【水产类】

养肾功效	墨鱼肉性平味咸，其营养丰富，有养血滋阴、益胃通气、祛瘀止痛的作用，对女性月经失调、男性肾虚遗精都有很好的缓解作用。
相宜搭配	墨鱼+黄瓜 ▶ 清热利尿、健脾益气 墨鱼+木瓜 ▶ 补肝肾 墨鱼+银耳 ▶ 缓解黑斑、腰膝酸痛 墨鱼+砂糖 ▶ 缓解哮喘
禁忌搭配	墨鱼+碱 ▶ 不利营养吸收 墨鱼+茄子 ▶ 引起霍乱 墨鱼+红枣 ▶ 破坏营养吸收
不宜人群	癌症、糖尿病和高血压患者忌食；消化能力弱的老人和幼儿应少食。

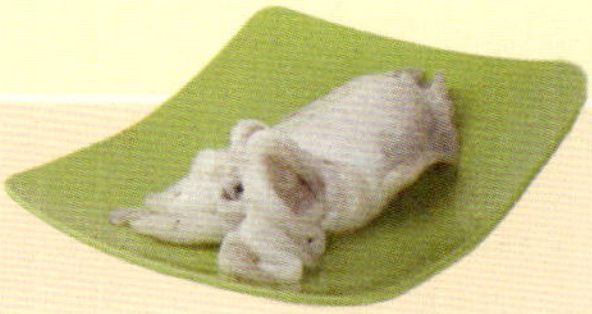

养肾菜例 墨鱼炒鸡片

材料 墨鱼250克，鸡脯肉250克，西芹100克，胡萝卜30克

调料 盐4克，干辣椒丝10克，料酒15克

做法

①墨鱼洗净切片；鸡脯肉洗净切片；西芹洗净切段；胡萝卜洗净切片。

②油锅烧热，放墨鱼片、鸡脯肉爆炒，加料酒、盐、干辣椒丝、西芹、胡萝卜炒匀即可。

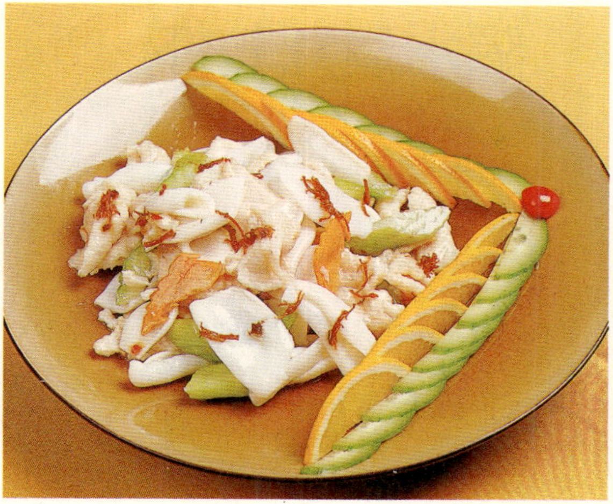

虾 【水产类】

养肾功效	虾的味道鲜美，补益和药用作用都较高，有壮阳益肾、补精、通乳的作用，久病体虚、气短乏力、不思饮食者，可将其作为滋补食品。人常食虾，有强身壮体、保肝护肾的食疗效果。
相宜搭配	虾+豆腐 ▶ 补钙 虾+藕 ▶ 养血补血 虾+芹菜 ▶ 促进维生素的吸收 虾+紫甘蓝 ▶ 强壮身体、防癌抗病
禁忌搭配	虾+南瓜 ▶ 引起痢疾 虾+果汁 ▶ 腹泻 虾+西红柿 ▶ 食物中毒
不宜人群	虾为发物，凡有疮瘘宿疾者或在阴虚火旺时，不宜食用。

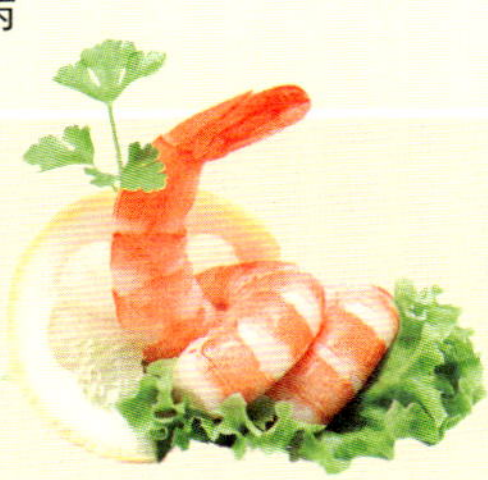

养肾菜例 隔水蒸九节虾

● **材料** 九节虾500克

● **调料** 酱油100克

● **做法**

①九节虾用清水洗干净。

②上笼蒸12分钟。

③蒸好的虾整齐地摆在碟中，跟酱油上桌。

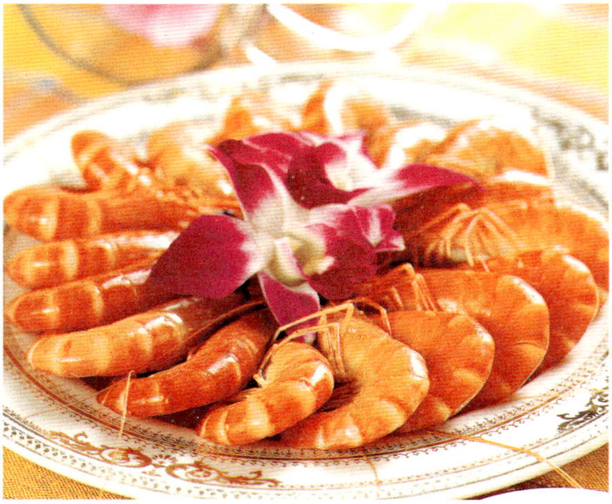

泥鳅【水产类】

养肾功效	泥鳅中含有丰富的营养物质，具有补中益气、养肾生精的功效，对调节性功能有较好的作用。泥鳅中还含有一种特殊蛋白质，有促进精子形成的作用，成年男子常食，可滋补强身。
相宜搭配	✓泥鳅+牛蒡 ▶ 保持营养素的平衡 ✓泥鳅+豆腐 ▶ 增强免疫力 ✓泥鳅+木耳 ▶ 补气养血、健体强身 ✓泥鳅+甜椒 ▶ 降血糖
禁忌搭配	✗泥鳅+狗血 ▶ 助热上火 ✗泥鳅+螃蟹 ▶ 助热 ✗泥鳅+河蟹 ▶ 引起中毒
不宜人群	对泥鳅过敏者忌食。

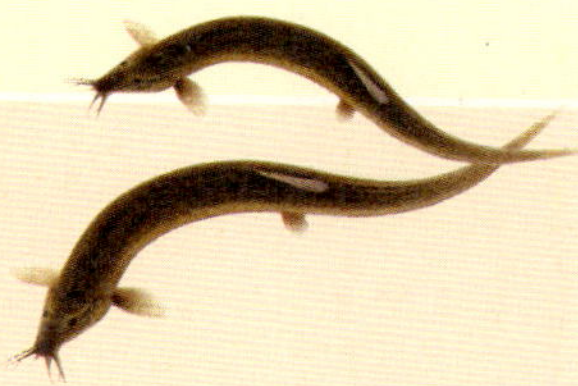

养肾菜例 干锅泥鳅豆腐

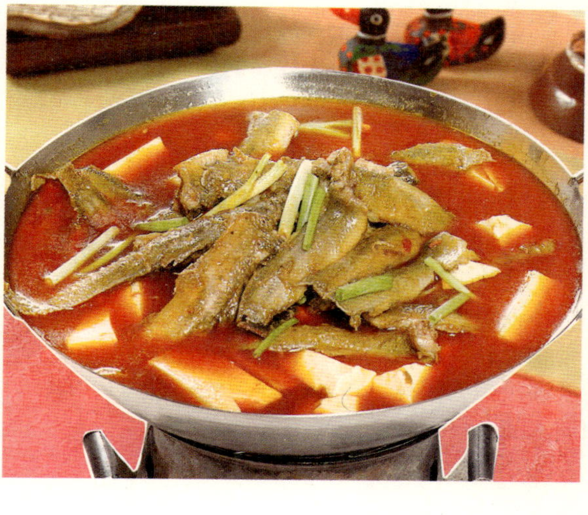

- **材料** 泥鳅400克，豆腐150克
- **调料** 盐3克，辣椒粉10克，胡椒粉、辣椒油、味精、香葱各适量
- **做法**

①泥鳅提前入清水浸泡，洗净沥干；豆腐洗净切块；香葱洗净切段。

②起油锅，油烧热后入泥鳅煎至金黄，注入开水，放入辣椒粉、豆腐、胡椒粉、辣椒油。

③煮至熟时调入盐和味精调味，撒入葱段，盛入干锅即可。

海带 【水产类】

养肾功效	海带几乎不含脂肪与热量，只含有丰富的矿物质元素以及维生素B_1、维生素B_2、硒等营养成分，具有温补肾气、抗寒、壮阳的作用。
相宜搭配	海带+芝麻 ▶ 美容养颜，防衰老 海带+豆腐 ▶ 维持人体内的碘平衡 海带+菠菜 ▶ 防治结石
禁忌搭配	海带+猪血 ▶ 导致便秘 海带+咖啡 ▶ 降低机体对铁的吸收 海带+葡萄 ▶ 减少钙的吸收 海带+柿子 ▶ 降低营养
不宜人群	脾胃虚寒者、甲亢中碘过盛型患者、孕妇、乳母不宜食用。

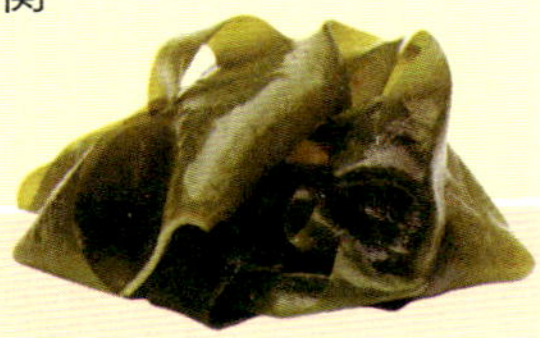

养肾菜例 猪骨海带汤

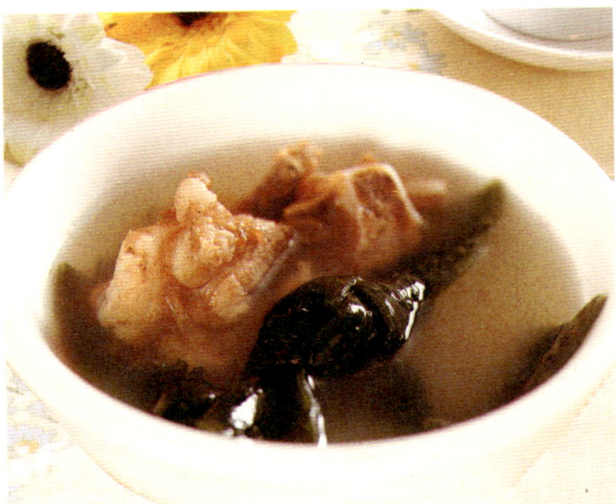

●**材料** 猪排骨600克，海带结150克

●**调料** 葱段、姜片、盐各适量

●**做法**

①将猪排骨洗净，斩块，入沸水汆烫，捞出沥净血水；海带结洗净。

②净锅置火上，放入适量清水，将排骨块煮开；加入海带、葱段、姜片，烧沸，撇去浮沫，改小火煮至熟烂；加入盐，拌匀即可。

紫菜【水产类】

养肾功效	紫菜含有丰富的微量元素，营养价值很高，其含有的甘露醇是一种很强的利尿剂，有消水肿的作用。冬季是补肾的好时节，可多吃紫菜。
相宜搭配	✓紫菜+鸡蛋 ▸ 补充维生素和钙质 ✓紫菜+甘蓝 ▸ 营养丰富 ✓紫菜+榨菜 ▸ 清心开胃 ✓紫菜+猪肉 ▸ 滋阴润燥 ✓紫菜+白萝卜 ▸ 清心开胃
禁忌搭配	⊗紫菜+柿子 ▸ 影响钙的吸收 ⊗紫菜+花菜 ▸ 影响钙的吸收 ⊗紫菜+猪血 ▸ 对身体不利
不宜人群	肺炎、支气管炎等呼吸系统疾病患者、遗尿、肝性脑病、腹痛便溏者忌食。

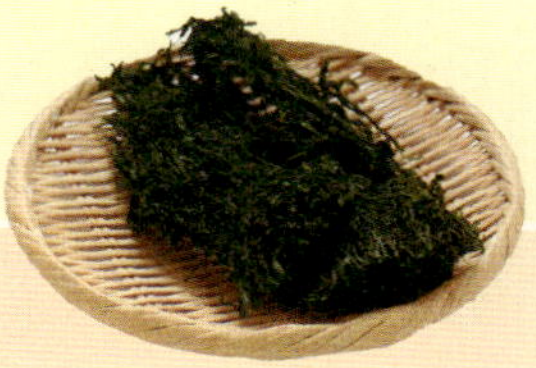

养肾菜例 紫菜蛋花汤

●材料 紫菜20克，鸡蛋2个，鸡汤1000克

●调料 盐、鸡精、胡椒粉、糖、姜片各适量

●做法

①紫菜洗净泡发，捞出。

②将鸡汤倒入锅中，加入少许盐、糖、姜片，待汤煮沸时放入紫菜。

③最后将鸡蛋打成蛋花，倒入锅中，搅散，加入鸡精、胡椒粉即可。

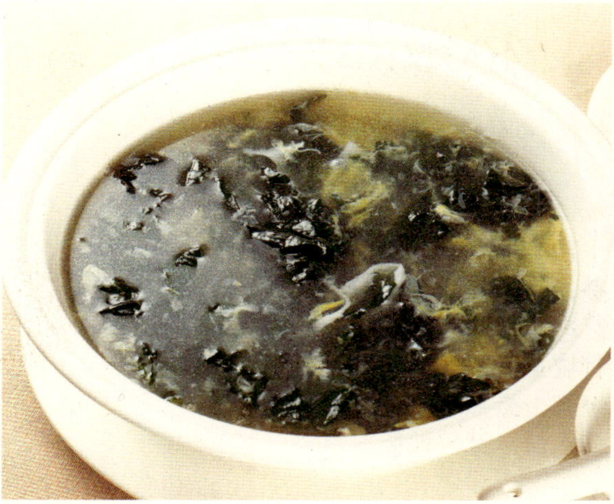

杂粮坚果类

●杂粮、坚果中含有钙、铁、磷等矿物质元素，也是各种维生素的重要食物来源，适当食用，有利于壮阳补肾，对肾病患者有益。

绿豆 ……【杂粮坚果类】

养肾功效	绿豆的营养丰富，具有消暑止渴、养肾益脾、利尿下气的功效，还能起到排清体内毒素的作用，对急性肾炎、热肿、热渴、热痢、痈疽、痘毒、斑疹等有一定作用。	
相宜搭配	✓绿豆+燕麦	控制血糖
	✓绿豆+南瓜	清肺、降糖
	✓绿豆+大米	有利于消化吸收
	✓绿豆+蒲公英	清热解毒、利尿消肿
禁忌搭配	✕绿豆+狗肉	引起中毒
	✕绿豆+西红柿	引起身体不适
	✕绿豆+榛子	导致腹泻
	✕绿豆+羊肉	导致肠胃胀气
不宜人群	脾胃虚寒、易泻者不宜食用；体质虚弱和正在吃中药者不要多吃。	

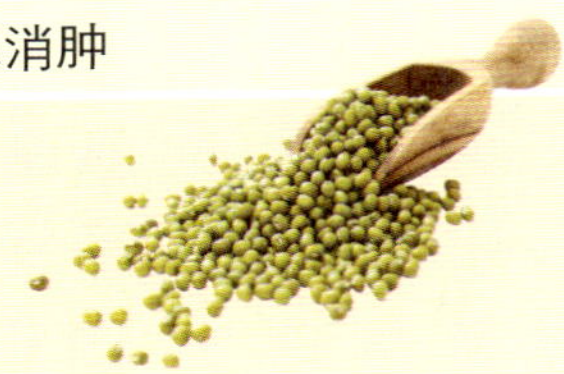

养肾菜例 小米绿豆浆

●**材料** 绿豆、小米各35克，葡萄干10克

●**做法**

①绿豆预先加水浸泡8小时，捞出洗净；小米淘洗干净，用清水浸泡2小时；葡萄干用温水洗净。

②将上述材料一同倒入豆浆机中，加水至上、下水位线之间。

③接通电源，按照提示将豆浆制作完毕，过滤即可。

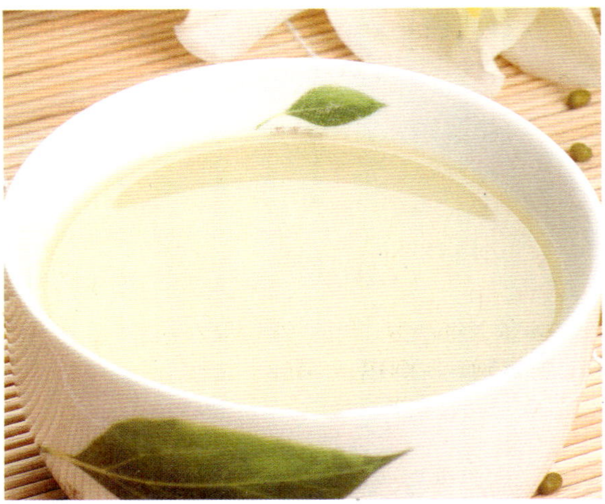

红小豆 【杂粮坚果类】

养肾功效	红小豆中含有大量的蛋白质，常食有助于增强人体自身的免疫功能，提高抵抗力。将红小豆煮汤饮服，对肾脏疾病、营养不良、炎症等多种原因引起的水肿都有很好的效果。
相宜搭配	红小豆+桑白皮 ▶ 健脾利湿、利尿消肿 红小豆+白茅根 ▶ 增强利尿功能 红小豆+粳米 ▶ 益脾胃、通乳汁 红小豆+醋+米酒 ▶ 散血消肿、止血
禁忌搭配	⊗红小豆+羊肉 ▶ 引起中毒 ⊗红小豆+盐 ▶ 药效减半 ⊗红小豆+羊肝 ▶ 引起身体不适 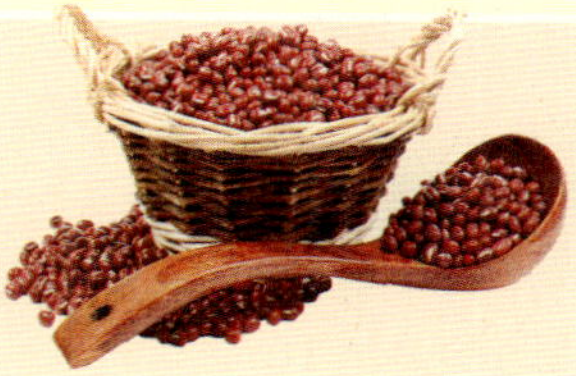
不宜人群	①红小豆有利水功能，尿多之人不宜食用。 ②久食红小豆易令人黑瘦结燥，被蛇咬者百日内忌食。

养肾菜例 红小豆炖鲫鱼

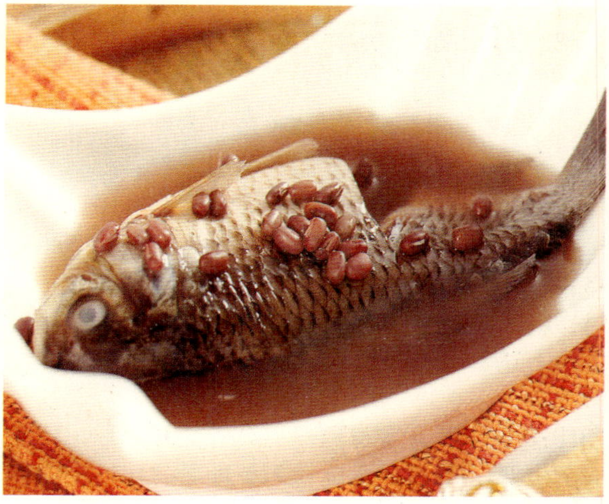

● **材料** 鲫鱼1条（约350克），红小豆500克，海金沙10克

● **做法**

①将鲫鱼处理干净；红小豆、海金沙洗净，备用。

②将鲫鱼、红小豆、海金沙均放入锅内，加2000~3000克水清炖。

③炖至鱼熟豆烂即可。

玉米【杂粮坚果类】

养肾功效	玉米的营养丰富，不但可以刺激胃肠蠕动，防止便秘，还能促进胆固醇的代谢，有健脾益胃、利水祛湿的作用，适用于慢性肾炎水肿、维生素A缺乏症等疾病患者。
相宜搭配	✓玉米＋橘子 ▶ 利于维生素的吸收 ✓玉米＋苦瓜 ▶ 降血压 ✓玉米＋大豆 ▶ 提高营养价值
禁忌搭配	⊗玉米+土豆 ▶ 易使体重增加、血糖上升 ⊗玉米+田螺 ▶ 阻碍锌的吸收 ⊗玉米+可乐 ▶ 干扰钙的吸收和利用
不宜人群	遗尿、糖尿病患者不宜食用。

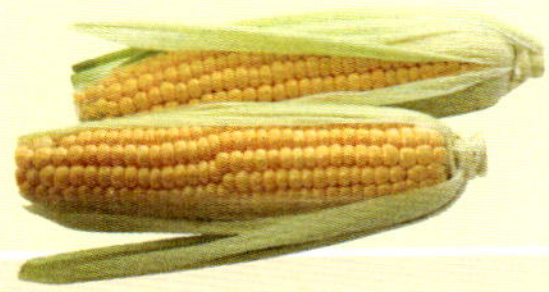

养肾菜例 四色蔬菜丁

● **材料** 胡萝卜、青豆各150克，玉米粒、香菇各100克

● **调料** 盐3克，水淀粉、鸡精各适量

● **做法**

①将胡萝卜洗净，去皮切丁；香菇洗净切丁；玉米粒、青豆洗净。

②将所有原料焯烫片刻，捞起，沥干水分。

③油烧热，下入所有原料，调入盐和鸡精炒熟，最后用水淀粉勾芡即可。

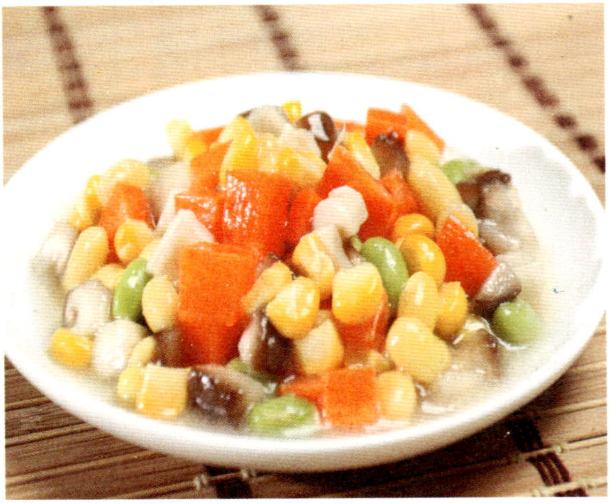

小米 ……【杂粮坚果类】

养肾功效	小米味咸，富含淀粉、钙、磷、铁、维生素B_1、维生素B_2、维生素E、胡萝卜素等营养元素，具有益肾和胃、除热、补元气的功效。
相宜搭配	✓小米+鸡蛋 ▶ 提高蛋白质的吸收 ✓小米+红糖 ▶ 补虚、补血 ✓小米+绿豆 ▶ 营养成分互补 ✓小米+猪心 ▶ 有助于睡眠
禁忌搭配	✗小米+杏仁 ▶ 呕吐、泄泻 ✗小米+小麦 ▶ 影响消化吸收 ✗小米+马肉 ▶ 对身体不利
不宜人群	小米所含赖氨酸过低而亮氨酸又过高，所以不宜作为妇女产后主食来食用。

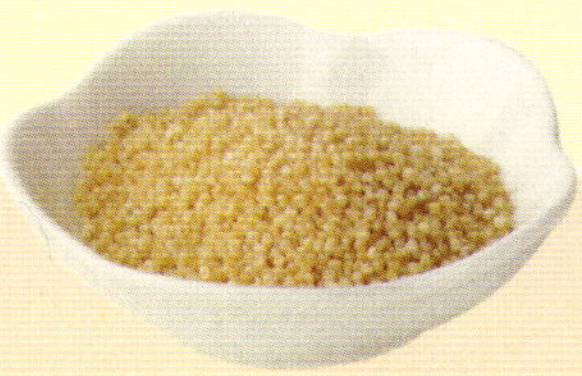

养肾菜例 玉米小米豆浆

●**材料** 黄豆50克，嫩玉米粒、小米各25克

●**做法**

①黄豆泡软，洗净；嫩玉米粒、小米分别洗净，小米用水浸泡2小时。

②将上述材料放入豆浆机中，添水搅打成豆浆，烧沸后滤出豆浆即可。

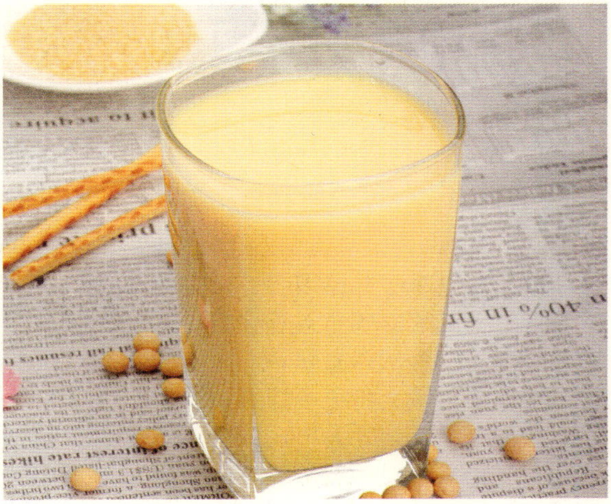

黑芝麻 【杂粮坚果类】

养肾功效	黑芝麻富含蛋白质、糖类、多种维生素和矿物质元素，具有补肝益肾、强身的作用。黑芝麻对肾病患者而言，能起到补充肝肾精血、润肠通便的作用，因此肾病综合征病人可以食用。
相宜搭配	黑芝麻+海带 ▶ 美容、抗衰老 黑芝麻+核桃 ▶ 改善睡眠 黑芝麻+桑葚 ▶ 降血脂 黑芝麻+冰糖 ▶ 润肺生津
禁忌搭配	黑芝麻+鸡脯肉 ▶ 引起中毒 黑芝麻+花生 ▶ 不利于营养吸收 黑芝麻+鸡腿 ▶ 影响维生素的吸收
不宜人群	慢性肠炎、便溏腹泻者忌食。

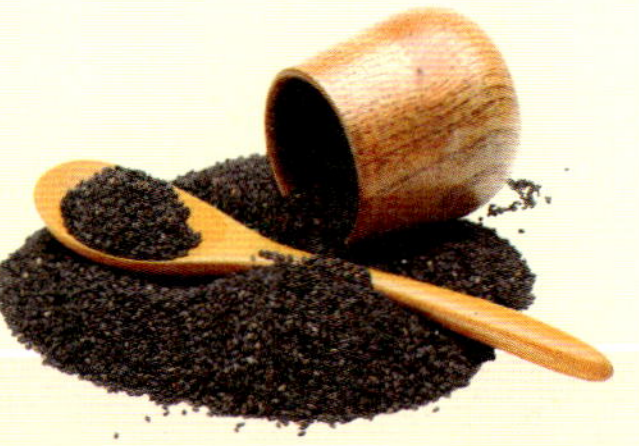

养肾菜例 枸杞黑芝麻豆浆

●**材料** 黄豆60克，黑芝麻30克，枸杞子10克

●**做法**

①黄豆、枸杞子用水泡软，捞出洗净；黑芝麻洗净碾碎待用。

②将黄豆、黑芝麻碎放入豆浆机中，加水搅打成豆浆，并煮熟。

③滤出豆浆，撒上枸杞子即可。

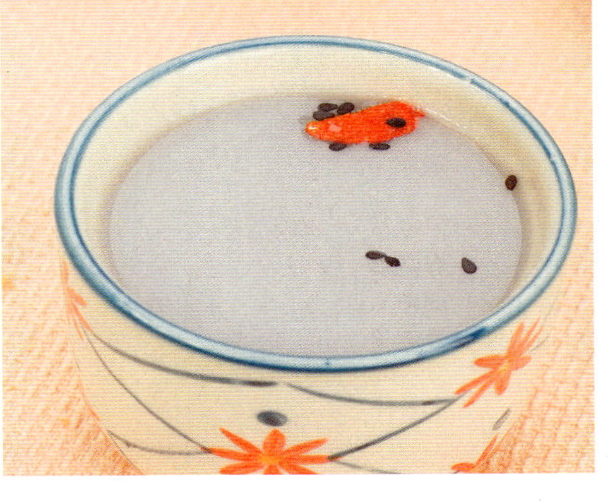

黑枣 【杂粮坚果类】

养肾功效	黑枣是传统的补肾食品，具有丰富的营养价值，含有丰富的维生素和矿物质元素，还含有单宁和黄色素等生物活性物质，具有补肾、养胃的功效，适用于肾病患者。
相宜搭配	黑枣+松子 ▶ 养颜益寿 黑枣+黑木耳 ▶ 补气养血 黑枣+南瓜 ▶ 补脾益气、解毒止痛
禁忌搭配	黑枣+海鲜 ▶ 引起腹痛 黑枣+葱 ▶ 引起头胀 黑枣+柿饼 ▶ 容易引起结石
不宜人群	脾胃虚弱者不可多吃。

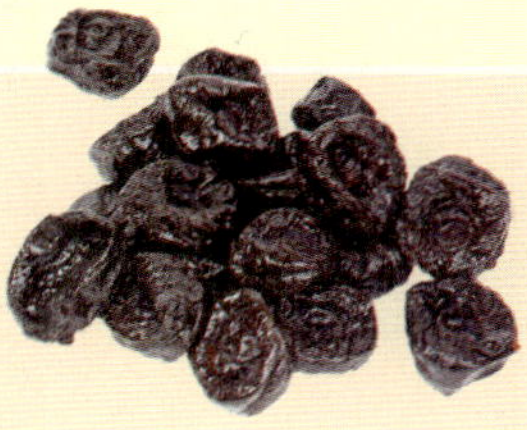

养肾菜例 黑芝麻黑枣豆浆

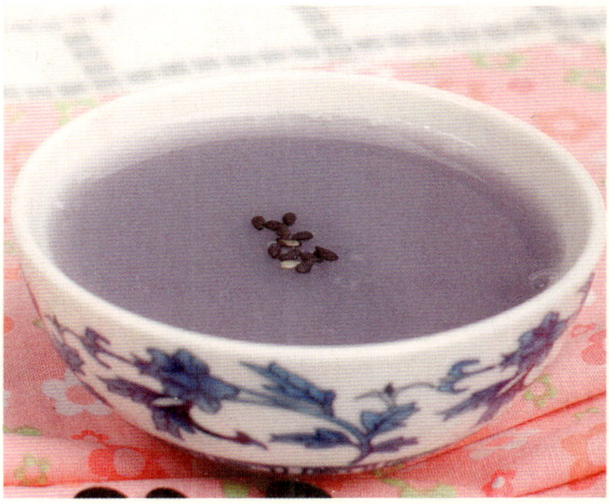

材料 黑豆70克，黑芝麻15克，黑枣2颗

做法

①黑豆用清水泡软，捞出洗净；黑芝麻洗净；黑枣洗净，去核。

②将上述材料放入豆浆机中，添水搅打成豆浆，并煮沸。

③滤出豆浆，即可饮用。

核桃 【杂粮坚果类】

养肾功效	核桃是温补肺肾的理想滋补食品和良药，其营养价值丰富，有润肺、补肾、壮阳的功能，久服能轻身益气、延年益寿。
相宜搭配	✓核桃+生姜 ▶ 补肺敛肺、定喘 ✓核桃+黑芝麻 ▶ 健脑补肾、乌发生发 ✓核桃+山楂 ▶ 益肾补虚 ✓核桃+韭菜 ▶ 补肾强阳、温固肾气
禁忌搭配	✗核桃+酒 ▶ 导致血热 ✗核桃+野鸡肉 ▶ 令人咯血 ✗核桃+鳖肉 ▶ 导致中毒或身体不适
不宜人群	泄泻者慎食，痰热喘嗽、阴虚有热者忌食。

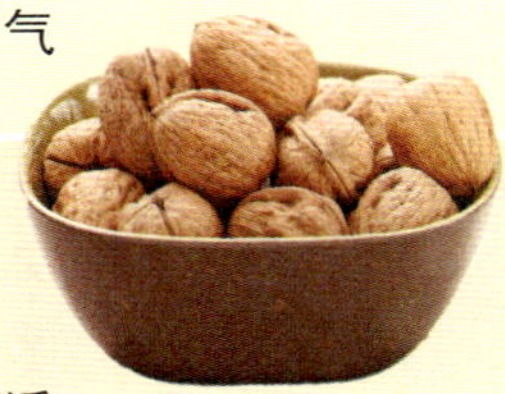

养肾菜例 蜜枣核桃仁枸杞汤

●材料 蜜枣125克，核桃仁100克，枸杞子20克

●调料 白糖适量

●做法

①将蜜枣去核洗净；核桃仁用开水泡开，捞出沥干水；枸杞子洗净备用。

②锅中加水烧开，将蜜枣、核桃仁、枸杞子放入锅中煲20分钟。

③最后放入白糖即可。

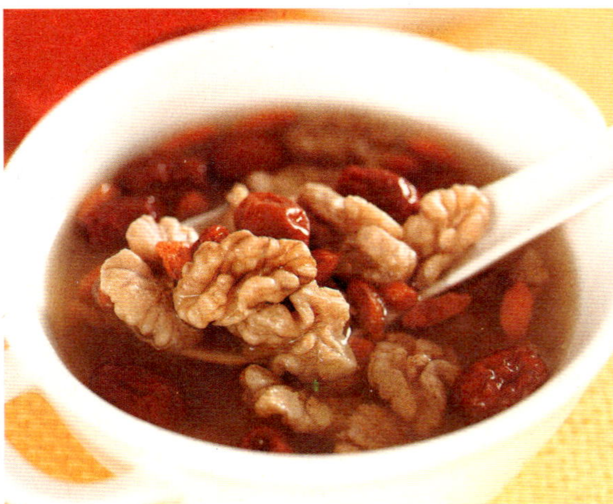

松子 【杂粮坚果类】

养肾功效	松子是很好的壮阳食品，含有较多不饱和脂肪酸、优质蛋白质、多种维生素和矿物质元素，有强阳补骨、补肾养血、润肺止咳、滑肠通便的功效，适用于食欲不振、遗精、盗汗、缺乏勃起力度者。
相宜搭配	松子+鸡肉 ▶ 增强抵抗力 松子+红枣 ▶ 养颜益寿 松子+猕猴桃 ▶ 促进对铁的吸收
禁忌搭配	松子+羊肉 ▶ 引起腹胀、胸闷 松子+蜂蜜 ▶ 引起腹痛、腹泻 松子+西瓜 ▶ 引起腹泻
不宜人群	松子滋腻性较大，咳嗽痰多、大便溏泻者不宜多食。

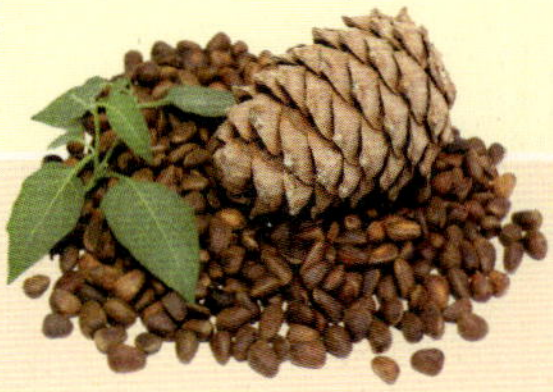

养肾菜例 松仁玉米

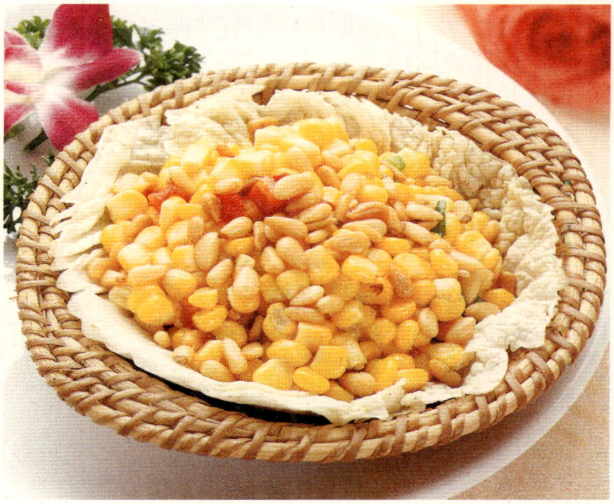

●材料 松仁30克，甜玉米粒10克，青、红椒各50克

●调料 盐3克，白糖、淀粉各适量

●做法

①青、红椒洗净切粒；松仁洗净炸熟。

②将玉米粒洗净焯熟，取出。

③油烧热，炒香青、红椒粒，加入玉米，调入调味料炒匀入味，用淀粉勾芡后，装盘，撒上松仁即成。

水果类

●水果中含有丰富的水分、纤维素、蛋白质和多种维生素、微量元素，有滋阴补虚、补肾强精的作用，适用于前列腺炎、慢性肾衰竭等肾病。

西瓜 ……【水果类】

养肾功效	西瓜的营养价值很高，具有清热解暑、生津止渴、利尿除烦、健脾补肾的作用，适用于高血压、贫血、咽喉干燥、唇裂、膀胱炎、肝腹水、肾炎等症状。
相宜搭配	✓西瓜+鸡蛋 ▶ 滋阴润燥 ✓西瓜+鳝鱼 ▶ 补虚损、祛风湿 ✓西瓜+冰糖 ▶ 缓解便血 ✓西瓜+薄荷 ▶ 提神醒脑
禁忌搭配	⊗西瓜+虾 ▶ 呕吐、头晕、恶心 ⊗西瓜+冰激凌 ▶ 腹泻 ⊗西瓜+羊肉 ▶ 腹胀、腹痛 ⊗西瓜+鱼 ▶ 降低锌的吸收
不宜人群	经期中的女性，慢性肠炎、胃炎、胃及十二指肠溃疡、糖尿病者不宜食用。

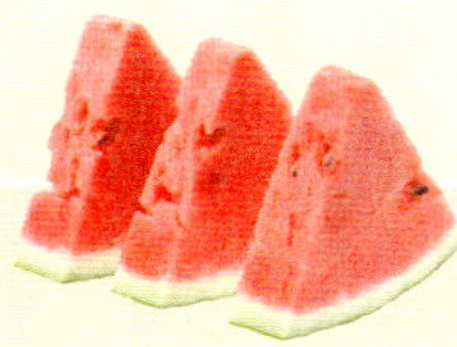

养肾菜例 西瓜橙子汁

●**材料** 橙子100克，西瓜200克

●**调料** 蜂蜜适量，红糖、冰块各少许

●**做法**

①将橙子洗净，切片；西瓜洗净，去皮，去籽，取西瓜肉。

②将橙子榨汁，加蜂蜜搅匀。

③西瓜肉榨汁，加红糖水，按分层法注入杯中，加冰块即可。

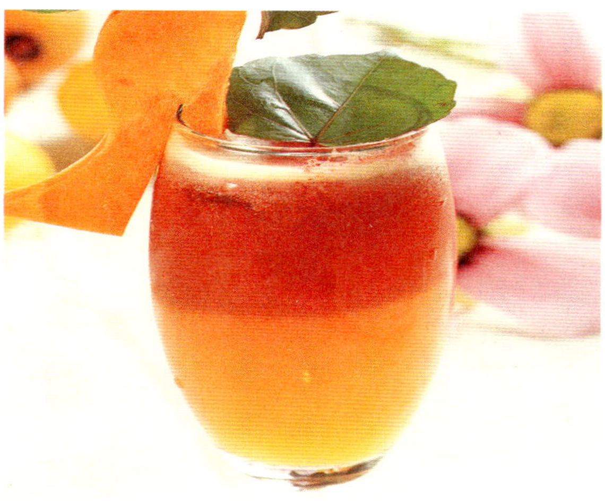

葡萄【水果类】

养肾功效	葡萄营养丰富，含有葡萄糖、矿物质元素和维生素，有助于舒缓神经衰弱、缓解疲劳、补肾填精。葡萄中含有天然的聚合苯酚，能与病毒或细菌中的蛋白质化合，使之失去传染疾病的能力，常吃葡萄有很好的养肾补肾的作用。
相宜搭配	葡萄+枸杞子 ▸ 补血养血 葡萄+奶酪 ▸ 营养均衡 葡萄+薏米 ▸ 健脾利湿 葡萄+山药 ▸ 补虚养身 葡萄+粳米 ▸ 美容养颜
禁忌搭配	葡萄+虾 ▸ 引起身体不适 葡萄+白萝卜 ▸ 导致甲状腺肿大 葡萄+海蜇 ▸ 刺激肠胃
不宜人群	糖尿病、便秘、阴虚内热、津液不足、肥胖、脾胃虚寒、服用人参者不宜食用。

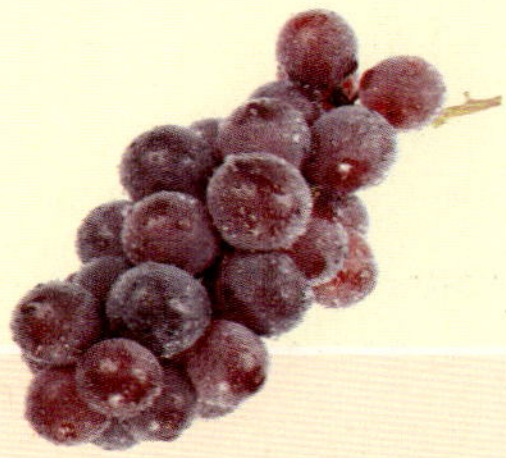

养肾菜例 葡萄苹果汁

●**材料** 红葡萄150克，红色去皮的苹果1个，碎冰适量

●**做法**

①葡萄洗净，切片；苹果切下几片作装饰用。

②再把剩余的苹果切块，与洗净的葡萄一起榨汁。

③碎冰倒在成品上，放上苹果片作装饰即可。

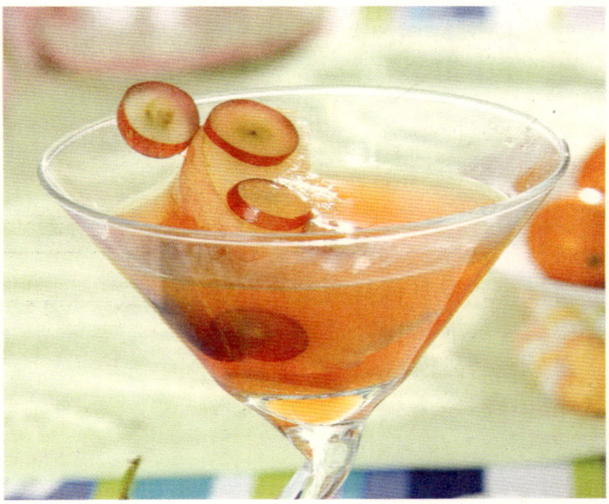

柠檬 【水果类】

养肾功效	柠檬富含维生素B_1、维生素B_2、维生素C和维生素P，具有很强的抗氧化作用，对身体的新陈代谢有益，具有生津解暑、开胃醒脾、清热化痰、抗菌消炎、增强免疫力的作用，适用于肾病患者。
相宜搭配	柠檬+马蹄 ▸ 生津解渴 柠檬+鸡肉 ▸ 促进食欲 柠檬+蜂蜜 ▸ 清热解毒 柠檬+莲藕 ▸ 降血脂 柠檬+梨 ▸ 健脑益智
禁忌搭配	柠檬+牛奶 ▸ 影响蛋白质吸收 柠檬+山楂 ▸ 影响肠胃消化 柠檬+胡萝卜 ▸ 破坏维生素C 柠檬+橘子 ▸ 导致消化道溃疡
不宜人群	糖尿病、胃及十二指肠溃疡者不宜食用。

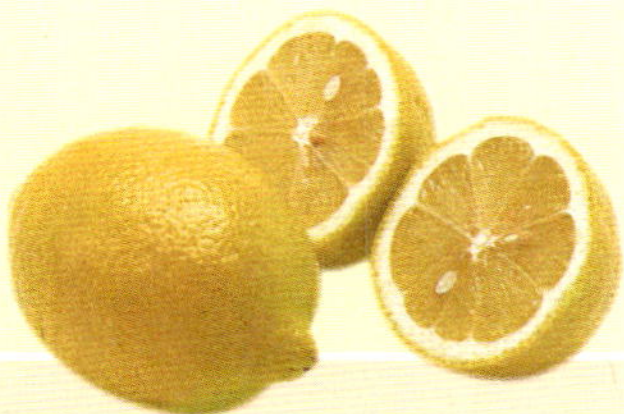

养肾菜例 柠檬汁

● **材料** 柠檬2个

● **调料** 蜂蜜30克，凉开水60克

● **做法**

①将柠檬洗净，对半切开后榨成汁。

②将柠檬汁及其他材料倒入有盖的大杯中。

③盖紧盖子摇动10～20下，倒入小杯中即可。

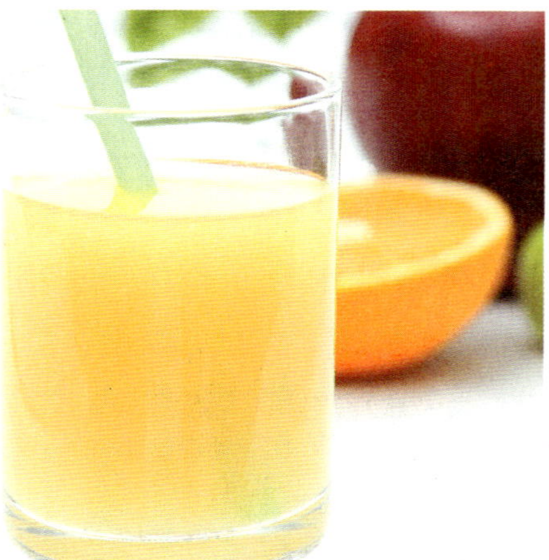

荔枝 【水果类】

养肾功效	荔枝含果胶、苹果酸、果糖、葡萄糖、胡萝卜素以及多种维生素和矿物质元素，有补肾益气、添精生髓、生津和胃、丰肌泽肤的功效，适用于病后津液不足、肾亏梦遗、脾虚、健忘失眠等症。
相宜搭配	荔枝+红枣 ▶ 健脾止泻 荔枝+白酒 ▶ 缓解胃痛 荔枝+黄酒 ▶ 预防感冒 荔枝+鸭肉 ▶ 补中益气、补血生津
禁忌搭配	荔枝+猪肝 ▶ 破坏维生素C 荔枝+鹅肉 ▶ 脸上长斑 荔枝+胡萝卜 ▶ 破坏维生素C
不宜人群	上火、发炎、便秘者不宜食用。

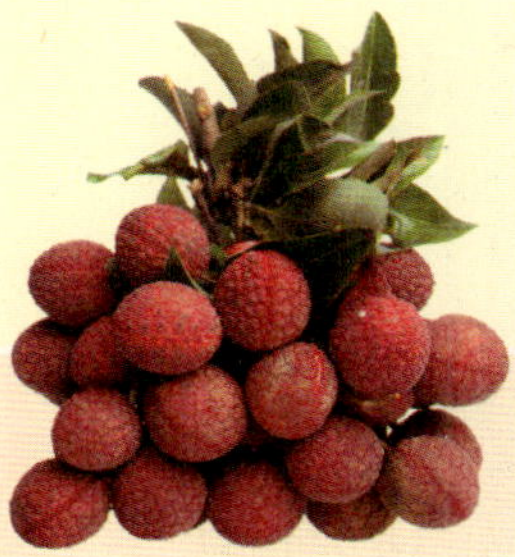

养肾菜例 荔枝粥

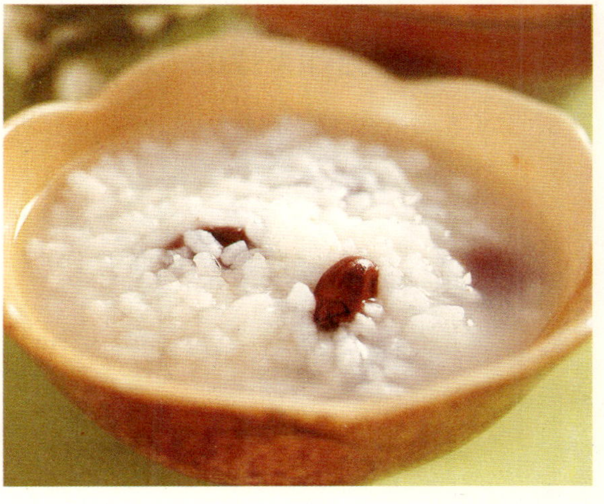

●**材料** 带核干荔枝20克，莪术10克，粳米100克

●**调料** 盐适量

●**做法**

①将荔枝洗净，取核和果肉，与洗净的莪术一起捣碎，置锅中，加清水100克，大火煮开10分钟，滤渣取汁。

②将洗净的粳米和药汁共入锅中，加清水500克，大火煮开5分钟。

③改小火煮30分钟，成粥，加盐调味即可。

猕猴桃【水果类】

养肾功效	猕猴桃含有蛋白质、水分、脂肪、膳食纤维等丰富的营养成分，还含有不少精氨酸，能促使血液循环顺畅，增进性能力，还能有效改善血液流动，阻止血栓形成，适用于冠心病、高血压、动脉硬化、阳痿等症。
相宜搭配	✓猕猴桃+蜂蜜 ▸ 清热生津、润燥止渴 ✓猕猴桃+生姜 ▸ 清热和胃、降逆止呕 ✓猕猴桃+薏米 ▸ 抑制癌细胞 ✓猕猴桃+橙子 ▸ 预防关节磨损
禁忌搭配	✗猕猴桃+猪肝 ▸ 破坏维生素C ✗猕猴桃+黄瓜 ▸ 破坏维生素C ✗猕猴桃+胡萝卜 ▸ 破坏维生素C 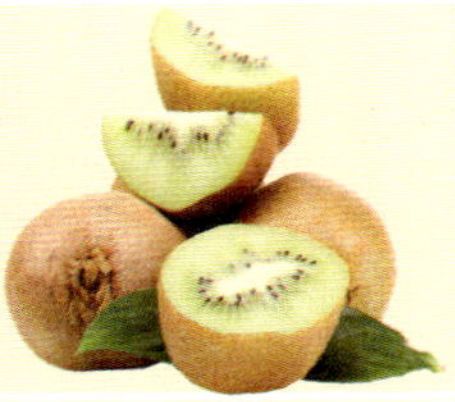
不宜人群	有先兆性流产史和妊娠的妇女，脾胃虚寒、腹泻便溏者忌食。

养肾菜例 桑葚猕猴桃奶

●材料 桑葚80克，猕猴桃1个，牛奶150克

●做法

①将桑葚洗干净。

②猕猴桃洗干净，去掉外皮，切成大小适合的块。

③将桑葚、猕猴桃放入果汁机内，加入牛奶，搅拌均匀即可。

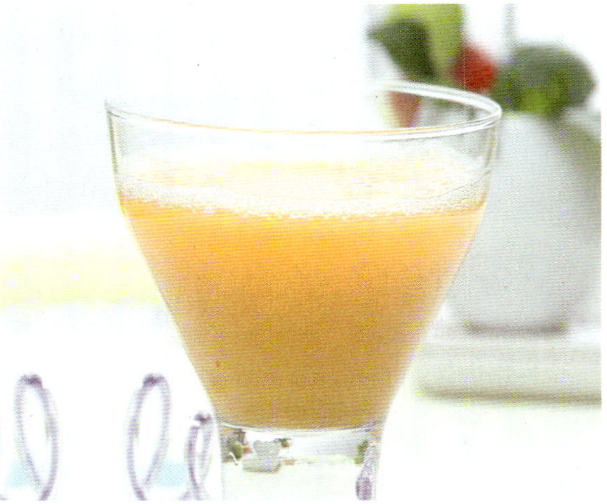

木瓜 【水果类】

养肾功效	木瓜中含有多种营养成分，其营养价值较高，除有补脾健胃的作用外，还有补肾壮腰的作用，对肾虚腰痛者有一定的帮助。
相宜搭配	木瓜+牛奶 ▶ 美容养颜 木瓜+蜂胶 ▶ 消炎、抗癌 木瓜+蘑菇 ▶ 减脂降压 木瓜+带鱼 ▶ 补气养血
禁忌搭配	木瓜+南瓜 ▶ 破坏维生素C 木瓜+胡萝卜 ▶ 影响维生素C吸收 木瓜+虾 ▶ 易生成有毒元素 木瓜+薯条 ▶ 引起腹泻、腹痛
不宜人群	小便淋涩疼痛患者忌食。

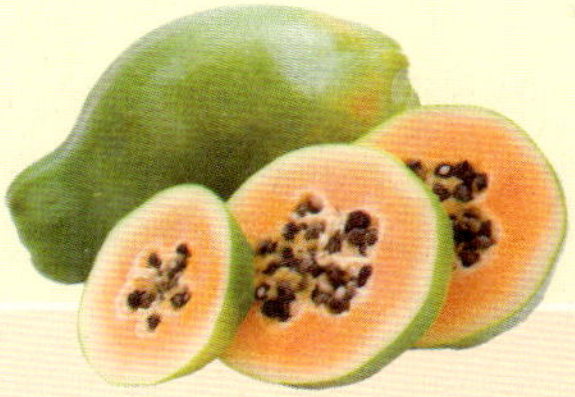

养肾菜例 木瓜猪蹄汤

● **材料** 猪蹄1只，木瓜175克

● **调料** 盐4克

● **做法**

①将猪蹄洗净，切块，氽水。

②木瓜洗净，去籽，切块，备用。

③净锅上火倒入水，调入盐，下入猪蹄煲至快熟时，再下入木瓜煲至熟烂即可。

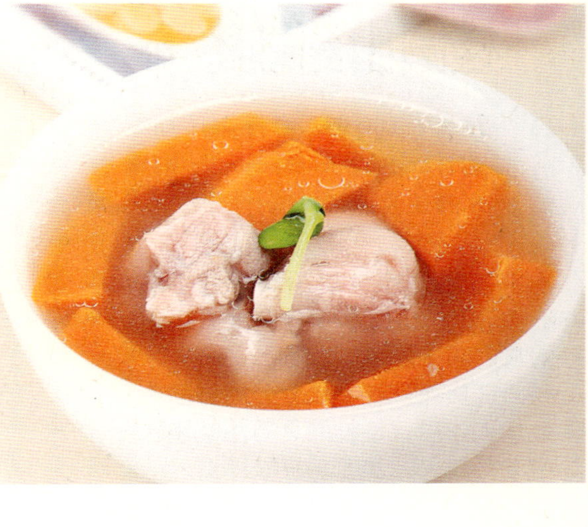

桂圆 【水果类】

养肾功效	桂圆的营养价值很高，富含碳水化合物、蛋白质、多种氨基酸和维生素，具有健脾养心、补肾安神的作用，同时还适用于心脾两虚、阳痿、早泄、心悸怔忡、失眠健忘、食少便溏、下肢浮肿等症。
相宜搭配	桂圆+大米 ▶ 补充元气 桂圆+当归 ▶ 补血养血 桂圆+莲子 ▶ 养心安神 桂圆+鸡蛋 ▶ 缓解患者因血虚引起的头痛 桂圆+人参 ▶ 增强免疫力
禁忌搭配	桂圆+猪肉 ▶ 引起身体不适 桂圆+冰片 ▶ 影响药效 桂圆+海藻 ▶ 引起腹泻
不宜人群	多食桂圆易滞气，有上火发炎症状者不宜食用。

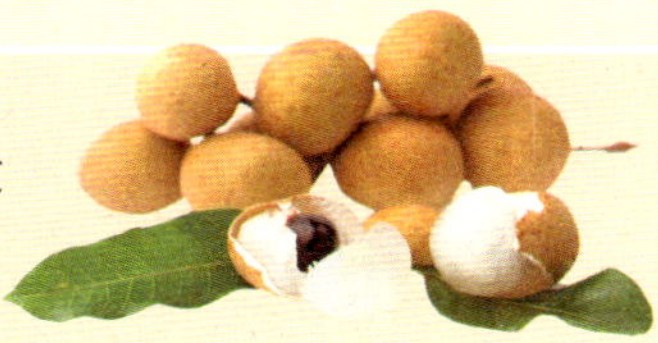

养肾菜例 桂圆山药红枣汤

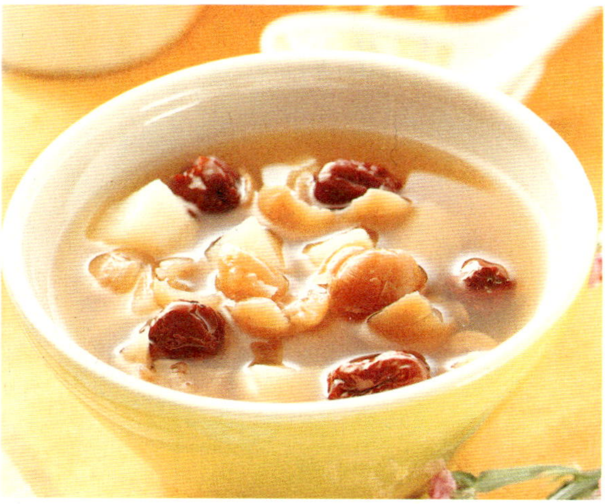

●**材料** 桂圆肉100克，新鲜山药150克，红枣6枚

●**调料** 冰糖适量

●**做法**

①山药削皮洗净，切小块；红枣洗净；煮锅内加3碗水煮开，加入山药块煮沸，再下红枣。

②待山药熟透、红枣松软，将桂圆肉剥散加入汤中，待桂圆之香甜味渗入汤中就可熄火，加冰糖提味即成。

PART

4

对肾病患者有益的中药材

◎ 本着对症治疗的原则，本章将对肾病患者有益的中药分为补肾填精类、滋补肾阴类、补益肾气类、温补肾阳类、固肾涩精类、清泻肾火类这六大类，对每种药材的别名、性味、归经、最佳搭配、食用禁忌、养肾功效、养肾保健用法都作了详尽的论述，并针对每种药材精心挑选了相应的药膳，寓医于食，让广大患者远离疾病的困扰。

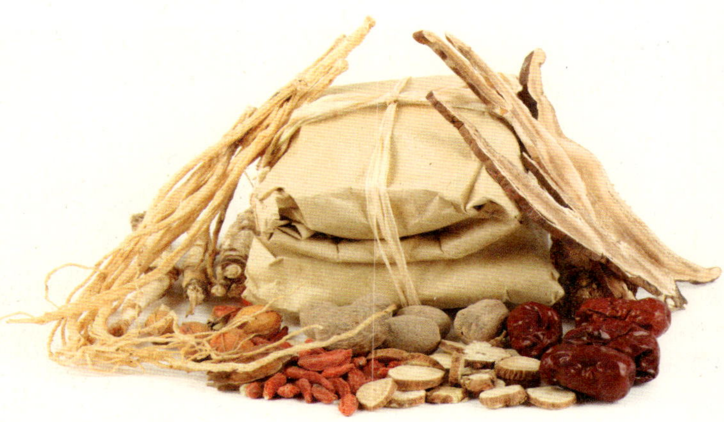

补肾填精类

●这类药材有补益肝肾、生精补髓的功效，适用于肝肾阴虚、精血亏损的患者，症见腰膝酸软、浑身乏力、血虚眩晕等症。

何首乌 ……………………………【补肾填精】

别 名 野苗、交藤、交茎、夜合、地精。

性 味 性微温，味苦、甘、涩。

归 经 归肝、肾经。

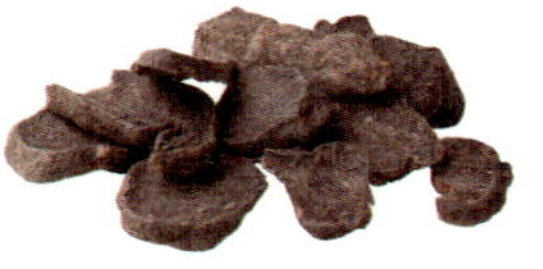

最佳搭配	何首乌+乌鸡 ▸ 增强药效 何首乌+乌鳢 ▸ 强身健体、延缓衰老
食用禁忌	①大便溏薄者忌食。②忌用铁器煎煮。
养肾功效	何首乌有补肾填精、乌须发、强筋骨的功效，可用于血虚、耳鸣、遗精、肠燥便秘等症，适宜肾病患者食用。
养生保健用法	①研末。将黑芝麻、怀山药、何首乌片各适量，洗净研为细粉，混合拌匀，瓶装备用，可健脾补肾，养血益精。

美味药膳 何首乌茶

●**材料** 何首乌、泽泻、丹参各适量

●**调料** 绿茶适量

●**做法**

①何首乌、泽泻、丹参均洗净备用。

②把所有材料放入锅里，加水共煎15分钟。

③滤去渣后即可饮用。

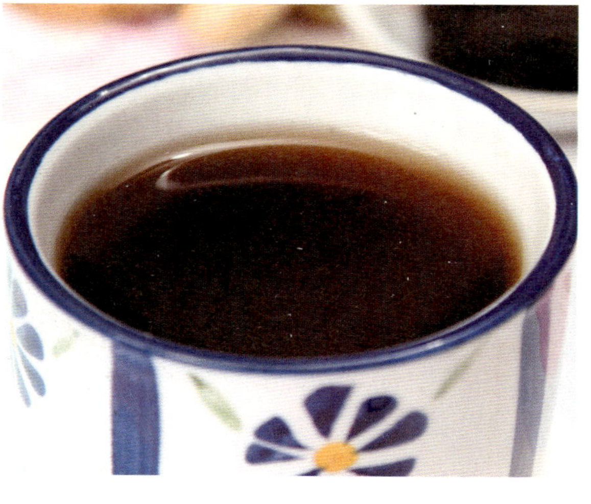

阿胶 【补肾填精】

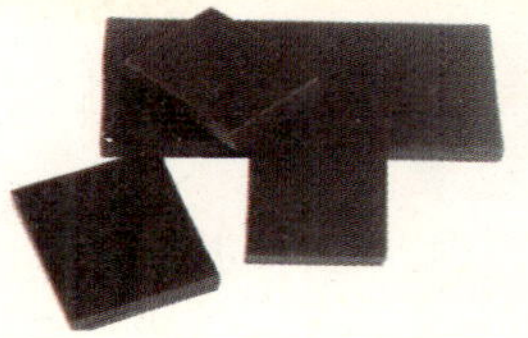

别 名 驴皮胶、驴胶。

性 味 性平，味甘。

归 经 归肺、肝、肾经。

最佳搭配	阿胶+鸡蛋 ▸ 能补血、滋阴、安胎 阿胶+鸡肉 ▸ 滋阴补血、增强体质
食用禁忌	①服用阿胶时忌油腻食物。 ②凡脾胃虚弱、呕吐泄泻、腹胀便溏、咳嗽痰多者慎用。
养肾功效	阿胶含有明胶原、骨胶原、蛋白质及钙、钾、钠、镁、锌等元素，有滋阴补血、止血、益气补虚、补肾填精的功效，肾病患者一般常常伴有促红细胞生成素减少，因而出现贫血等表现，肾病患者食用阿胶，可以改善这一症状。
养生保健用法	①牛奶冲服。将阿胶适量粉碎成细粉状放入杯中，加入热牛奶，边加边搅拌，使阿胶粉充分溶化后服用，本品可滋阴补血。 ②制膏。将适量阿胶放入热水中溶化，之后加入鸡蛋1个、蜂蜜1勺，煮熟后冷藏即可呈膏状，可用于气虚咳嗽，疗效较好。

美味药膳 阿胶鸡蛋羹

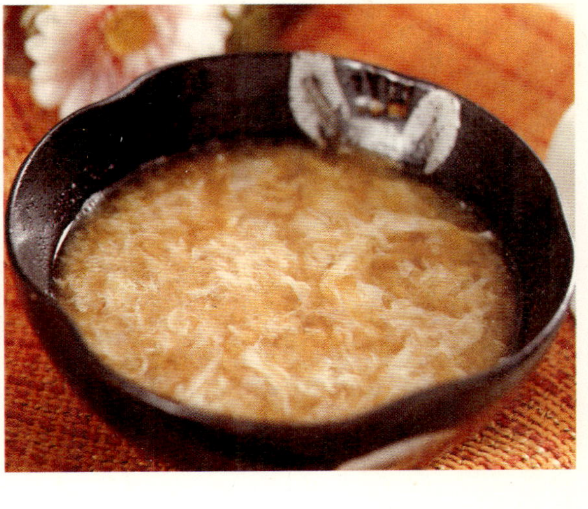

●**材料** 阿胶粉20克，鸡蛋1只

●**调料** 红糖10克

●**做法**

①先将鸡蛋敲入碗内，搅拌均匀。

②阿胶粉加水适量，倒入锅，边煮边搅拌使得阿胶溶化。

③至阿胶煮开后，倒入鸡蛋液，搅拌煮片刻即可加入红糖调味服食。

当归 ……【补肾填精】

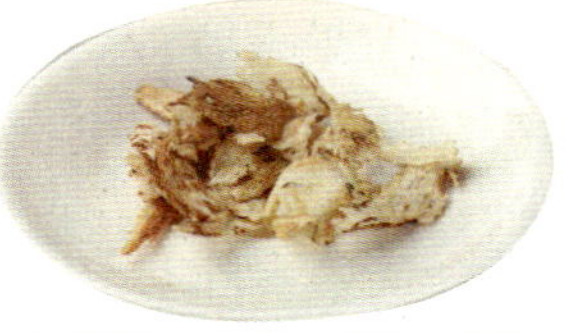

别名 马尾当归、秦哪、马尾归、云归、西当归。

性味 性温，味甘、辛、苦。

归经 归肝、心、脾经。

最佳搭配	当归+银耳 ▶ 促进新陈代谢、延迟衰老 当归+猪肾 ▶ 可用于心悸、气短
食用禁忌	①慢性腹泻、大便溏薄者以及热盛出血患者忌食。 ②湿阻中满者慎服。
养肾功效	当归含有维生素A、氨基酸、钠、钾，有益气补血、活血、补肾填精的功效，对肾病所引起的眩晕、贫血症状，有较好的作用。
养生保健用法	①煎汤。将当归10克、黄芪15克一起洗净放入锅中煎汤，可用于失血后气血耗伤，或气虚血亏，体倦乏力，头昏。 ②泡酒。取当归30克、熟地黄50克、红花15克、肉桂6克、甜酒1000克。用甜酒浸泡洗净的中药1～2周以上即成，可用于血虚，或有瘀滞的经闭、不调。

美味药膳 当归红枣牛肉汤

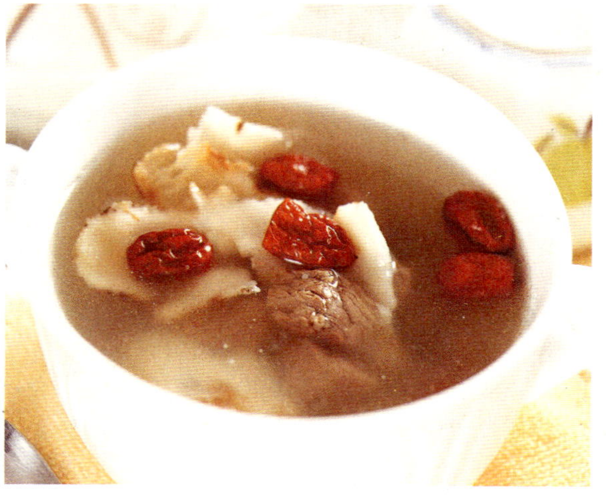

●**材料** 牛肉500克，当归50克，红枣10个

●**调料** 盐、味精各适量

●**做法**

①牛肉洗净，切块。

②当归、红枣洗净。

③以上用料放入煲内，用适量水，猛火煲至滚，改用慢火煲2~3小时，调味可用。

熟地黄 【补肾填精】

别名 熟地。

性味 性温，味甘。

归经 归肝、肾经。

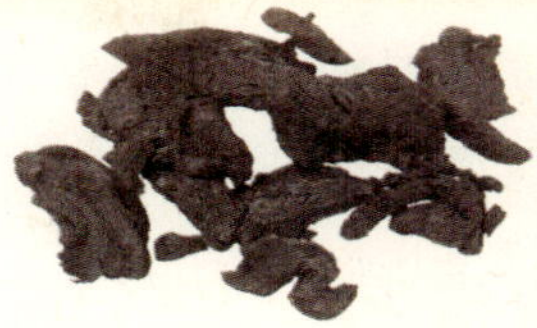

最佳搭配	熟地黄+鸭血 ▶ 有凉血、止血之功效 熟地黄+墨鱼 ▶ 止血、收敛、益胃通气
食用禁忌	①孕妇忌食。 ②熟地黄忌与萝卜、蒜、猪血同食。
养肾功效	熟地黄中含有的地黄多糖和地黄低聚糖可促进骨髓造血干细胞的增殖，刺激造血功能，肾病患者食用可改善贫血的症状，起补肾填精作用；同时熟地黄可促进肾脏对体内代谢产物尿素进行排泄。
养生保健用法	①泡酒。将熟地黄、枸杞子各30克洗净，装入纱布袋内，加入白酒中密封，浸泡20天即可。此酒有滋肾益精的功效。 ②炖汤。将熟地黄15克、当归12克、白芍药10克、鸡血藤15克洗净，加入水煎煮40分钟即可服用。本品有补益精血、滋养肝肾的功效。

美味药膳 六味地黄鸡汤

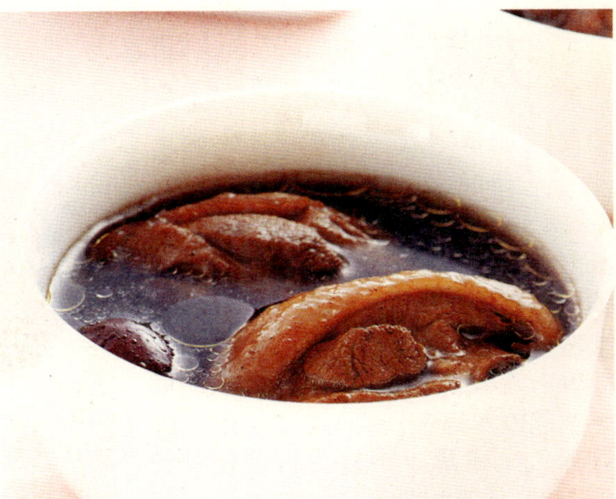

●**材料** 熟地25克，山茱萸10克，山药10克，丹皮10克，茯苓10克，泽泻5克，红枣8枚，鸡腿150克

●**做法**

①鸡腿剁块，放入沸水中汆烫，捞出洗净。

②将鸡腿和所有洗净的药材一道放入炖锅，加6碗水以大火煮开。

③转小火慢炖30分钟即成。

滋补肾阴类

●这类药材有滋补肾阴、生津润燥的功效，适用于肾阴虚的患者，症见头昏目眩、牙齿松动、腰背酸痛等症。

黄精 ……【滋补肾阴】

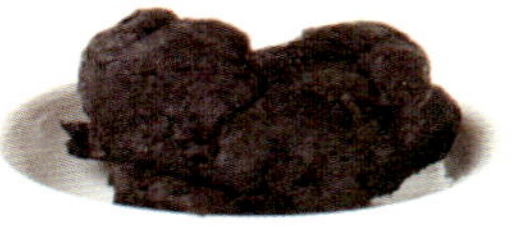

别名 老虎姜、鸡头参。

性味 性平，味甘。

归经 归脾、肺、肾经。

最佳搭配	黄精+鹿肉 ▶ 强身健体、补肾壮阳 黄精+鸡肉 ▶ 养血补气、润发黑发
食用禁忌	脾胃虚寒、食欲不振者忌服。
养肾功效	黄精有益气养阴、益肾的功效，肾病患者食用黄精可滋补肾阴，提高人体免疫力，对肾病患者病情恢复有一定的作用。
养生保健用法	①煮粥。将30克黄精与100克粳米洗净煮粥，可用于脾胃虚弱。 ②炖汤。将黄精20克洗净填入鸡腹蒸熟，适用于体倦无力。

美味药膳 苁蓉黄精骶骨汤

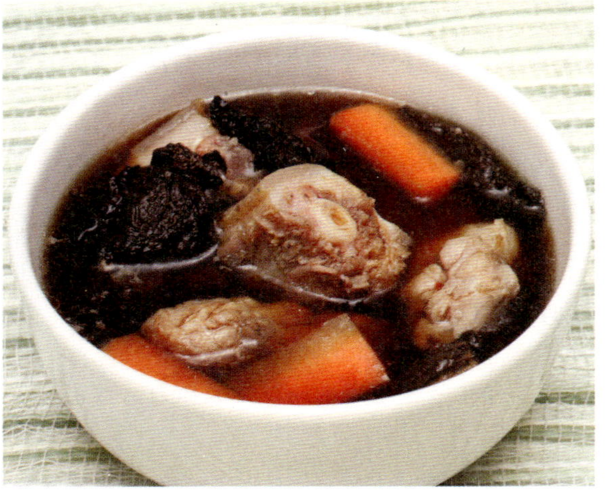

●**材料** 肉苁蓉、黄精各15克，猪尾骶骨1副，胡萝卜1根

●**调料** 盐1小匙

●**做法**

①猪尾骶骨洗净，氽去血水；胡萝卜洗净，切块；肉苁蓉、黄精洗净。

②将肉苁蓉、黄精、猪尾骶骨、胡萝卜一起放入锅中，加入适量的水。

③以大火煮沸，再转用小火续煮约30分钟，加盐调味即可。

枸杞子

【滋补肾阴】

别名 甜菜子、西枸杞、狗奶子、红青椒。

性味 性平，味甘。

归经 归肝、肾、肺经。

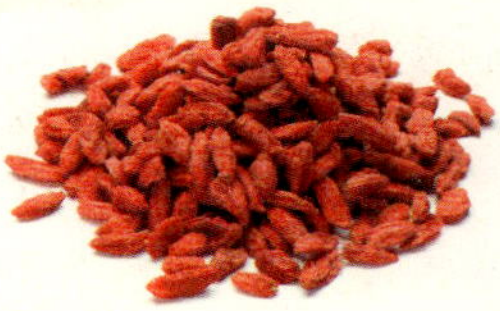

最佳搭配	枸杞子+菊花 ▶ 滋阴补肾，疏风清肝 枸杞子+鹌鹑 ▶ 补肝肾、健脾胃
食用禁忌	①脾虚泄泻者和感冒发热患者忌食。 ②气滞痰多的人不宜食用。
养肾功效	枸杞含有胡萝卜素、甜菜碱、维生素C和钙、铁等，有滋补肾阴、益精明目和养血、增强人们免疫力的功效，对肾病患者腰膝酸痛、眩晕耳鸣、阳痿遗精、内热消渴、目昏不明有较好的作用。
养生保健用法	①泡茶。将枸杞子与红枣各适量洗净，一同放入杯中，用开水冲泡。本品有益气养血的功效。 ②制膏。取枸杞子、黄精各适量洗净。加水煎熬，去渣浓缩后，加蜂蜜适量混匀，煎沸，待冷备用。本品有补肝肾、益精血的功效。

美味药膳 枸杞汁

材料 枸杞子30克，黄河蜜瓜100克，草莓30克

调料 蜂蜜适量

做法

①草莓择去蒂，洗净；枸杞子洗净。

②黄河蜜瓜洗净、去皮，切块备用。

③将枸杞子、草莓、黄河蜜瓜、蜂蜜一起倒入果汁机内，加水350克搅打成汁即可。

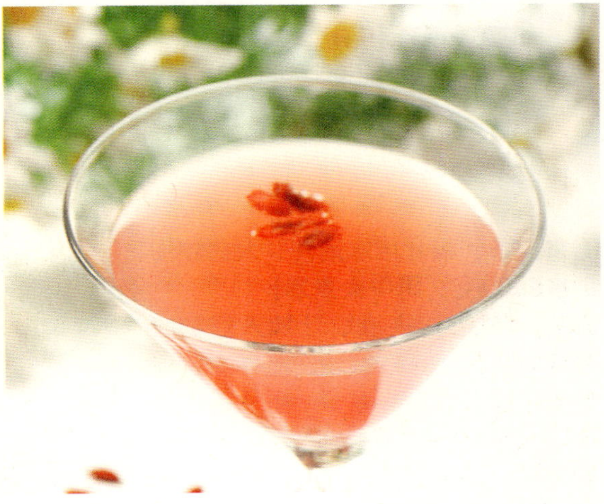

天冬 【滋补肾阴】

别名 天门冬、明天冬。

性味 性寒，味甘、苦。

归经 归肺、肾经。

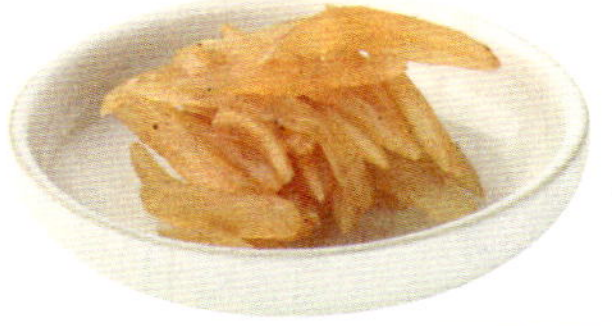

最佳搭配	天冬+麦门冬 ▶ 治心烦 天冬+人参+地黄 ▶ 治咳嗽
食用禁忌	①腹泻、食少者忌服。 ②服用天冬期间忌食鲤鱼。
养肾功效	天冬具有升高外周白细胞、增强网状内皮系统吞噬功能，增强体液免疫力的功能，肾病患者使用天冬可增强自身的免疫力，有利于肾病患者病情的恢复，起滋补肾阴的作用。
养生保健用法	①煮粥。天冬15克洗净加水煎煮，去渣取汁，用粳米100克洗净煮粥，倒入天冬汁，稍煮即可，可用于咳嗽吐血、咽喉肿痛、消渴便秘。 ②制膏。将麦门冬、天冬各适量洗净，加水煎煮浓缩，加适量蜂蜜收膏，适用于干咳无痰者。

美味药膳 天冬橘叶饮

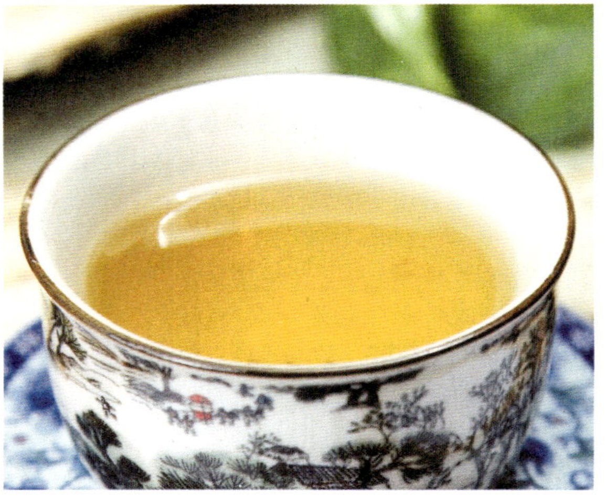

● **材料** 天冬12克，橘叶20克

● **调料** 红糖适量

● **做法**

①将天冬、橘叶用水清洗，放砂锅中加水2000克，用中火煮沸。

②约20分钟，去渣取汁加入红糖，频饮。

玉竹 【滋补肾阴】

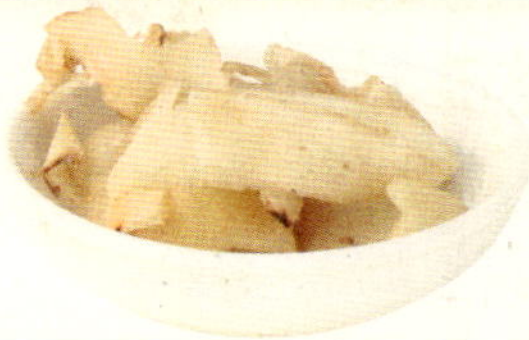

别 名 委萎、山姜、芦莉花、连竹、西竹。

性 味 性平，味甘。

归 经 归肺、胃经。

最佳搭配	玉竹+萎蕤 ▶ 治发热口干 玉竹+芭蕉 ▶ 可用于小便不畅、疼痛的食疗方
食用禁忌	①胃有痰湿气滞者忌服。 ②脾虚便溏者慎服。
养肾功效	玉竹补而不腻，不寒不燥，有“补益五脏、滋养气血、平补而润、兼除风热”的功效，适宜体质虚弱、有贫血症状的肾病患者食用，起滋补肾阴的作用。
养生保健用法	①炖汤。取玉竹20克、猪瘦肉250克，洗净处理好，同煮汤服食，可用于久咳痰少、气虚乏力等症。 ②煮粥。取玉竹10克，与粳米100克，洗净一同放入锅中，煮粥即可食用，可健脾益胃。

美味药膳 玉竹西洋参茶

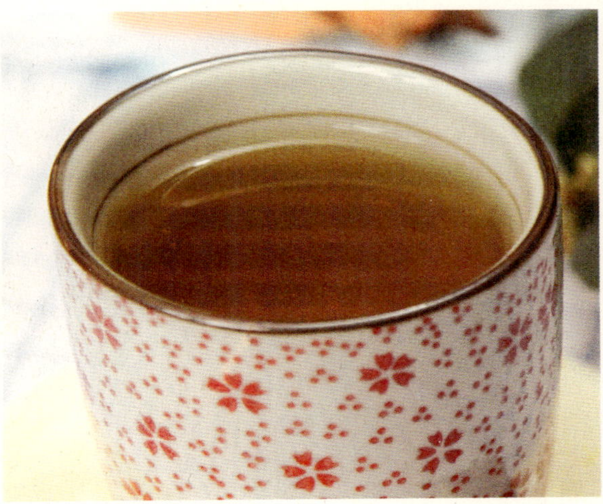

●材料 玉竹20克，西洋参3片

●调料 蜂蜜15克，水适量

●做法

①将玉竹和西洋参洗净，用沸水600克冲泡30分钟。

②把渣滤去。

③待温凉后加入蜂蜜，拌匀即可。

补益肾气类

这类药材有补肾益精、补中益气的功效，适用于肾气亏虚的患者，症见滑精、早泄，尿后滴沥不尽，小便次数多而清，腰膝酸软，听力减退，气短。

甘草 ……【补益肾气】

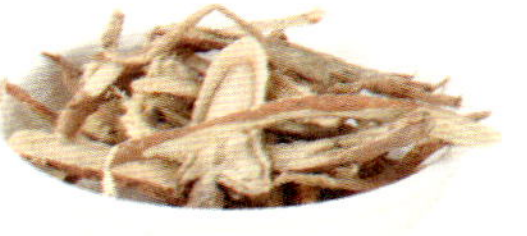

别名 甜草根、红甘草、粉甘草。

性味 性平和，味甘甜。

归经 归心、脾、肺、胃经。

最佳搭配	甘草+土豆 ▸ 益气健脾、强身益肾 甘草+花生 ▸ 降低胆固醇
食用禁忌	腹部胀满病症患者忌服。
养肾功效	甘草中含有甘草甜素，甘草甜素水解产物葡萄糖醛酸能与毒物结合，增强解毒功能，补益肾气，从而可减轻肾脏的负担。
养生保健用法	①冲茶。取山楂30克、甘草6克，洗净冲入沸水，有健脾的功效。 ②煮汤。取生甘草、小麦各20克洗净，加水煎煮，有养血的功效。

美味药膳 甘草茶

材料 甘草10克，茶叶5克

做法

①将甘草洗净与茶叶一起放入壶中。

②加水煮沸10分钟左右，即可饮用。

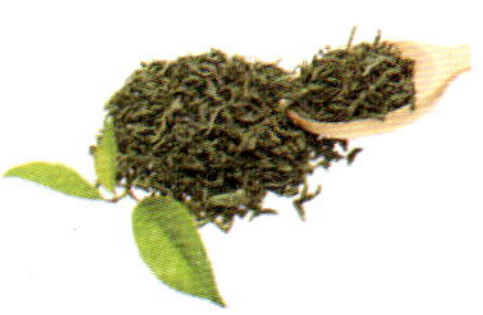

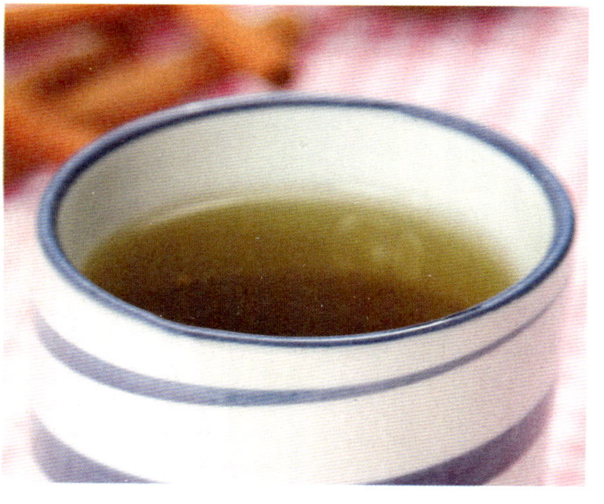

菟丝子 ……………………【补益肾气】

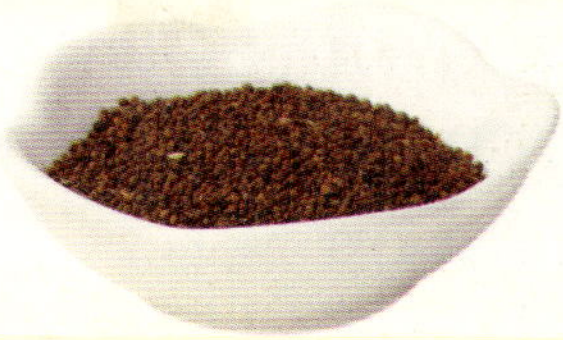

别 名 豆寄生、无根草、黄丝。

性 味 性平，味辛、甘。

归 经 归肾、肝、脾经。

最佳搭配	菟丝子+红糖 ▸ 可用于早泻、精液量不足、腰膝酸软等症 菟丝子+粳米 ▸ 补虚损，益脾胃
食用禁忌	①脾虚火旺、阳强不痿及大便燥结者忌用。 ②孕妇慎用。
养肾功效	菟丝子具有滋补肝肾、固精缩尿的效果，可用于腰膝酸软、脾肾虚泻等症；也可提高免疫力，降低血压，对肾病患者来说，可补益肾气，对病情的恢复有一定作用。
养生保健用法	①煮粥。先将洗净的菟丝子20克、肉苁蓉30克煎煮，取汁去渣，再入捣碎的30克黑芝麻、100克淘净的粳米煮粥。本品有益寿防衰、乌发泽肤、润肠通便的功效。 ②泡茶。将菟丝子适量，洗净炒香后，用白开水冲泡，调入蜂蜜即成。此茶有壮肾阳、益精气的功效，适用于阳痿。

美味药膳 菟丝子苁蓉饮

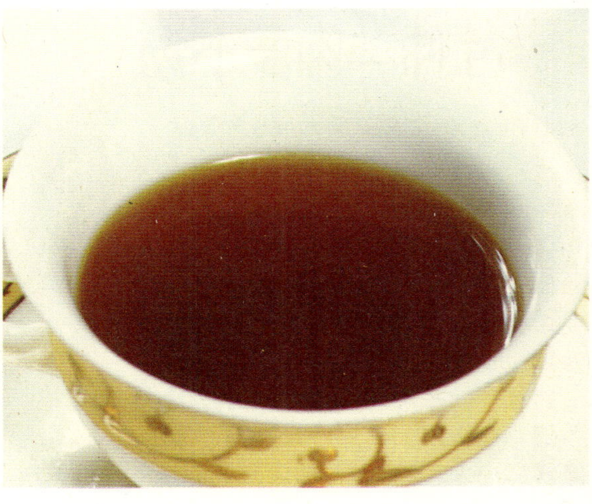

●**材料** 菟丝子10克，肉苁蓉10克

●**调料** 枸杞子20粒，冰糖适量

●**做法**

①将菟丝子、肉苁蓉、枸杞子洗净。

②将菟丝子、肉苁蓉、枸杞子、冰糖一起放入锅中，加水后煲20分钟。

③将煮好的茶倒入壶中即可饮用。

杜仲……【补益肾气】

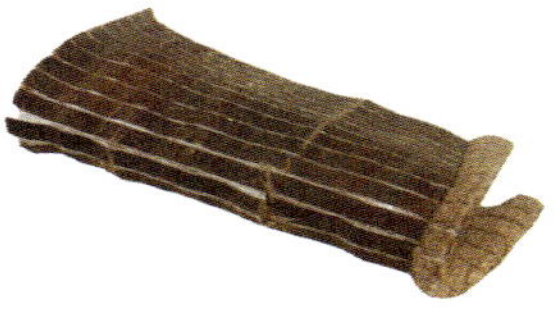

别名 丝楝树皮、丝棉皮、棉树皮、胶树。

性味 性温，味甘微辛。

归经 归肝、肾经。

最佳搭配	杜仲+兔肉 ▸ 补肾益精，养血乌发 杜仲+乌鸡 ▸ 补虚损、强筋骨、调经止带
食用禁忌	阴虚火旺者忌服。
养肾功效	杜仲有补益肾气、坚筋骨的功效，其中含有的杜仲绿原酸有兴奋垂体、肾上腺皮质系统，持续增强肾上腺皮质功能的作用，可以助阳补肾，适宜肾病患者食用。
养生保健用法	①泡酒。取杜仲、丹参各适量洗净，放入白酒中浸泡5天。此酒有补肝肾的功效。 ②炖汤。杜仲10克与猪腰1具洗净，处理好，一同放入锅中，加水煎煮，炖汤，可用于肾虚腰背酸痛、腿膝软弱。

美味药膳 杜仲羊肉萝卜汤

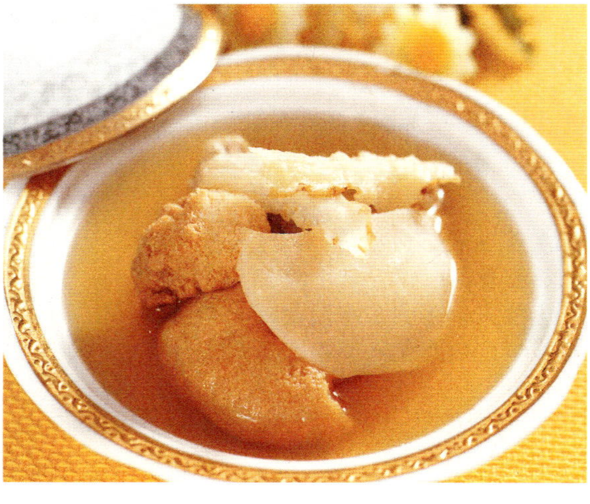

材料 杜仲15克，羊肉200克，白萝卜50克，羊骨汤400克

调料 盐、味精、料酒、胡椒粉、姜片、辣椒油各适量

做法

①羊肉洗净切块，汆去血水；白萝卜洗净，切块；杜仲洗净。

②将杜仲同羊肉、羊骨汤、白萝卜、料酒、胡椒粉、姜片一起下锅，加水烧沸后小火炖1小时，加调料调味。

核桃仁 ……【补益肾气】

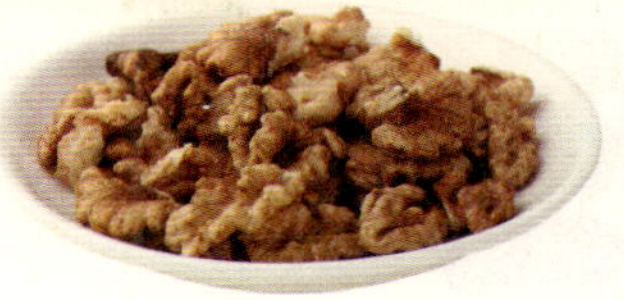

别名 胡桃仁、核仁、胡桃肉。

性味 性温，味甘。

归经 归肾、肺、大肠经。

最佳搭配	核桃仁+五味子 ▸ 可用于肾虚耳鸣食疗方 核桃仁+大米 ▸ 可用于脾肾阳虚哮喘食疗方
食用禁忌	腹泻、阴虚火旺、痰热咳嗽、便溏腹泻、素有内热及痰湿重者均不宜服用核桃仁。
养肾功效	核桃仁有温补肺肾、定喘润肠的功效，是“滋补肝肾、强健筋骨之要药”，可用于治疗由于肝肾亏虚引起的腰腿酸软、筋骨疼痛、牙齿松动、须发早白，有补益肾气的作用。
养生保健用法	①煮粥。将核桃仁10克、大米100克洗净，加水共煮成粥食用，有温阳健脾、纳气归肾的功效。 ②冲茶。取党参15克、桃仁15克、茶叶15克，二药洗净，与茶叶一起研细末备用，用沸水冲服。此茶有益气、活血化瘀的功效。

美味药膳 核桃冰糖炖梨

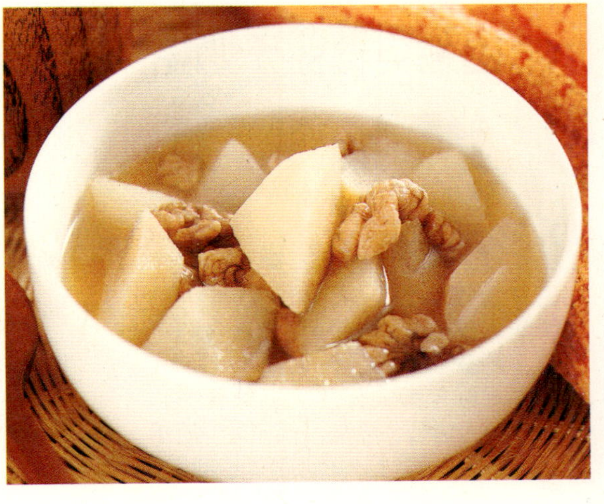

材料 核桃仁30克，梨150克

调料 冰糖30克

做法

①梨洗净，去皮去核，切块备用；核桃仁洗净备用。

②将梨块、核桃仁放入煲中，加入适量清水，先用大火煮沸，再转小火煲30分钟。

③下入冰糖调味即可。

山茱萸 【补益肾气】

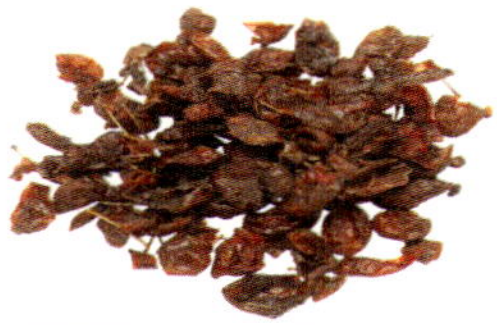

别名 山萸肉、药枣、枣皮、蜀酸枣、肉枣。

性味 性微温，味酸。

归经 归肝、肾经。

最佳搭配	山茱萸+防风、黄芪 ▶ 可用于自汗、盗汗食疗方 山茱萸+党参+五味子 ▶ 可用于体虚多汗食疗方
食用禁忌	①素有湿热、小便不利者不宜用本品。 ②与桔梗、防风、防己不能同时食用。
养肾功效	山茱萸有补益肝肾、涩精固脱的功效，对治疗肝肾亏损所致的眩晕耳鸣、腰酸等症及由于肾阴不足所致的遗精、尿频等症有明显疗效。
养生保健用法	①煎汤。取山茱萸12克、五味子15克、益智仁10克一起洗净放入锅中，加水煎服，可用于老人尿频失禁。 ②煮粥。将山茱萸15克洗净，去核；大米100克淘净，与山茱萸同放锅中，加清水适量，煮至粥熟时，调入适量白糖。此粥有补益肝肾、涩精敛汗的功效。

美味药膳 山茱萸覆盆子奶酪

● **材料** 山茱萸、覆盆子各10克，果酱、吉利丁片各15克，鲜奶350克

● **调料** 鲜奶油150克，冰糖15克

● **做法**

①山茱萸洗净，加水煮至熟滤汤；吉利丁片泡软沥水。

②鲜奶和鲜奶油入锅加热，入吉利丁拌溶，冷却到将凝，倒入模型中，入冰箱中凝固定型。

③将备好的汤汁、果酱、冰糖煮匀后熄火，分别淋在奶酪上，冰凉后即可食用。

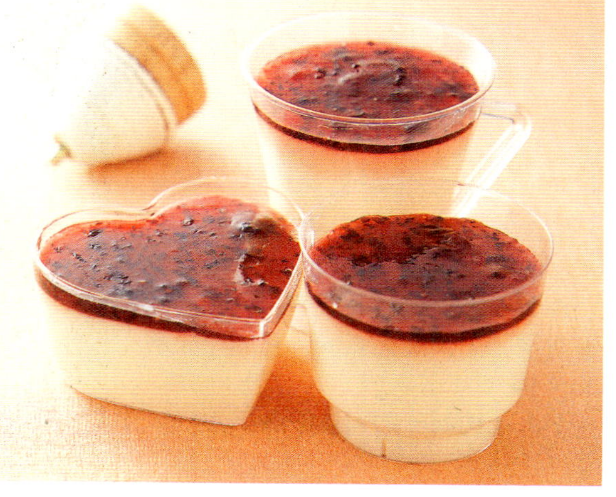

五味子 【补益肾气】

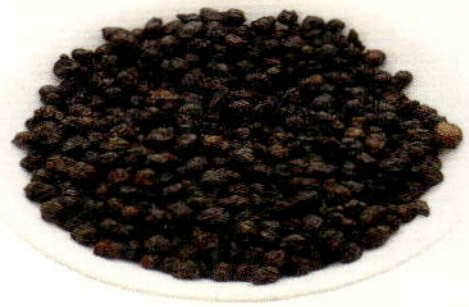

别名 玄及、会及、五梅子、山花椒、壮味、五味。

性味 性温，味甘、酸。

归经 归肺、心、肾经。

最佳搭配	五味子+核桃仁 ▸ 可用于肾虚耳鸣及神经衰弱 五味子+鳝鱼 ▸ 可作为慢性肝炎的食疗方
食用禁忌	①外有表邪、内有实热或咳嗽初起、麻疹初发者禁服。 ②肝火旺盛者不宜食用。
养肾功效	五味子有益气生津、敛肺滋肾、补益肾气的功效，慢性肾病患者多有肾阴不足的表现，如腰膝酸软、五心烦热、舌燥咽干等，食用五味子可以有效地改善这些症状。
养生保健用法	①磨粉。取五味子50克洗净，用砂锅焙干，研成粉末，每天口服6～8克，可益气生津、敛肺滋肾。 ②煲汤。取五味子、黄芪、杏仁、排骨各适量，洗净，处理好一起煲汤，有延缓衰老的功效。 ③沏茶。取五味子5克洗净，与适量冰糖一同放入杯中，冲入开水，有养心安神之功效。

美味药膳 五味子羊腰汤

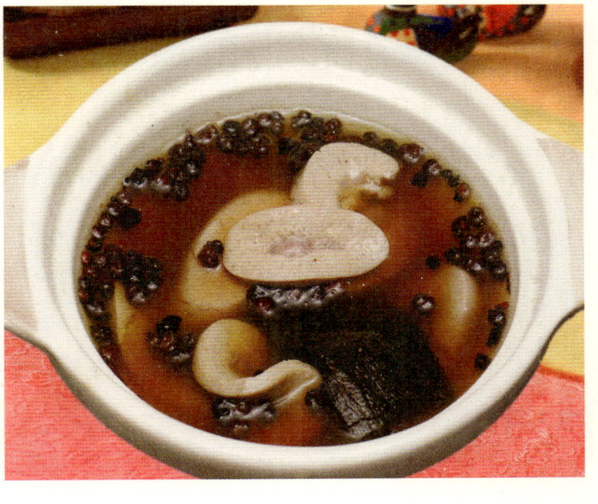

● **材料** 杜仲15克，五味子6克，羊腰500克

● **调料** 姜末、盐各适量

● **做法**

①将杜仲、五味子洗净，放入锅中，加入适量的水，加热熬成稠液。

②羊腰洗净，切成小块的腰花，用上面熬制的稠液裹匀。

③锅中加水，煮至沸腾，再放入腰花、姜末煮至熟嫩后，加入盐调味。

黄芪 【补益肾气】

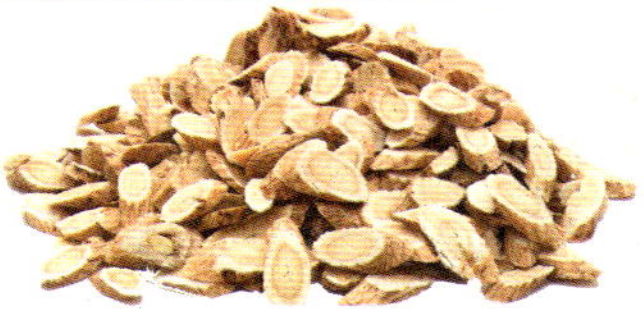

别名 棉芪、黄耆、独椹、蜀脂。

性味 性微温，味甘。

归经 肺、脾、肝、肾经。

最佳搭配	黄芪+猪肝 ▶ 补气、养肝、通乳 黄芪+银耳 ▶ 可作为白细胞减少症者的食疗方
食用禁忌	①不能与藜芦、防风、五灵脂同时食用。 ②表实邪盛、气滞湿阻、食积停滞者不宜食用。
养肾功效	黄芪含皂苷、蔗糖、多糖、多种氨基酸、叶酸及硒、锌、铜等多种微量元素，有调节机体免疫功能、促进血液循环、改善肾脏缺血、延缓肾功能损害、补益肾气的作用，适宜肾病患者食用。
养生保健用法	①沏茶。取黄芪5～10克洗净，用开水泡10～20分钟后代茶饮用，可反复冲泡，能补中益气。 ②煮粥。取黄芪50克左右洗净，煎汤以后，用煎过的汤液加入洗净的粳米100克煮粥，有很好的健脾益气的作用。

美味药膳 黄芪牛肉汤

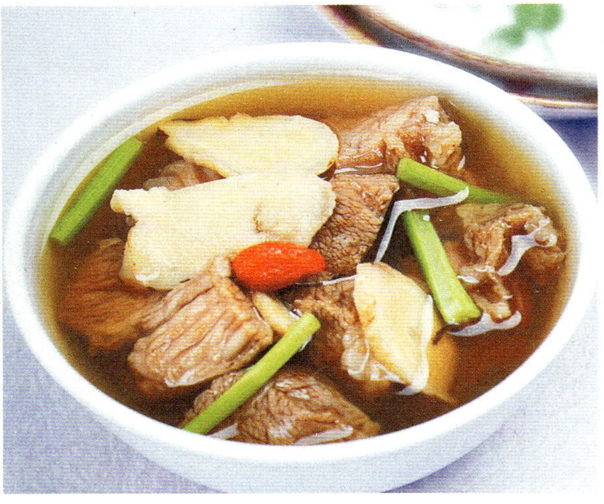

● **材料** 黄芪6克，牛肉450克

● **调料** 盐4克，蒜薹2克，香菜30克

● **做法**

①将牛肉洗净，切块，汆水。

②香菜择洗干净，切段；黄芪用温水洗净备用。

③净锅上火倒入清水适量，下入牛肉、黄芪煲至牛肉熟烂，加盐调味，撒入蒜薹、香菜即可。

党参【补益肾气】

别名 黄参、防党参、上党参、狮头参、中灵草、黄党。

性味 性平，味甘、微酸。

归经 归脾、肺经。

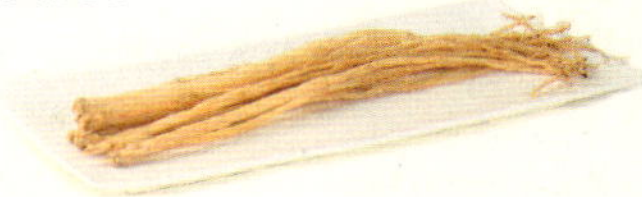

最佳搭配	党参+蛏肉 ▶ 健脾益气、补虚催乳 党参+大米 ▶ 可作为放疗或化疗后白细胞减少症的食疗方
食用禁忌	①实证、热证、气滞者忌食。 ②不宜与藜芦同用。
养肾功效	党参中含皂苷、葡萄糖、菊糖、淀粉、黏液及树脂等成分，有补益肾气、和胃调中的功效，对肾病患者纳呆气短、四肢乏力等症状均有较好的作用。
养生保健用法	①煮粥。将党参20克、黄芪30克洗净，切成薄片，入锅加水，煎煮2次，去渣取汁，与淘净的粳米100克煮成稠粥。此粥有益气补肺之功效。 ②沏茶。将党参适量洗净切片，放在碗中，用沸水冲泡，闷约5分钟后，即可饮用。此茶有补益气血的功效。

美味药膳 党参排骨汤

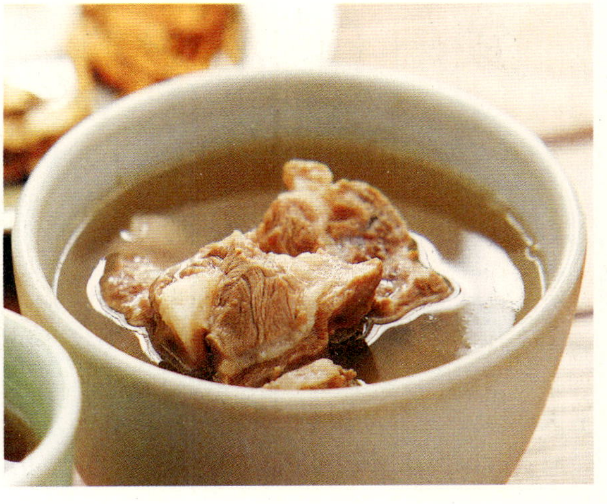

●**材料** 党参、羌活、独活、川芎、前胡、柴胡、茯苓、甘草、枳壳各适量，排骨250克

●**调料** 盐适量

●**做法**

①将所有药材洗净，用纱布袋包好放入锅中，加清水熬汁。

②排骨斩件，洗净汆烫，放入炖锅，加入熬好的药汁，以大火煮开。

③加盐调味即可。

温补肾阳类

●这类药材有温中补阳、强健筋骨的功效，适用于肾阳虚的患者，症见神疲乏力、精神不振、活力低下、易疲劳、畏寒怕冷、四肢发凉等症。

锁阳 ……………………………… 【温补肾阳】

别名 不老药、地毛球。

性味 性温，味甘。

归经 归脾、肾、大肠经。

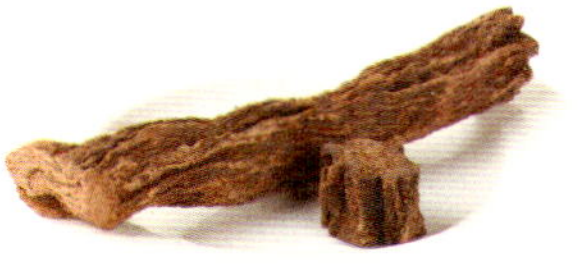

最佳搭配	锁阳+大米 ▶ 补益肝肾，强壮腰膝 锁阳+白酒 ▶ 益精血，通便
食用禁忌	大便溏薄者、性功能亢进者忌服。
养肾功效	锁阳有补肾阳、益精血、润肠通便的功效，可用于肾阳不足、精血亏虚、腰膝痿软的症状。
养生保健用法	①泡酒。将锁阳30克洗净，放入500克白酒内浸泡，可补肾壮阳。 ②煎汤。取羊肉100克与锁阳20克，分别洗净煮汤，有补肾的功效。

美味药膳 锁阳羊肉汤

●**材料** 锁阳15克，生姜3片，羊肉250克，香菇5朵

●**调料** 盐适量

●**做法**

①将羊肉洗净切块，放入沸水中汆烫；香菇洗净，切丝；锁阳分别洗净。

②将上述材料放入锅中，加适量水，炖煮至软烂。

③起锅前，以盐调味即可。

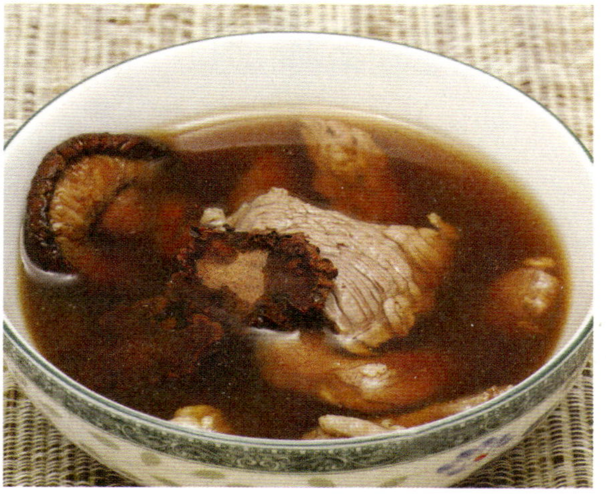

肉桂【温补肾阳】

别名 玉桂、牡桂、菌桂、筒桂、大桂。

性味 性热，味辛、甘。

归经 归肾、脾、心、肝经。

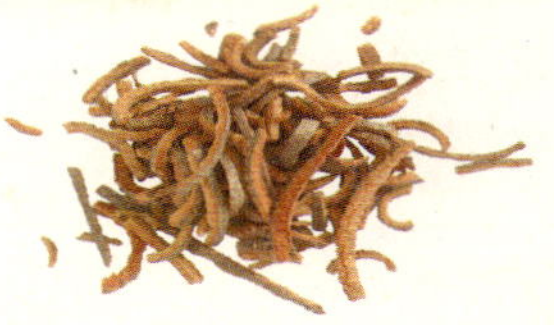

最佳搭配	肉桂+狗肉 ▸ 补火助阳 肉桂+红糖 ▸ 可用于妇女产后腹痛
食用禁忌	①阴虚火旺、里有实热、血热妄行出血者禁服。 ②孕妇禁服。
养肾功效	肉桂有补火助阳、散寒止痛、温经通脉、温补肾阳之功效，适用于内热、纳少、血尿、畏冷等症的急性肾炎患者。
养生保健用法	①泡茶。取肉桂5克洗净，与红糖3克一同放入杯中，用沸水冲泡，可治妇女产后腹痛。 ②研末。桂皮适量洗净研细末，温水送服，可治疗胃气胀、胃寒痛。

美味药膳 肉桂米粥

●**材料** 肉桂适量，大米100克

●**调料** 白糖3克，葱花、香菜段适量

●**做法**

①大米泡发半小时后捞出沥干水分，备用；肉桂洗净，加水煮好，取汁。

②锅置火上，加入适量清水，放入大米，以大火煮开，再倒入肉桂汁。

③以小火煮至浓稠状，调入白糖拌匀，再撒上葱花、香菜段即可。

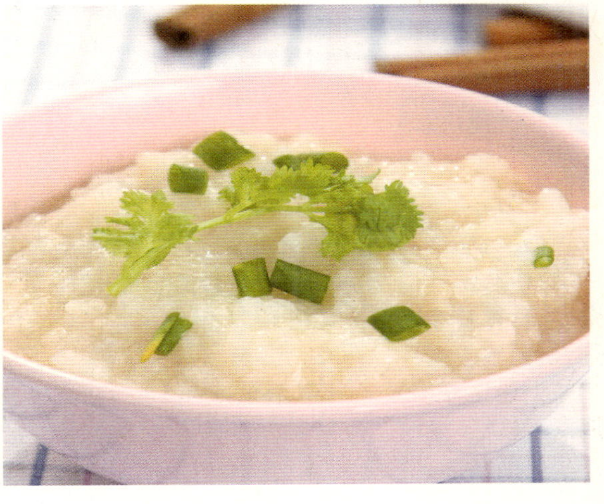

蛤蚧【温补肾阳】

别名 蛤蚧壳。

性味 性平，味咸。

归经 归肺、肾经。

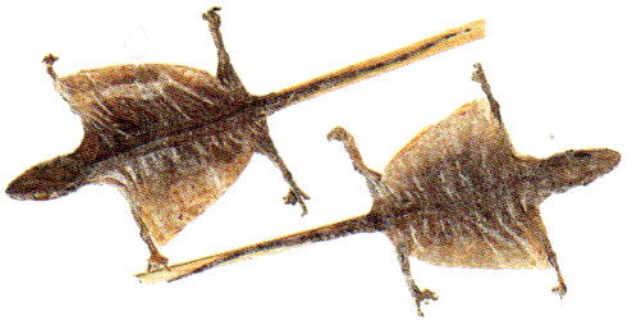

最佳搭配	蛤蚧+补骨脂 ▶ 可用于肾虚阳痿 蛤蚧+白酒 ▶ 可用于肾虚腰痛、阳痿等症 蛤蚧+海马 ▶ 温阳益肾
食用禁忌	①外感风寒喘嗽者忌食。 ②阴虚火旺者忌食。
养肾功效	蛤蚧有补肺益肾、定喘止咳、助阳益精的功效，对于虚劳咳嗽、咯血、肾肺虚之咳喘、虚衰、阳痿、尿频等症有较好的疗效，可起温补肾阳的作用。
养生保健用法	①泡酒。将1对蛤蚧洗净切成小块，放入瓶内，加入500克黄酒，密封瓶口，酒浸15天后便可饮用。此酒有温肾补肺的功效。 ②煮粥。把1只蛤蚧、30克党参洗净，分别研成粉末，再加适量蜜糖做成饼。将50克糯米洗净，煮成稀粥，拌入1个蛤蚧饼即可食用，可用于哮喘。

美味药膳 核桃淮山蛤蚧汤

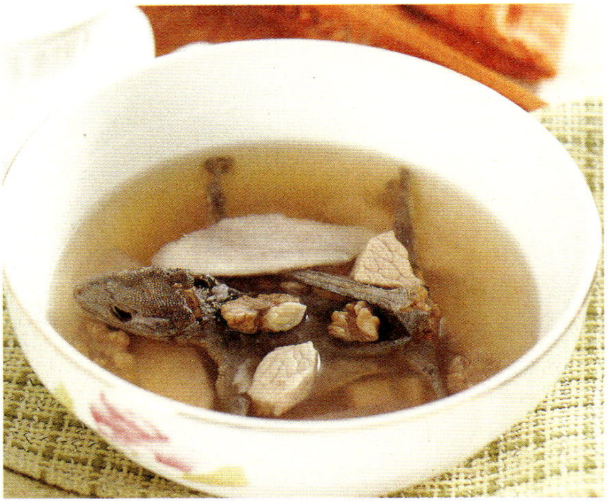

●**材料** 核桃仁30克，淮山片30克，蛤蚧1个，瘦猪肉200克

●**调料** 蜜枣3个，盐4克

●**做法**

①核桃肉、淮山片洗净，浸泡；猪瘦肉、蜜枣洗净，瘦肉切块。

②蛤蚧刮去鳞片，洗净，浸泡。

③瓦煲内加入水，水沸后加入核桃仁、淮山、蛤蚧、瘦猪肉、蜜枣，煲3小时，加盐调味即可。

附子【温补肾阳】

别名 虎掌、熟白附子、黑附子、明附片。

性味 性热，味辛、甘。

归经 归心、肾、脾经。

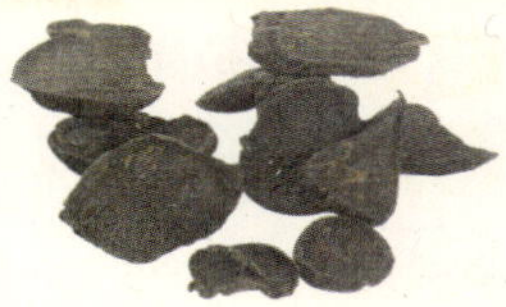

最佳搭配	附子+洋葱 ▶ 降血脂，防治动脉硬化 附子+香椿 ▶ 抗衰老和补阳滋阴
食用禁忌	①阴虚及热证忌用。 ②附子不宜生用。
养肾功效	附子有回阳救逆、温补脾肾、散寒止痛的功效，可用于肾阳不足、畏寒肢冷、脾阳不振、便溏等症，适宜肾病患者食用以温补肾阳。
养生保健用法	①煮粥。附子10克洗净煎取汁，入洗净的薏米20克、粳米100克，加水煮至粥熟，可散寒止痛。 ②炖汤。将熟附子15克去皮、研末，猪肚1具洗净，将熟附子、猪肚加水煮2小时即可食用。本品有温肾壮阳的功效。

美味药膳 附子羊肉汤

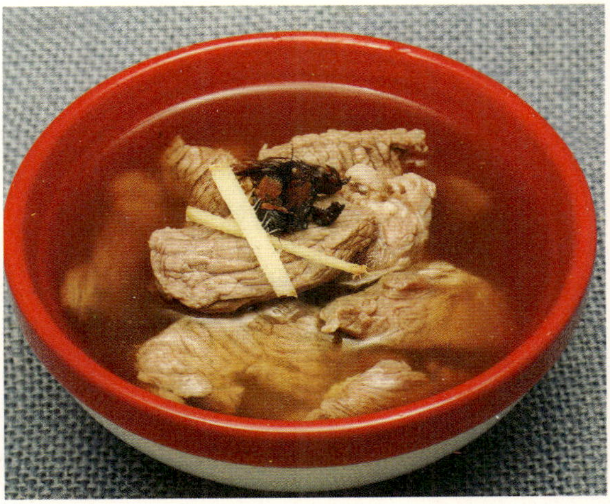

●材料 附子30克，鲜羊肉1000克

●调料 葱段、姜片、料酒、肉清汤、盐各适量

●做法

①将羊肉洗净，放入锅中，加适量清水，煮至羊肉七成熟，捞出，切片。

②取一个大碗放入羊肉、洗净的附子、葱段、姜片、料酒、肉清汤、盐，将其拌匀。

③再放入沸水锅中煮熟即可。

固肾涩精类

这类药材有固肾涩精、平肝潜阳的功效，适用于肾精亏虚的患者，症见眩晕耳鸣、腰膝酸软、性功能减退、神疲健忘等症。

芡实 【固肾涩精】

别名 鸡头苞、鸡头莲。

性味 性平，味甘。

归经 入脾、肾经。

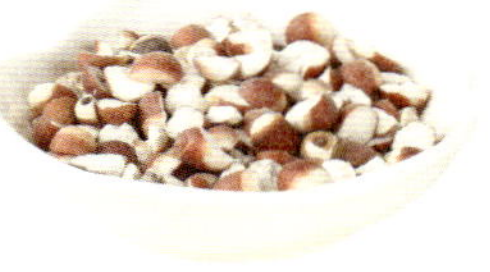

最佳搭配	芡实+猪肉 ▶ 治神经痛、关节痛 芡实+银耳 ▶ 固肾涩精、补脾止泻
食用禁忌	便秘、尿赤者及妇女产后皆不宜食。
养肾功效	芡实具有滋补强壮、补中益气、固肾涩精的功效，为滋养强壮性食物，可以改善肾病患者食欲不振、恶心、呕吐的症状。
养生保健用法	①炖汤。取芡实20克与猪瘦肉100克，洗净处理好，加水炖熟，可泻火通便。 ②煮粥。将芡实50克、核桃仁50克洗净，放入锅中，加水煮粥，可用于哮喘。

美味药膳 芡实莲子薏米汤

材料 芡实100克，茯苓50克，淮山50克，薏米100克，猪小肠500克，干品莲子100克

调料 盐适量，米酒30克

做法

①将猪小肠处理干净，放入沸水中汆烫，捞出剪成小段。

②将芡实、茯苓、淮山、莲子、薏米洗净，与小肠一起入锅，加水煮沸，快熟时加盐调味，淋上米酒即可。

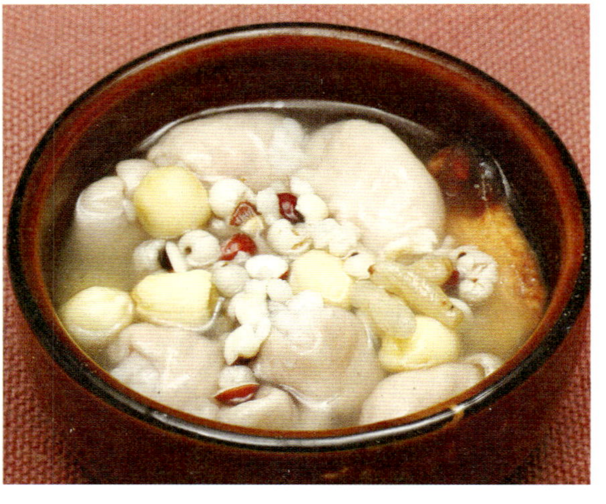

金樱子 【固肾涩精】

别名 山石榴、糖罐子、糖刺果。

性味 性平，味酸涩。

归经 归脾、肾、大肠、膀胱经。

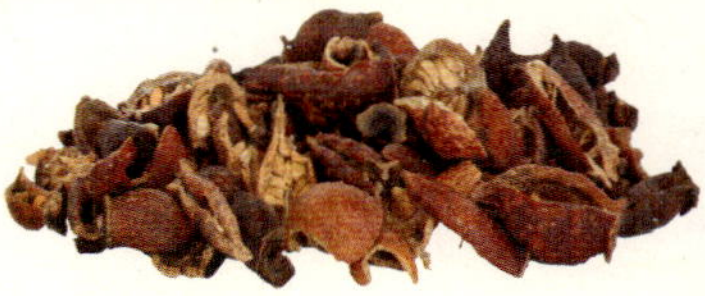

最佳搭配	金樱子+党参 ▶ 可用于脾肾亏虚、泄泻下痢 金樱子+蜂蜜 ▶ 可用于早泄滑精、神疲乏力
食用禁忌	感冒发热、糖尿病、便秘及实火邪热者忌服。
养肾功效	金樱子中含有大量的酸性物质和皂苷，具有制约膀胱括约肌，延长排尿时间间隔，增加每次排出尿量的作用，可用于肾病患者小便频数之症，起固肾涩精作用。
养生保健用法	①煮粥。金樱子15克洗净，放入砂锅内，去渣取汁；放入适量粳米洗净，再添水及药汁煮粥，有收涩、固精、止泻的功效。 ②煲汤。取金樱子10和猪小肚1具洗净，处理好，一同放入锅中，加水煮熟，可用于小便频数、多尿、小便不禁。

美味药膳 金樱子糯米粥

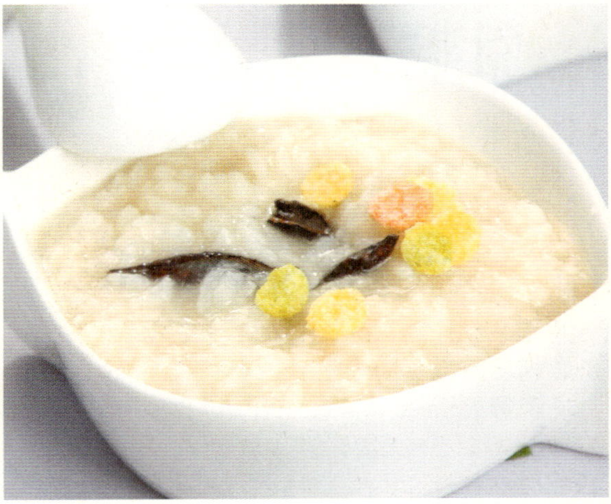

材料 糯米80克，金樱子适量

调料 白糖3克

做法

①糯米泡发洗净；金樱子洗净，下入锅中，加适量清水煎取浓汁备用。

②锅置火上，倒入清水，放入糯米，以大火煮至米粒开花。

③加入金樱子浓汁，转小火煮至粥呈浓稠状，调入白糖拌匀即可食用。

牡蛎 ……【固肾涩精】

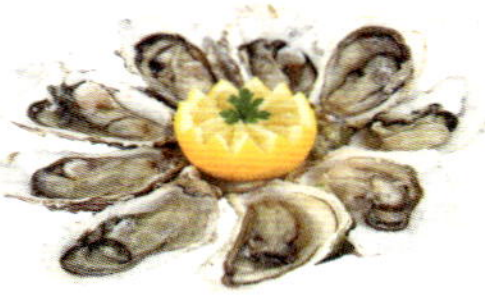

别名 蛎蛤、左顾牡蛎、牡蛤、海蛎子壳。

性味 性凉，味咸、涩。

归经 归肝、肾经。

最佳搭配	牡蛎+芡实、大米 ▸ 治疗阴道流血 牡蛎+发菜+猪肉 ▸ 滋阴润阳、润肠通便 牡蛎+百合 ▸ 润肺调中
食用禁忌	①脾胃虚寒、慢性腹泻、便溏等病症患者不宜食用。 ②急慢性皮肤病患者不宜食用。
养肾功效	牡蛎含有丰富的锌元素及铁、磷、钙、优质蛋白质、糖类及多种维生素。常食牡蛎可固肾涩精，提高肾脏功能，对男性遗精、虚劳乏损有较好的效果。
养生保健用法	①炖汤。取牡蛎30克、猪瘦肉100克洗净，处理好，一同放入锅中，加水煮熟，有养血宁心的功效，可用于阴虚烦躁、夜睡不宁、血虚心悸、怔忡等症。 ②研末。取牡蛎适量洗净研细粉，每次1～2克，可用于胃痛、胃酸过多。

美味药膳 牡蛎豆腐羹

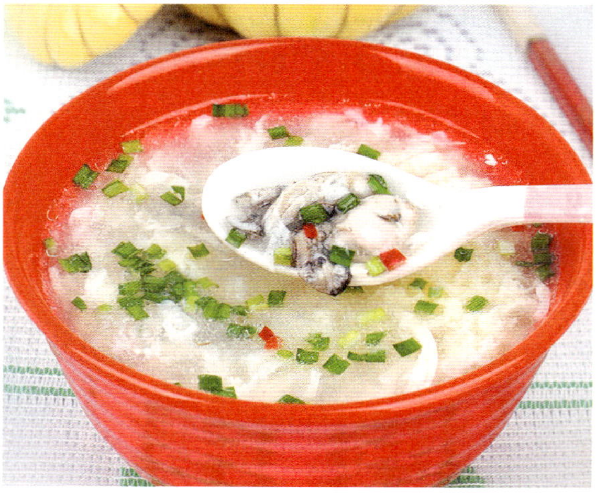

●**材料** 牛大力15克，牡蛎肉150克，豆腐100克，韭菜50克

●**调料** 盐、香油各少许，葱段、高汤各适量

●**做法**

①将牡蛎肉洗净；豆腐洗净切细丝；韭菜切末；牛大力洗净。

②将葱爆香，倒入高汤，下入牡蛎肉、豆腐丝、牛大力，调入盐。

③下入韭菜末，淋入香油。

莲子 ……【固肾涩精】

别名 莲肉、莲实、莲米、水之丹。

性味 鲜者性平，味甘、涩，无毒；干者性温，味甘、涩，无毒。

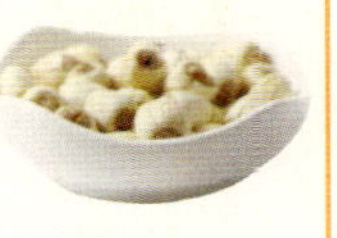

归经 归脾、肾、心经。

最佳搭配	莲子+红薯 ▶ 通便、美容 莲子+猪肚 ▶ 补气血
食用禁忌	①中满痞胀及大便燥结者忌服。 ②莲子不能与牛奶同服，否则会加重便秘。
养肾功效	莲子中所含的棉子糖，是老少皆宜的滋补品，可以改善肾病患者体虚的状态，此外莲子具有养心安神、消除疲劳、固肾涩精的功效，肾病患者食用尤为适宜。
养生保健用法	①煮汤。取猪肾脏一具洗净、切块，加入洗净的莲子肉20克，枸杞子20克、调料适量炖熟即可。此汤可用于心肾亏虚、心慌失眠、腰膝酸软等症。 ②研末。取莲子肉、芡实、扁豆、薏米、山药、白术、茯苓、人参各适量，洗净共炒研末，可治腹泻、小儿疳积消瘦。

美味药膳 莲子红米羹

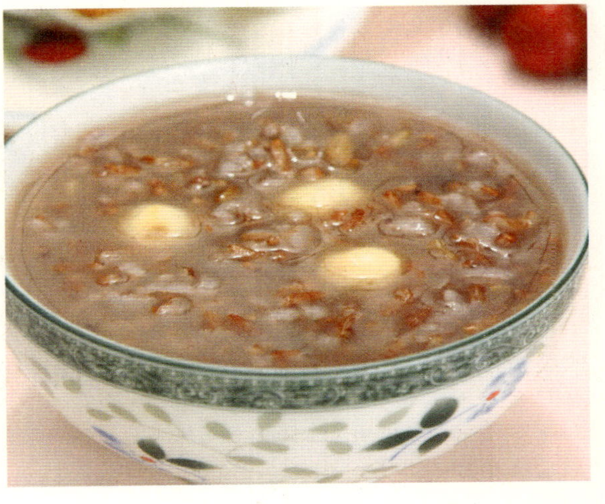

● **材料** 莲子40克，红米80克

● **调料** 红糖10克

● **做法**

①红米泡发洗净；莲子去心洗干净。

②锅置火上，倒入清水，放入红米、莲子煮至开花。

③加入红糖同煮至浓稠状即可。

清泻肾火类

●这类药物有清热泻火、滋阴益智的功效，适用于阴虚火旺的患者，症见骨蒸潮热、盗汗、心烦等症。

黄柏 ……【清泻肾火】

别 名 檗木、檗皮、黄檗。

性 味 性寒，味苦。

归 经 归肾、膀胱、大肠经。

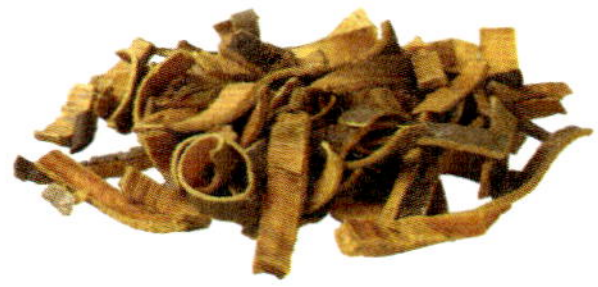

最佳搭配	黄柏+黄芩+黄连 ▶ 清热解毒 黄柏+绿豆 ▶ 清利湿热、泻火解毒
食用禁忌	脾胃虚寒者忌用。
养肾功效	黄柏含有小檗碱、黄柏酮，有抗菌、收敛、消炎的作用，可预防肾病患者上呼吸道感染，起清泻肾火的作用。
养生保健用法	①研末。黄柏适量洗净研粉，可用于足癣。 ②泡酒。黄柏10克、丹参30克洗净，泡入500克白酒中，7日后服用，可清热、凉血、活血。

美味药膳 黄柏油菜排骨汤

●**材料** 黄柏10克，排骨500克，油菜500克

●**调料** 盐4克，鸡精5克，味精3克

●**做法**

①油菜、黄柏洗净，备用。

②排骨洗净切成小段，用盐腌8小时至入味。

③锅上火，注清水适量，放入排骨、油菜、黄柏一起煲3小时，调入鸡精、味精拌匀即可。

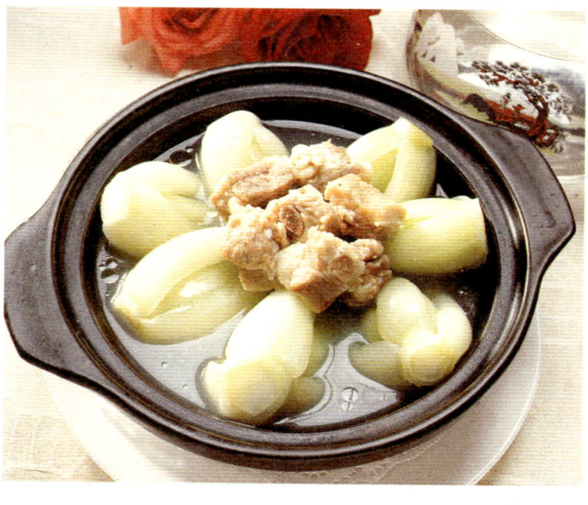

知母 【清泻肾火】

别 名 连母、水须、穿地龙。

性 味 性寒，味苦、甘。

归 经 归肺、胃、肾经。

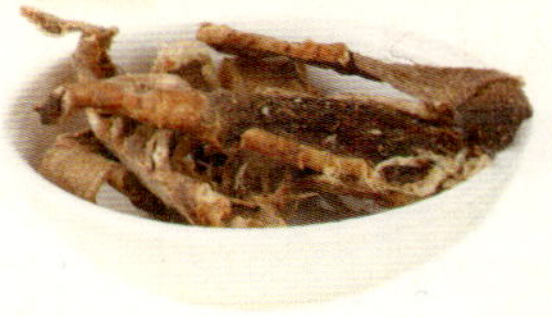

最佳搭配	知母+贝母 ▶ 可治疗咳嗽有痰 知母+龙骨+鸡肉 ▶ 滋阴降火
食用禁忌	脾胃虚寒者不宜服用。
养肾功效	知母能滋肾阴、润肾燥而退骨蒸，故有清泻肾火之功，可用于阴虚火旺、骨蒸潮热、盗汗、心烦等症。肾病患者多有阴虚内热而出现腰酸乏力、五心烦热、舌红苔少、脉细数等症，而服用知母即可改善这些症状。
养生保健用法	①炖汤。将鸡肉500克洗净，取知母20克、龙骨40克洗净，放入鸡腹腔内，小火炖至熟烂即可，可滋阴降火。 ②煮粥。先将麦冬8克、石斛8克、知母8克洗净用布包好，加水煎30分钟，留汁500克左右；再将100克粳米洗净加入煮成稀粥，熟时将西洋参粉末调入和匀，以冰糖调味即可。此粥可清暑益气、生津止渴。

美味药膳 知母玉竹饮

●材料 玉竹30克，知母20克

●做法

①将玉竹、知母洗净，加水入锅。
②水沸后放入玉竹、知母煮20分钟即可。
③分两次温饮。

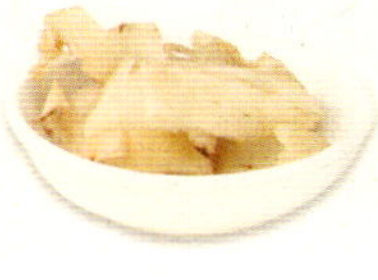

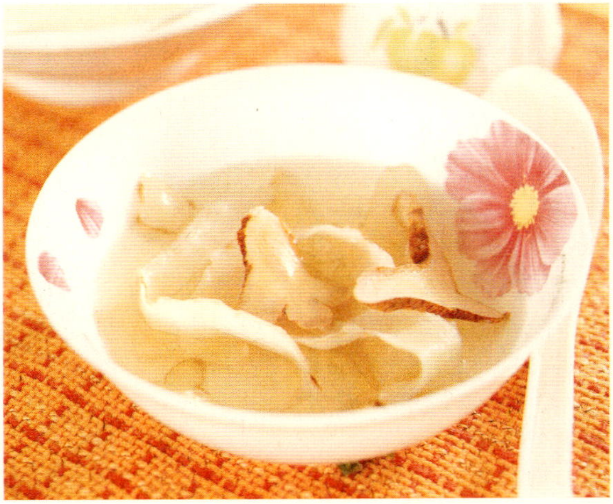

生地黄【清泻肾火】

别名 牛奶子、婆婆奶、狗奶子。

性味 性寒，味甘、苦。

归经 入心、肝、肾经。

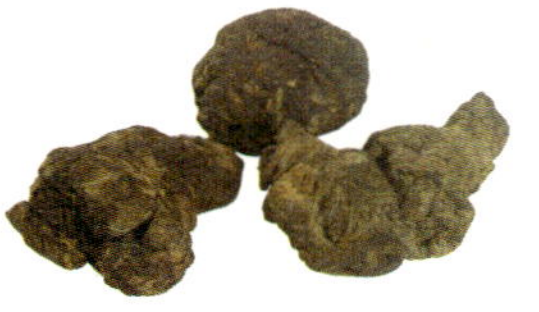

最佳搭配	生地黄+玄参+麦冬 ▶ 养阴生津 生地黄+党参+茯苓 ▶ 益气养心、抗衰老
食用禁忌	①脾胃有湿邪及阳虚者忌服。 ②生地黄不能与萝卜、葱白、薤白同用。
养肾功效	生地性寒，能够清热凉血、生津止渴，对肾脏也有一定的滋补作用，能够缓解肾脏水肿、疲乏的症状，对缓解患者的病情有一定的帮助。
养生保健用法	①炖汤。生地黄30克与乌鸡1只洗净，处理好，一同放入锅中，炖汤，可用于腰背疼痛、盗汗、食欲不振。 ②研末。生地黄30克与枸杞子15克洗净，焙干、研末、混匀，可补肝肾，平衡内分泌，去黑斑。 ③煎汤。生地黄适量洗净煎煮成汤，加入蜂蜜搅拌均匀，可清热凉血、养阴生津。

美味药膳 生地煲龙骨

●**材料** 生地20克，生姜50克，龙骨500克

●**调料** 盐3克，味精3克

●**做法**

①龙骨洗净，斩成小段；生地洗净；生姜洗净去皮，切成片。

②龙骨放入炒锅中炒至断生，捞出。

③取一炖盅，放入龙骨、生地、生姜和适量清水，隔水炖60分钟，加盐、味精调味即可。

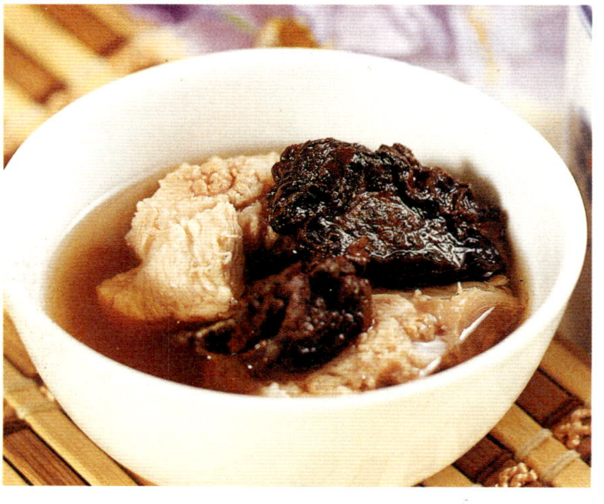

玄参【清泻肾火】

别名 元参、浙玄参、黑参。

性味 性微寒，味甜、微苦。

归经 归肺、胃、肾经。

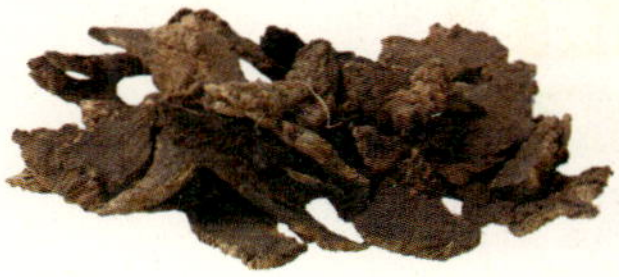

最佳搭配	玄参+地黄 ▶ 滋养肾阴 玄参+乌梅 ▶ 滋阴清热、生津润喉
食用禁忌	玄参性寒，能滑肠，故脾胃虚寒、食少便溏者慎用。
养肾功效	玄参有滋阴润燥、壮肾水以制虚火、清上彻下的功效，是清泻肾火、凉血解毒之佳品，对肾阴虚所致的骨蒸劳热、消渴的症状有较好的作用。
养生保健用法	①炖汤。将猪肝500克洗净切片，与洗净的玄参15克同放入铝锅内，加水适量，煮1小时即可。此汤有养肝明目的功效。 ②煮粥。先取玄参、乌梅各15克洗净，加水适量煎煮，去渣取汁，与糯米30克洗净加水煮成稀粥，等粥成时兑入药汁、冰糖，稍煮即可。此粥有滋阴清热、生津润喉的功效，可用于慢性咽炎。

美味药膳 生地玄参汤

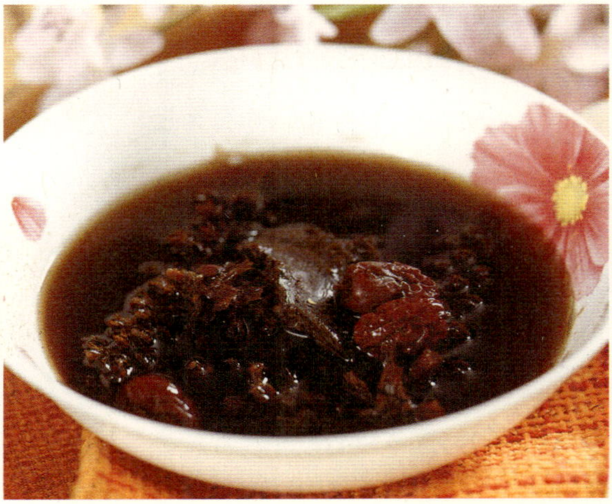

●材料 生地20克，玄参、酸枣仁、夏枯草各10克，红枣6颗

●做法

①先用水将生地、玄参、酸枣仁、夏枯草、红枣洗净。

②将全部药材放入锅中，加适量清水，煮半小时即可。

③饭后或是临睡前温服。

芦根【清泻肾火】

别名 苇根、芦菇根、芦柴根。

性味 性寒，味甘。

归经 归肺、胃经。

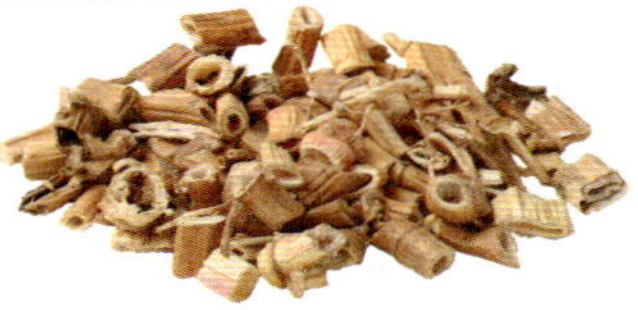

最佳搭配	芦根+天花粉 ▶ 清热生津、清肺化痰 芦根+金银花 ▶ 清热解暑、生津止渴 芦根+猪心 ▶ 治疗肺痈吐血
食用禁忌	①脾胃虚寒者忌食。 ②芦根不宜与巴豆同用。
养肾功效	芦根具有清热生津、除烦止呕、利尿的功效，肾病患者食用可改善食欲不振、恶心、呕吐的症状。
养生保健用法	①炖汤。取芦根适量与猪心1具，洗净、处理好，一同放入锅中，加水炖煮，可用于肺痈吐血。 ②煮粥。芦根30克洗净切断，与洗净的杏仁10克同煎取汁，放入淘净的粳米200克一起煮粥，至米熟粥成，即可食用。本品有清肺热、止咳化痰的功效，可用于咳嗽、有黄白痰、咽干、口渴等症状。 ③泡茶。麦冬、芦根各15克洗净，加入沸水，加盖泡10分钟，即可饮用。此茶可用于口腔溃疡、咽炎、扁桃体炎。

美味药膳 芦根百合粳米粥

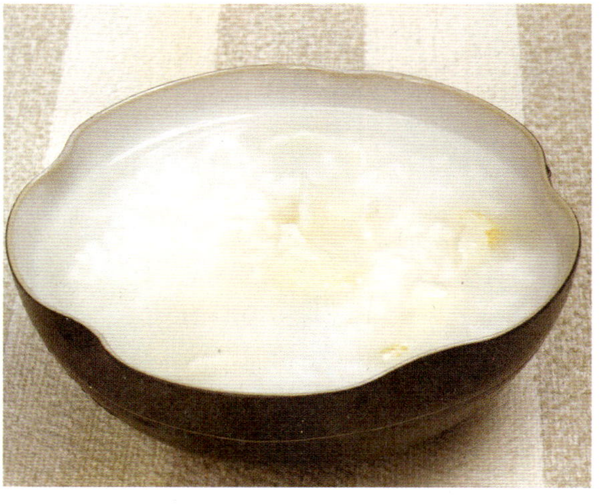

●材料 粳米、鲜百合各50克，芦根10克

●调料 冰糖适量

●做法

①先将粳米洗净、泡发，备用。

②将泡发的粳米、芦根倒入砂锅内，加水适量，用大火烧沸后，改小火煮40分钟。

③至煮稠时，加入百合，稍煮片刻，在起锅前，加入冰糖即可。

PART

5

男女肾虚如何补肾

◎ 现代人由于工作压力大、运动量少，全身脏器功能容易出现衰退，肾虚即是其中的一种。近年来，很多人在通过进食各种药物来保护肾脏，其实，只要注意日常的饮食及生活习惯，一样可以达到养肾补肾、防病治病的目的。

◎ 本章分为“什么是肾虚”、“日常生活中怎样保护肾脏”、“女人肾虚如何补肾”、“男人肾虚如何补肾”四部分，对肾虚的典型症状、肾虚的原因、保护肾脏的方法、女人肾虚的表现和补肾的方法、男人肾虚的表现及补肾方法等都作了深入浅出的阐述，以便让广大读者了解肾虚的基本知识、饮食起居的调理方法，轻松保护好自己的肾脏。

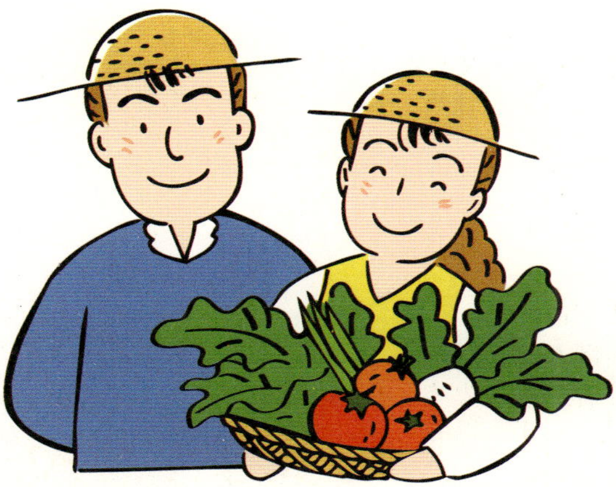

什么是肾虚

◎肾虚是什么

中医认为，肾为先天之本，肾中阴精是一身阴液的总源。肾虚指肾脏精气阴阳不足。肾虚的种类有很多，其中最常见的是肾阴虚、肾阳虚。

肾阴虚在临床上多表现为：腰膝酸软、两腿无力、眩晕耳鸣、失眠多梦；男子阳强易举或阳痿、遗精，妇女经少经闭，或见崩漏、形体消瘦、潮热盗汗、五心烦热、咽干颧红。

肾阳虚在临床上多表现为：神疲乏力、精神不振、活力低下、易疲劳；畏寒怕冷、四肢发凉、身体发沉；腰膝酸痛、腰背冷痛、筋骨痿软；性功能减退、阳痿、早泄、易患前列腺炎等；小便清长、余沥不尽、尿少或夜尿频多；听力下降或耳鸣；记忆力减退、嗜睡、多梦、自汗；易患腰痛、关节痛等。

当人发生肾虚时，无论肾阴虚还是肾阳虚，都会导致人的免疫能力降低，而肾脏的微循环系统亦会发生阻塞，肾络呈现不通。所以对于肾虚的治疗应防治结合。

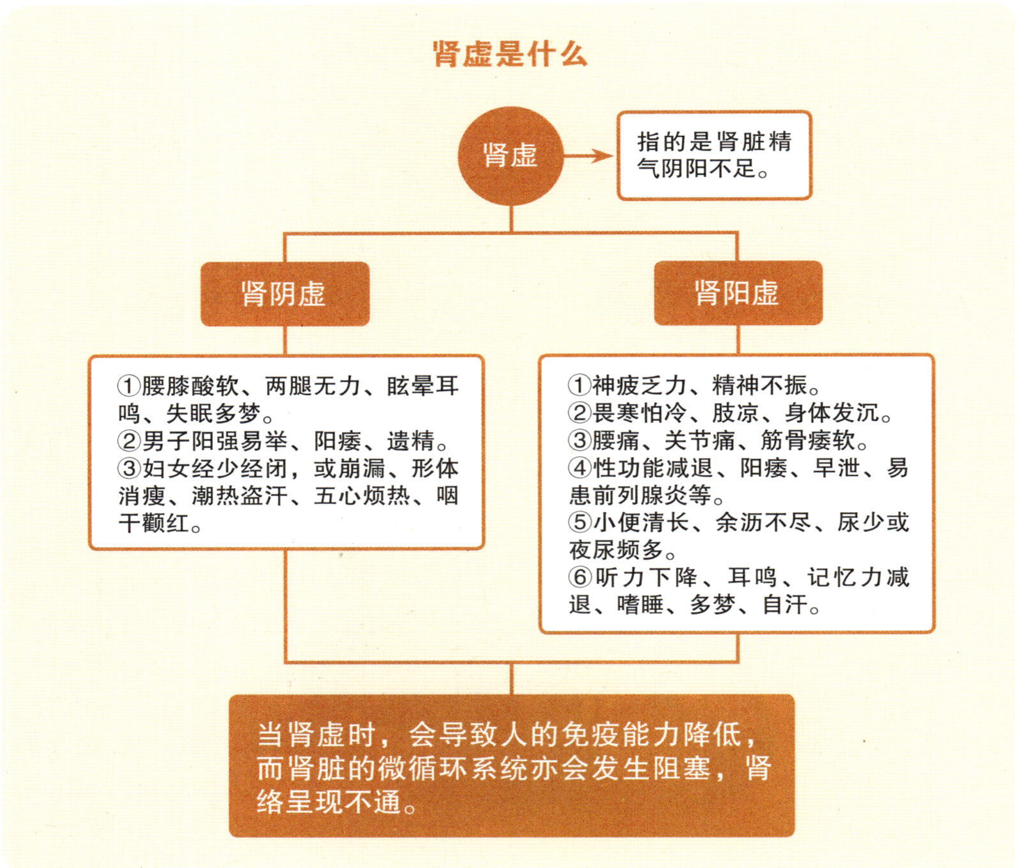

◎为何会肾虚

肾虚是肾脏精气阴阳不足所产生的，如腰脊酸痛、头晕耳鸣、疲乏无力、失眠健忘、脱发、遗精阳痿、男子不育、女子不孕、更年期综合征等多种病症的综合概念。

关于肾虚形成的原因有以下几点：

●先天不足

肾为先天之本，藏有先天之精，父母精血不足，多导致子女肾虚。

●情志失调

若七情失调、情志过激、悲伤过度等，都很容易导致肾虚。

●生活无节

饮酒、吸烟、作息没有规律，过度劳累，都会损伤肾脏致使肾虚。

●房事过劳

性生活过于频繁、过度手淫，均可直接损伤人体的肾精，造成肾虚。

●药物作用

很多药物对肾脏会造成不同程度的损伤，尤其是不正确地使用抗生素类、中药类、激素类药物时，可直接损伤肾脏。而长期滥用保健品、壮阳药等，也会造成伤肾的严重后果。而食物中的农药、化肥，也会直接损伤人体的肾脏。

●外邪犯肾

湿热疫毒、瘀血湿浊、淋浊结石等外邪，都可导致肾脏受到损害。即现代医学所说的肾炎、泌尿系感染、肾结石、上呼吸道感染等都会破坏人体的肾脏。因此，外邪犯肾也是引起肾虚的重要原因。

●压力过大

现代社会竞争激烈，多数人承受着巨大的身心压力，感到身心俱疲、精力衰退，出现食欲不振、疲乏无力、失眠、健忘、暴躁、神经衰弱等肾虚症状。

●年老体弱

人过中年以后，体内的肾精自然衰少，这是生长壮老的自然规律，但自衰的早晚程度、快慢速度，又取决于体质的强弱和平时养生调摄是否得当。

●现代污染

环境污染、空气污染、食品污染、核磁辐射、噪音等使许多毒素淤积在人体内，威胁着人类的健康，如食品中的激素样物质过多，食用后相当于口服了激素，致使人体肾上腺分泌减少或者不分泌激素，久而久之会导致肾上腺出现问题，甚至萎缩，因此很多人会出现性功能下降、早泄等。

●久病伤肾

人体是一个有机整体，而人体各脏腑之间，不仅在生理上具有相互资生、相互制约的关系，而且病理上也常常相互影响。当某一脏或某一腑发生病变时，除了表现本脏的征候外，而且在一定的条件下，还可影响其他脏而出现病证。而肾为五脏之首，若其他器官长期处于病变状态也可能牵连肾脏，造成肾虚。

人的生长、发育、生殖和衰老都与肾中精气的盛衰有密切的关系。

人在出生时，从父母那里获得了先天之精，出生后从食物中吸取精华以补充先天之精。从幼年开始，肾精逐渐充盛，人就开始生长发育。到青壮年时期，肾精进一步充盛，则体壮实、筋骨强健。到了中老年阶段，肾的精气衰退，形体也逐渐衰老，面容衰老、全身筋骨运动不灵、齿摇发脱。

步入40岁，精力会由充沛走向减弱，这是自然衰老现象，也是肾脏自然衰老的表现，称为生理性肾虚。

如果肾藏精功能失常就会导致性功能异常，生殖功能下降，影响生殖能力，引起各种肾虚症状。

人体与肾脏的关系

- 出生 — 从父母处获得了先天之精。
- 婴儿 — 从食物中吸取精华以补先天之精。
- 幼年 — 肾精逐渐充盛，身体开始发育。
- 青少年 — 肾精进一步充盛，体壮实、筋骨强健。
- 中老年 — 肾精逐渐衰退，形体逐渐衰老。

◎肾虚的主要症状

类型	具体症状
泌尿方面	尿频、尿急、小便清长等症状。
脑力方面	记忆力下降、注意力不集中、精力不足、工作效率降低。
性功能方面	①男子性兴趣降低、性欲降低、阳痿、遗精、滑精、早泄、精子减少或精子活动力减低、不育。 ②女子子宫发育不良、卵巢早衰、闭经、月经不调、性欲减退、不孕等。
意志方面	工作缺乏自信和热情，生活缺少激情、目标和方向。
情志方面	情绪不佳、头晕、易怒、烦躁、焦虑、抑郁等。
身体状况方面	①早衰、健忘、失眠、食欲不振。 ②骨骼与关节疼痛、腰膝酸软、不耐疲劳、乏力。 ③视力减退、听力衰减、脱发或须发早白、牙齿松动易落。 ④容颜早衰、黑眼圈、肤色晦暗无光泽，肤质粗糙、干燥，出现皱纹、色斑，肌肤缺乏弹性。 ⑤嗓音逐渐粗哑，女性乳房开始下垂，腰、腹脂肪堆积。 ⑥男性早秃。

◎测试你是否肾虚

肾虚已经成为人们非常关注的一个健康问题，肾好与不好都与每个人的健康息息相关，因为肾是先天之本，所以养生首先必须要养好肾。

下面这个测试可以帮助你对自己的肾功能做一个粗略的判断。

如果下面的选项“√”超过3个，那你就很可能是肾虚了，也更加说明了要认真地对待自己的健康了。

症状	问题	是（“√”）	否（“×”）
尿频	你是否在正常饮水情况下会夜尿3次以上，且小便时是否无力，有淋漓不尽的感觉？		
腰痛	你是否有过腰痛的情况，并且会经常复发，一旦劳累或者遇到阴雨天腰痛的症状会加重？		
畏寒肢冷	你是否会因为天气的变化而觉得手脚冰凉，觉得自己很怕冷，是否睡了很久还是觉得被窝很冷？		
疲乏无力	你是否经常感到疲乏无力，不想说话，总想闭目养神，精神不能集中，工作有点力不从心？		
便秘	你是否有大便干燥、排便困难的时候呢？		
抵抗力差	你是否经常感冒、发烧，觉得自己抵抗力差？		
脱发	你在洗头发的时候，是否会大量掉头发？		
慢性病多	你是否有各种慢性病，例如慢性肾炎、高血压、冠心病、糖尿病等？		
性功能减退	你是否对房事逐渐不感兴趣，或者房事质量不高，或者刚过40岁男性就没有晨勃现象？		
失眠健忘	你是否经常想睡觉，但又睡不着，等到好不容易睡着了，又总觉得没睡好，做事情总是丢三落四？		

肾虚与肾病之间的关系

中医所说的肾虚不是一个独立的疾病名称，而是一组征候群。也就是说，肾虚并不是确指肾脏患了一种什么疾病，甚至大部分的肾虚患者，无论是肾脏结构或其他脏器结构都没有发生明显的器质性改变。

中医说的“肾脏”并不是人体的单一内脏。

从中医理论来看，肾藏精、肾主水、肾主骨、肾主纳气、肾开窍于耳、肾司二便等都是肾脏所具体的功能。由此看来，肾脏的功能范围远远超出西医理论的功能范围。如肾藏精是指生命的基本物质是藏之于肾的，其分先天之精和后天之精，二者结合，储藏于肾，供给人体生长、发育和生殖的需要。

人生长发育到青春期，肾的精气开始旺盛，女子有月经来潮，男子有精液排泄，性功能也逐渐成熟，这些都与肾气息息相关。

随着人体的衰老，肾的精气逐渐衰减，性功能减退甚至消失。随着人的年纪增大，人体的精气也会不足，此时人体阴阳失衡，就出现了许多相应的征候群，也就是中医所说的肾虚。

西医所说的“肾脏”则是指人体腰部的器官，人体代谢过程中产生的各种废物都要经过肾脏以尿的形式排泄出去，同时肾脏还有内分泌功能，如参与人体水、电解质和血压的调节，与红细胞的生成有密切的关系等。肾脏会发生器质性的改变，导致肾炎、肾结石、肾结核、肾肿瘤等等。这些疾病都和中医的肾虚是完全没有联系的。

中医的肾虚可以是疾病所致，也可以是衰老的结果，与西医的肾脏疾病不是一个概念。中医的肾虚只是人体内脏功能失调的概念，而不是指人体解剖上的肾脏有了病变。因此，肾虚并不等于肾脏有病。

肾病和肾虚之间有着许多内在的联系，如肾病患者多存在肾虚现象。肾病综合征患者多为肾气虚，尿毒症患者肾阴、肾阳俱虚；肾虚日久易出现蛋白尿或血尿，甚至肾衰。

肾虚与肾病的关系

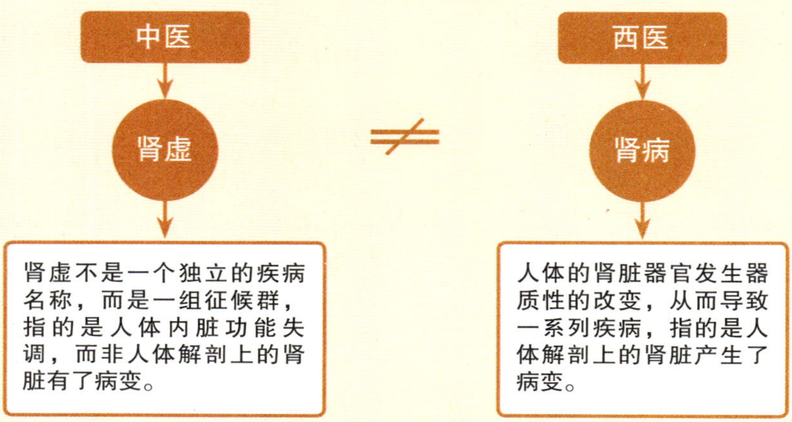

日常生活中应该如何保护肾脏

保护肾脏

◎学会及时有效地控制高血压

如果得了高血压，就要尽量将血压控制在安全范围内，以免对肾脏造成危害。

长期未控制的高血压会不停地破坏肾脏的动脉和微血管，因为肾脏是由上百万个肾小球（微血管）组成的，这样很容易影响肾脏的工作，长此以往，就会产生疾病困扰。

◎需要经常运动

运动可以增强身体素质和抵抗力，有益于预防肾病的发生，还能增强肾脏的排泄能力和重吸收功能。

经常运动，可以缓解疲劳，使尿化验蛋白量和红细胞保持正常量，保持血压平稳，对身体的调节有益。

◎养成良好的作息习惯

经常熬夜、过度劳累、暴饮暴食、节食、营养不良等，都容易对肾脏造成伤害。

因此，要养成良好的作息习惯，这对肾脏的保护很重要。保证充足的睡眠，不熬夜，早睡早起，长期坚持下来，一定能起到显著的保护肾脏的效果。

◎正确饮水，不要憋尿

水不要喝得太多，每日尿量保持在1500～2000克就可以了。提倡喝白开水，最好喝纯化水（又叫蒸馏水、去离子水）。

肾病患者长时间憋尿，会导致尿液潴留在膀胱，就如同下水道阻塞后容易繁殖细菌一样，细菌会经由输尿管感染肾脏。

尽量不喝铅、镉、铬等含重金属太高的水，以免损害肾脏。

保护肾脏

◎控制糖尿病

糖尿病会导致患者的血管发生缓慢但不可阻挡的硬化，尤其是微血管。

由于肾脏是由上百万个细微的血管所组成的，所以糖尿病严重时，肾脏功能也可能就遭到破坏了。

据统计，有1/4～1/5的尿毒症透析患者是因为糖尿病末期而引起肾病的。

◎冬季注意保暖

寒冷季节，要注意腰部保暖，以免风寒侵袭，使肾脏受损而影响或降低肾脏功能。

这是因为天气寒冷会使末梢血管收缩，病毒直接通过神经反射引起肾动脉平滑肌收缩，导致肾脏血流量下降，进一步加重肾病的病情。

◎进行定期检查

定期检查身体，特别是每半年做一次尿液化验和血液肌酐和尿素氮检查、肾功能化验，以了解自身状况。

女性在怀孕时，肾脏的负担也会相应加重，因此更应该监测肾功能，以免因妊娠毒血症而演变成尿毒症。

◎正确认识肾脏病不是肾亏

肾脏是泌尿系统，与传统中医所讲的肾亏没有关联。男性的性激素主要由睾丸分泌，女性的雌激素主要由卵巢分泌。

男女的肾脏可以互相移植，可见肾脏与性别和性功能并无直接的关联。

因此，不要以为肾亏就是得了肾脏病。

保护肾脏

◎及时处理泌尿道结石

如果肾病患者发生尿道阻塞，小便不通畅，就会增加肾盂和肾实质发炎的机会，加重肾脏负担。

结石不痛不代表好了，尤其是输尿管结石很容易造成肾积水，长此以往肾脏会完全损坏而不自知，因此要及时地处理泌尿道结石。

◎不乱滥用药物

尽量不用或少用毒性强的药物，尽量避免或减少与肾毒性强的各种毒物接触。

最常见的肾毒性药物，如抗结核药利福平，磺胺类药物，庆大霉素、链霉素等氨基糖苷类抗生素，造影剂等都有不同程度的肾毒性，应尽量避免使用。必须要用时，一定要在医生的指导下用药。

◎注意合理饮食

饮食要低盐饮食，要吃得清淡一些，忌酒及辛辣性食物，少食油腻食物。

盐摄入得太多，肾脏的负担就会加重，再加上盐中的钠会导致人体水分不易排出，也会加重肾脏的负担。

不要过多进食高蛋白、高钠食物，蛋白质每天每千克体重摄入1.5～2克即可。

◎及时治疗感冒

感冒、流感对肾脏是非常不利的。病毒本身可以直接侵犯肾组织，引起病毒性肾炎，还会降低身体抵抗力而致上呼吸道的其他细菌乘虚而入，引起继发性细菌感染，并引起免疫复合物性肾炎，使病情加重，患者原有的血尿、蛋白尿、高血压、水肿等症状进一步加剧；对肾功能不全患者，甚至有可能导致肾功能衰竭和心衰。

女人肾虚怎样补肾

◎女人肾虚会有哪些表现

女人肾虚有肾阳虚和肾阴虚两种。

肾阳虚主要表现为面色苍白或面色黧黑、四肢发凉、腰膝酸冷、乏力疲倦、舌白胖大或有齿痕，月经经常性不规律，子宫、卵巢、乳房易生肌瘤、囊肿或增生，宫寒不孕、白带清晰、痛经，容易导致更年期提前到来。

肾阴虚主要表现为月经量明显减少，白带减少及色质发黄，月经周期延长或缩短，卵泡发育不正常、黄体生成不足、黄体萎缩不全、女性不孕等，经常性地口干、烦躁、失眠、盗汗。

女人患肾虚的概率要比男人高，一般来说，女性白领是此症的易发人群。

●女人肾虚外表呈现的症状

名称	具体症状
眼睑浮肿	肾主水，肾虚则水液代谢不利，导致水肿，出现眼睑浮肿、黑眼圈、面色苍白等问题。
黄褐斑	肾气不足，不能滋润肌肤，常在颧部出现蝶形的淡黄、黄褐或淡黑色斑块，边界清楚，且伴有月经不调。
虚胖	肥胖的基本原因是痰湿滞，更进一步说是由于气虚，因此肾气虚的女性常有发胖趋势。肾虚的人内分泌功能会减弱，肾上腺皮质激素的分泌也会减少，从而使基础代谢率水平降低，造成体内能量消耗减少，导致发胖。
脱发增多	肾虚会出现异常的掉发现象。在掉头发之前，头发比较干枯，有分叉等现象，头皮也会有些痒。

●女人肾虚身体内部表现的症状

名称	具体症状
腰酸痛	腰为肾之府，肾虚可反映为腰酸痛，其特点为劳累后隐隐作痛。
怕寒畏冷	肾虚者均有副交感神经偏亢进的现象，导致心跳减慢、血压下降、体温较低。
失眠、烦躁	肾阴虚的女性心情易烦躁，注意力难集中，且常常失眠、做梦。
月经不调	肾气充盛能使气血和调，冲脉、任脉功能正常才能使月经周期正常循环，因此肾气不足是月经不调的一个重要因素。
不孕、难孕	肾藏精，主生殖发育，女性生殖系统就是在精气的呵护下逐渐发育成熟的。若肾精不足，就会影响生殖能力。
免疫力下降	女性肾虚更容易感冒，一感冒就鼻塞流涕、咽痛，坐、蹲时间稍微长些，直立后会感觉两眼发黑、头晕耳鸣。
睡觉出虚汗	夜里忽然无端出虚汗，而且会热醒，被子湿润难耐。
“性趣”下降	女性肾虚，性欲就会减退，会经常觉得有火积压在心中，想发泄却没力气；独处的时候经常有莫名的心慌感。
食欲不振	女性肾虚者一日三餐进食甚少，食生冷、干硬食物则感到胃部不适，常出现尿频症状，夜尿3次以上，小便无力，大便黏滞不畅。

◎女人肾虚补肾的方式

很多人都认为“补肾”一直是男性的专利。但是，中医上有那么一句话——“男怕伤肝，女怕伤肾”，说明对于补肾，女人比男人更重要。

具体的补肾方法有以下几种：

●饮食以清淡为主

大多数人的概念里，新鲜的蔬菜瓜果多多益善，但肾虚的女人却要有所忌口。

蔬菜水果虽大多有助于降血压，但大多数的蔬果也含有钾成分，长期过多食用则有可能损坏肾功能。

此外麻辣鲜香的火锅汤、浓郁芳香的蔬菜果汁汤都不宜多喝。

●摄入适量调味品

盐是让肾脏负担加重的罪魁祸首。

盐中的钠会让人体的水分不易排出，严重者会导致肾脏功能减退，所以每天盐的摄入量应尽量控制在6克以内。

调味品如胡椒、芥末、辣椒这些有强烈刺激性的调料对肾功能不利，应忌食。味精多食后会口渴欲饮，在限制饮水量时，也应少用味精。

●喝足量的水

水能起到辅助肾脏处理废物的作用，还可以让尿液快速排出，有效预防结石的形成。

但要注意的是，不要用饮料来代替水，因为饮料含有的咖啡因，会导致血压上升，而血压过高，也是伤肾的重要因素之一。

●少吃肉食

肉类中含有丰富的蛋白质，而蛋白质摄入过多，会对肾脏造成一定的损害，不利于人体健康。

●制定科学的食谱

饮食中蛋白质要适中，过多的蛋白质摄入会加重肾脏的负担，通常每日摄入的蛋白以每千克体重0.5克为宜。

与此同时，平时适当多吃些富含纤维素的食物，对大便畅通、肾脏保护等，都有一定的作用。

合理食用营养保健品

人常说，是药三分毒。

因为食用某些药物而导致肾衰竭的大有人在，甚至还有不少人听信吃中药能保健而大吃特吃，却不知很多中药里都含有马兜铃酸等致肾毒性的成分，结果给肾脏带来伤害，有的甚至会对全身造成危害。

所以要远离那些来路不明的保健品，多运动、多锻炼才是强身健体的根本。

冬天不要憋尿

有的人因天气寒冷，晚上睡觉后因怕冷而不愿起床，一直要赖到天亮才上厕所，憋尿时间长达近10个小时。

另外，有些人出门在外也经常会因为找不到厕所而憋尿。

殊不知，憋尿事小，坏处极大。因为尿液在膀胱内储存过久会导致细菌繁殖，易引起膀胱炎、尿道炎，同时增加产生结石的概率。

长时间憋尿还会引起尿液反流导致肾盂肾炎，严重者还会影响到肾脏功能。

保持良好的精神状态

留住快乐、忘记忧愁，这是找到快乐人生的秘诀之一，也是我们拥有一个好身体的重要因素。

要做到情绪稳定，因为过度的喜、怒、悲伤，都会使情绪波动，都可能引起肾的微妙变化。

保持心态平衡，坚持合理运动

工作压力太大，会导致血压升高，而高血压会导致肾脏受损。

保持乐观的情绪与豁达开朗的心态，有助于提高人体免疫功能，再配合积极、持之以恒的有氧锻炼，既可提高心血管功能，也有利于清除体内的自由基而保护肾脏。

自我按摩腰部、脚心

脚心的涌泉穴是浊气下降的地方，经常按摩涌泉穴，可益精补肾、强身健体、防止早衰。

男人肾虚怎样补肾

◎男人肾虚会有哪些表现

男人肾虚有肾阳虚和肾阴虚两种。

肾阳虚主要表现为畏寒肢冷、神疲乏力、前列腺病、尿频清长、夜尿较多、较急，也有的是尿少水肿、腰膝酸软、自汗、阳痿、早泄、性冷、舌质淡、舌苔薄、脉迟缓等。

肾阴虚主要表现为头昏目眩耳鸣、精泄梦遗、阳强易举、内热盗汗、腰膝酸软、失眠多梦、记性不好、五心烦躁、咽干颧红、皮肤干枯、尿少便干、舌红少津、脉细数。

男人肾虚具体有以下几种表现：

名称	具体症状
腰痛	腰痛根本在于肾虚，分为内伤和劳损。内伤一般由先天不足、久病体虚或疲劳过度所致，轻者难以弯腰或直立，重者出现足跟疼痛、腰部乏力等症。劳损指体力负担过重，或长期从事同一固定姿势的工作，久之会损伤肾气，导致肾精不足。
尿频尿急	一般夜尿次数在2次以上，或尿量超过全日的1/4，严重者夜尿一小时一次，尿量接近或超过白天尿量，多因肾虚所致。
失眠多梦	肾脏受到损伤，会导致难以入眠或者失眠，或容易被梦境困扰，频繁做梦，严重影响了人的睡眠质量。
畏寒肢冷	“畏寒”指怕冷、怕风吹等；“肢冷”指四肢冰冷，甚至冷至肘、膝关节，可伴随腰膝酸痛、神疲倦卧、少气懒言、口淡不渴等症。
头晕耳鸣	表现为眼睛发花、天旋地转、恶心呕吐等，且头晕者常伴有耳鸣之声，妨碍听觉，长久下去，甚至会导致耳聋。造成头晕耳鸣的原因多与肝肾相关，肾虚可致髓海不足、脑失所养，出现头晕、耳鸣。
身体功能减退	肾精化生出肾阴和肾阳，对五脏六腑起到滋养和温煦的作用。肾阴和肾阳在人体内相互依存、相互制约，维持人体的生理平衡，一旦平衡遭到破坏就会发生病变，出现阳痿早泄、滑精、精液病等症。
哮喘	若因肾虚而不能纳气，就会引起喘息气短，呼多吸少，使你感到难以畅快呼吸。严重的情况下，伴随气喘还可能出现喘气加重、冷汗直冒等症状。
便秘	便秘者常因排便困难出现肛裂、痔疮等症，影响工作、生活。虽然大便秘结属于大肠的传导功能失常，但其根源是因肾虚所致，因为肾开窍于二阴，主二便，大便的传导须通过肾气的激发和滋养才能正常发挥作用。

◎男人肾虚补肾的方式

补肾是男人共同关注的话题，特别是现代社会，男人在工作和生活的双重重压之下，很容易导致肾虚，因此需引起重视。

男人补肾的方法主要有以下几方面：

●合理饮食

合理饮食，对肾脏的保护有着重要的意义，不仅可以减轻肾脏负担，也能调理身体，滋补营养。

补肾的食物有很多，除了黑色的黑芝麻、黑木耳、黑米、黑豆等黑色食物可养肾外，还可多吃核桃、韭菜、虾、羊腰这些食物等，也可以起到补肾养肾的作用。

●调整作息

充足的睡眠对于气血的生化、肾精的保养起着重要作用。

临床上发现，许多肾功能衰竭的患者都有过过分熬夜、过度疲劳、睡眠不足的经历。

为了不得病，就要积极调整作息，不要过度熬夜，早睡早起，这样才有利于肾精的养护。

●有尿不要忍

膀胱中贮存的尿液如果达到一定程度，就会刺激神经，产生排尿反射，这时一定要及时上厕所，将尿液排干净。否则，积存在膀胱中的尿液会成为水浊之气，侵害肾脏。

因此，有尿时就要及时排出，也是养肾的最好的方法之一。

●饮水养肾

水是生命之源，水液不足，则可能引起身体毒素的滞留，从而加重肾的负担。因此，定时饮水是很重要的养肾方法。

●避免过度劳累，节制房事

体力劳动过重，就容易伤元气；脑力劳动过重，就容易伤血；房劳过度，则容易伤精。

因此为了身体健康，一定要量力而行，劳作有度，房事有节，这样才有助于养肾、护肾精。

●吞咽津液

人体口腔中的唾液主要分为两部分：清稀的为涎，由脾所主；稠厚的为唾，由肾所主。

如果口里一有唾液就把它吐出来，这样下去，不到一天时间，就会感到腰部酸软、身体疲劳。

由此可见，吞咽津液能起到滋养肾精、保肾的作用。

●保持大便畅通

大便不畅，宿便会停积在肠中，导致浊气上攻，这样不仅会使人心烦气躁、胸闷气促，还会伤及肾脏，导致腰酸疲惫，恶心呕吐。

因此，保持大便通畅，也是养肾的方法。

如果大便难解时，可用双手手背贴住双肾区，用力按揉，可激发肾气，加速排便；行走时，用双手背按揉肾区，可缓解腰酸症状。

●合理用药

不论中药还是西药，都多多少少有一些副作用，甚至有的药物常服很容易伤肾，不能乱服。

所以，患者在用药时一定要提高警惕，要认真阅读说明书，需长期服用某种药物时，要咨询相关专家。

●护好双脚

足部保暖是养肾的一种方法。这是因为肾经起于足底，而足部很容易受到寒气的侵袭。

因此，足部要特别注意保暖，睡觉时不要将双脚正对空调或电扇；不要赤脚在潮湿的地方长期行走。

另外，足底有许多穴位，如涌泉穴。“肾出于涌泉，涌泉者足心也。”常按此穴可达到养肾固精的功效。

●运动养肾

生命在于运动。

通过运动可以达到养肾纠虚的目的，而且运动还能调节身体机能，促进健康，是值得提倡的积极措施。

几种简单的养肾运动

●脚心按摩法

脚心的涌泉穴是浊气下降的地方。经常按摩涌泉穴，可益精补肾、强身健体、防止早衰、疏肝明目、促进睡眠，对肾亏引起的眩晕、失眠、耳鸣、咯血、鼻塞、头痛等有一定的疗效。

每日临睡前用温水泡脚，再用手互相擦热后，用手心交替按摩脚心，每次100下以上，以搓热双脚为宜。此法有强肾滋阴降火之功效，对中老年人常见的虚热症起到的效果甚佳。

●腰部按摩操法

方法一

两手握拳手臂往后，用两拇指的掌关节突出部位自然按摩腰眼，向内做环形旋转按摩，逐渐用力，至有酸胀感为好，持续按摩10分钟左右，早、中、晚各一次。

方法二

两手掌对搓至手心热后，分别放至腰部，手掌贴着皮肤，上下按摩腰部，至有热感为止。可早晚各一遍，每遍约200次。

●强肾健身操

方法一

端坐，两腿自然下垂，先缓缓左右转动身体3～5次。然后，两脚向前摆动10余次，可根据个人体力，酌情增减。

做动作时全身放松，动作要自然、缓和，转动身体的时候，躯干要保持正直，不宜俯仰。

此动作可活动腰膝，益肾强腰，常练此动作，腰、膝得以锻炼，对肾有益。

方法二

端坐，左臂屈肘放两腿上，右臂屈肘，手掌向上，做抛物动作3～5遍。做抛物动作时，手向上空抛，动作可略快，手上抛时吸气，复原时呼气。

这种动作可活动筋骨、畅达经脉，同时使气归于丹田，对年老、体弱、气短者有缓解作用。

方法三

端坐，松开腰带，宽衣，将双手搓热，再置于腰间，上下搓磨，直至腰部感觉发热为止。

此法可温肾健腰。腰部有督脉之命门穴，以及足太阳膀胱经的肾俞、气海俞、大肠俞等穴，搓后感觉全身发热，具有温肾强腰、舒筋活血等作用。

方法四

端坐，两腿自然分开，与肩同宽，双手屈肘侧举，手指上伸，与两耳平。

然后，双手上举，以两胁部感觉有所牵动为度，随后复原。可连续做3～5次为一遍，每日可酌情做3～5遍。

做动作前，全身宜放松。双手上举时吸气，复原时呼气，且力不宜过大、过猛。这种动作可活动筋骨、畅达经脉，同时使气归于丹田，对年老、体弱、气短者有缓解作用。

方法五

双脚并拢，两手交叉上举过头，然后，弯腰，双手触地，继而下蹲，双手抱膝，默念“吹”但不发出声音。

如此，可连续做10余遍，有补肾、固精、壮腰膝、通经络的作用。